Jürgen Strein

Wissenstransfer und Popularkultur in der Frühaufklärung

Frühe Neuzeit

Studien und Dokumente zur deutschen Literatur und Kultur im europäischen Kontext

Herausgegeben von
Achim Aurnhammer, Wilhelm Kühlmann,
Jan-Dirk Müller, Martin Mulsow und Friedrich Vollhardt

Band 208

Jürgen Strein

Wissenstransfer und Popularkultur in der Frühaufklärung

Leben und Werk des Arztschriftstellers Christoph von Hellwig (1663–1721)

DE GRUYTER

ISBN 978-3-11-053461-0
e-ISBN (PDF) 978-3-11-053644-7
e-ISBN (EPUB) 978-3-11-053464-1
ISSN 0934-5531

Library of Congress Cataloging-in-Publication Data
A CIP catalog record for this book has been applied for at the Library of Congress.

Bibliografische Information der Deutschen Nationalbibliothek
Die Deutsche Nationalbibliothek verzeichnet diese Publikation in der Deutschen Nationalbibliografie; detaillierte bibliografische Daten sind im Internet über http://dnb.dnb.de abrufbar.

Satz: fidus Publikations-Service GmbH, Nördlingen
Druck und Bindung: CPI books GmbH, Leck
♾ Gedruckt auf säurefreiem Papier
Printed in Germany

www.degruyter.com

Vorwort

Schwer baute dort sich die Burg
Richard Wagner, Das Rheingold

Die Anregung zur vorliegenden Arbeit kam vor vielen Jahren von Professor Dr. Joachim Telle, in dessen Seminar im Heidelberger Palais Boisserée der Verfasser sich wöchentlich für eine kleine Auszeit vom Brotberuf geflüchet hatte. „Christoph Hellwig. Leben – Werk – Wirkung“ sollte der Titel ursprünglich lauten – darin kam die Überzeugung zum Ausdruck, dass noch Vieles zu tun sei, um sich den literarischen Besonderheiten dieses barocken Vielschreibers anzunähern. Vor allem eine annotierte Bibliographie sollte helfen, das umfangreiche Werk Hellwigs zu überschauen. Schon früh stellte sich auch heraus, dass sachliterarische Texte, wie Hellwig sie verbreitet hatte, formal und inhaltlich nicht wie Werke der ‚schönen Literatur‘ betrachtet werden können. Die zu Papier gebrachten Früchte der Bibliotheksbesuche und der Lektüre mussten anschließend vor den strengen Augen des Initiators – der gleichwohl bereitwillig seinen Zettelkasten für weitere Anregungen öffnete – und seinem Mittwochskreis bestehen. Da vielfältige andere Verpflichtungen die Fertigstellung der Studie verzögerten, konnte Professor Telle – was den Verfasser nach dem Tod des gelehrten und verehrten Meisters schwer belastete – die abgeschlossene Arbeit nicht mehr in Händen halten.

Professor Dr. Wilhelm Kühlmann, der schon früh wohlwollenden Anteil an der entstehenden Arbeit genommen hatte, öffnete dem Verfasser den Blick für übergreifende Fragestellungen und benachbarte Forschungen. Mit seinen Hinweisen – zum Beispiel zur „Buntschriftstellerei“ oder zur Diskussion des „Wissenstransfers“ (auch) in den Kulturwissenschaften – gab er Anstöße, dass die Studie über die positivistische Sicherung von Daten hinaus Anschluss an aktuelle Diskussionen in der Literaturwissenschaft fand.

Dankbar ist der Verfasser, dass nach dem Tod von Professor Telle Professor Dr. Jörg Riecke die Mühe des Zweitgutachtens übernahm und die Studie mit Hinweisen auf Arbeiten aus der historischen Sprachwissenschaft bereicherte.

DOI 10.1515/9783110536447-202

Inhalt

Teil 1

Teil 2

Teil 3

Teil 4

Teil 1

A Einleitung

Eine neuere summarische Zusammenstellung der „deutschen Literatur" „aus 1200 Jahren", also ihres Kanons, verzeichnet für die Jahre von 1690 bis 1720 nicht mehr als zwei Werke: Christian Reuters satirischen Roman *Schellmuffsky* und Barthold Heinrich Brockes' Gedichtesammlung *Irdisches Vergnügen in Gott*.[1] Diese Handreichung für den Leser („Literatur auf einen Blick") basiert – ausgehend von der Definition des Kanons als „literarischem Gedächtnis" – in der Auswahl der Werke des Kanons der ‚Schönen Literatur' auf einem nicht-literaturwissenschaftlichen Verfahren: der Statistik, einer „breit angelegten Datenauswertung" aus einschlägigen Handbüchern, Lexika, Anthologien, auch Leselisten an Schulen und Universitäten.[2] So entsteht rückblickend betrachtet für den erwähnten Zeitraum das Bild, wenn nicht einer literarischen, so doch belletristischen Wüstenei, die mit der Fülle der in diesen 30 Jahren entstandenen Schriften kaum in Einklang zu bringen ist.

Der Herausgeber dieser ‚Summa' ist sich der Beschränkung seiner Zusammenstellung auf einen Teilbereich der Literatur bewusst.[3] Er perpetuiert mit ihr dennoch die Vorstellung von Literatur als „sprachlichem Kunstwerk", das lange Zeit – und immer noch – als „eigentlicher Gegenstand der Literaturwissenschaft"[4] angesehen wurde und wird. Sachliteratur[5] ist in einer solchen Vorstellung ein Randphänomen, das – wenn überhaupt – als „Quelle" oder als Hilfsmittel zur Erklärung ‚Schöner Literatur' betrachtet werden kann.

Vertreter der Literaturwissenschaft, die sich mit Barockliteratur beschäftigen, sind in jüngerer Zeit allerdings von der Betrachtung dieser Literatur unter Kanonaspekten abgerückt. Auf der Grundlage der Vorstellung, Literaturwissenschaft sei Teil der Kulturwissenschaften, beziehungsweise der Konzeption der Literaturwissenschaft als Kulturwissenschaft[6] rückten zuvor als peripher wahrgenommene – nämlich aus der Feder vermeintlich zweit- und drittrangiger Autoren stammende – „Textformen, Gattungen und Praktiken"[7] näher ans Zentrum der als betrachtenswert erachteten Literaturproduktion heran.

1 Bogner (2009), S. 130–132.
2 Bogner (2009), S. 10.
3 Bogner (2009), S. 8 f.
4 Kayser (1973), S. 15.
5 Zur Terminologie zusammenfassend Friedrich (2007) und Baufeld (2007).
6 Böhme (2007).
7 Schock (2012), S. 1.

DOI 10.1515/9783110536447-001

Insbesondere an den Erzeugnissen der „Buntschriftstellerei“[8] – dem „breite(n) Strom typischer Curiositäten-, Denk- und Merkwürdigkeits-Titeln“[9] – wurde gezeigt, dass die barocke Kompilationsliteratur, die den „Lesereiz der Heterogenität“[10] kultivierte, indem sie eklektisches Wissen präsentierte, andere als die in der ‚schönen Literatur‘ geläufigen Formen verwendete, nämlich „‚inoffizielle‘ Textsorten“.[11] Auch am Werk Christoph von Hellwigs lassen sich Produktionsweisen und Literaturformen beobachten, die der Sachliteratur, der nicht-fiktionalen Prosa, eigene und eigenständige Regeln geben, unter der Voraussetzung, dass man sie nicht als formale und ästhetische Schrumpfform der ‚Schönen Literatur‘ bewerten will.

Mit dem Namen Christoph von Hellwig – der in den Jahren 1685 bis 1721 publizistisch tätig war – und seinen (vermeintlichen) Pseudonymen Valentin Kräutermann und Caspar Schröter verbinden sich seit Beginn des 18. Jahrhunderts bis zur Jahrhundertmitte, in einzelnen Fällen sogar bis hinein ins 19. Jahrhundert, eine Reihe von aufklärerischen Schriften der Medizin, ‚Physik‘, Pharmazie, Ökonomie und Wetterkunde. Eine neuere Untersuchung[12] zählt rund 240 Veröffentlichungen, die jeweils unter einem der drei Autorennamen vor allem im mitteldeutschen Raum gedruckt wurden, darunter Übersetzungen lateinischer medizinischer Werke von Zeitgenossen, hauptsächlich aber Kompilationen aus Bereichen der Medizin und ‚Physik‘.

Hellwig war Pfarrerssohn aus der thüringischen Kleinstadt Cölleda. Sein berufliches Fortkommen – in Verbindung mit dem seiner Brüder und einiger Verwandter – ist ein weiterer Hinweis auf die Bedeutung des protestantischen Pfarrhauses für die deutsche Geistesgeschichte.[13]

Eingedenk der inhaltlichen Beschaffenheit seiner Werke ist Hellwig ein „Fall“ für die Wissenschaftsgeschichte. Er lässt sich in den Kreis der medizinischen Frühaufklärer aufnehmen. Durch seine Position an der Nahtstelle zwischen Fachwissen und praktischer Anwendung – als ‚Übersetzer‘ akademischen Wissens für die im 17. und zu Beginn des 18. Jahrhunderts außerhalb der Städte übliche Selbstmedikation – wird Hellwig auch für den Bereich des Wissenstransfers in

8 Charakterisierung unter anderem bei Schock (2012), S. 3–7; Kühlmann (2012), S. 23.
9 Schock (2012), S. 3.
10 Kühlmann (2012), S. 23.
11 Kühlmann (2012), S. 35: „Der inhaltlichen Entgrenzung korrespondiert […] der methodische Sinn der offenen Form […]“.
12 Sander (1999).
13 Allgemein dazu Greiffenhagen (1984).

einer frühen Periode bedeutsam.[14] Ein Großteil seiner Schriften richtete sich an den ‚Gemeinen Mann' oder an ‚Curiosi', wenige hingegen an Fachkollegen. Schon allein deshalb scheint er als Protagonist des ‚Wissenstransfers', also der Weitergabe, der „Mediatisierung" und „Adaption"[15] von Wissen aus dem akademischen Bereich, bemerkenswert.

Hellwig bezeichnete sich selbst als ‚Practicus' und stützte sich in seinem Wirken als Mediziner und Pharmazeut auf äußerst disparate Medizinkonzepte, die von magischen Vorstellungen bis hin zur aktuellen akademischen Lehre der Zeit Hellwigs geprägt sind. Dabei darf nicht übersehen werden, dass ein Großteil seiner medizinischen Praxis auf Buchwissen beruhte. In seinen *Grund- und Lehrsätzen der Medizin*, 1715 als eine Art ‚Summa' der Medizinvorstellungen Hellwigs erschienen, kompilierte er zum Beispiel Texte Dutzender alter (galenistischer) und neuer (paracelsistischer) Autoritäten und fügte sie, erweitert um Vorstellungen der ‚Spiritisten', Anhängern zeitgenössischer Varianten der antiken Pneuma-Lehre, zu einem nicht immer schlüssigen Theoriegebäude zusammen. Anders als sein fachgeschichtlich wohl bedeutsamerer Bruder Johann Otto von Hellwig, ein Vertreter des Spätparacelsismus, war Christoph von Hellwig Eklektiker. Eine Darstellung der Position Hellwigs in der Medizin- und Pharmaziegeschichte oder der Wetterkunde muss also immer auch – und vor allem – Literatur berücksichtigen.

Gleiches gilt für die Entstehung des Berufsschriftstellertums. Die Literaturwissenschaft, die sich an Autoren der ‚Schönen Literatur' orientiert, setzte die ersten Versuche von Schriftstellern, ihr Leben über den Verkauf von Büchern zu finanzieren, bei Klopstock an – Hellwig war hingegen offenbar schon ein halbes Jahrhundert früher – und in etwa zeitgleich mit oder kurz nach Vertretern des „polyhistorischen Gebrauchsschrifttums"[16] wie Erasmus Francisci oder Eberhard Werner Happel – diesen Weg gegangen.

In der Bildungsgeschichte lässt sich Hellwig ebenfalls an einer Nahtstelle finden: Er sprach sich für den Gebrauch des Deutschen auch in der Sachliteratur aus. Hellwig hatte nur in seinen Disputationen die lateinische Sprache, ansons-

---

14 Becker (2001) setzt in ihrer Untersuchung „populärmedizinische(r) Vermittlungstexte" – die ihren forscherlichen Schwerpunkt auf die zweite Hälfte des 18. und das 19. Jahrhunderts legt – den Beginn des Wissenstransfers (ohne diesen Begriff zu verwenden: In der Untersuchung wird stattdessen von „fachexterner Vermittlung vom Wissensbeständen" gehandelt) , an den Beginn der Aufklärung (das heißt wohl: Ende des 17. Jahrhunderts): „Das Verhältnis von Wissenschaft und Alltag wurde in der Aufklärung neu bestimmt, populärwissenschaftliche Bildungsbestrebungen haben hier ihren Ausgangspunkt." (S. 168).

15 Behrs et al. (2013), S. 14.

16 Kühlmann (2008), S. 115.

ten, auf „Majestät und Reichthum unserer teutschen Helden-Sprache“[17] vertrauend, die Landessprache gebraucht.

Nicht wenige Texte Hellwigs erlebten mehrere Neuausgaben und nahmen dabei an Umfang beträchtlich zu. Einen Sonderfall stellt hierbei der *Hundertjährige Kalender* dar, den Hellwig erstmals 1700 herausgab. Anschließend kam er, teilweise im Jahresrhythmus, neu heraus und wurde über Hellwigs Tod (1721) hinaus und bis zum Beginn des 19. Jahrhunderts unter seinem Namen verbreitet. Der Textbestand des Hundertjährigen (eigentlich: Immerwährenden) Kalenders änderte sich von Ausgabe zu Ausgabe, was es berechtigt erscheinen lässt, den Begriff „offener Text“ auf ihn anzuwenden.[18] Eng verbunden mit diesem Phänomen der durch unfeste Inhalte charakterisierten Schriften ist die additive Textkonstitution, das Aneinanderfügen von sich häufig inhaltlich widersprechenden Bestandteilen, die aber offenbar von Lesern nicht als „unrichtig“ empfunden wurde.

Eine Betrachtung des Werks von Christoph von Hellwig muss sich weiterhin die Frage stellen, ob es sich bei den Autorennamen Valentin Kräutermann und Caspar Schröter um Pseudonyme Hellwigs handelt, oder ob sie nicht vielmehr für – ebenfalls frühe – Verlagsreihen standen, für die Hellwig Beiträger war: die „Kräutermann-Reihe“ in dem Leipziger/Arnstadter Verlagshaus Nied/Beumelburg sowie die „Schröter-Reihe“ bei dem Verleger Hieronymus Philipp Ritschel in Frankfurt und Leipzig.

Mittlerweile liegen rund sieben Dutzend Werke, die mit dem Namen Hellwigs in Verbindung zu bringen sind, in digitalisierter Form vor, was einem Interessierten die Mühe einer Fernleihe oder den Besuch von im ungünstigsten Falle weit entfernten Bibliotheken erspart. Die leichtere Zugänglichkeit darf allerdings nicht darüber hinweg täuschen, dass für ein tieferes Verständnis der Zusammenhänge in Hellwigs Werk weitere Schritte unternommen werden müssen. Eine annotierte Bibliographie erscheint dazu sinnvoll und hilfreich. Sie wird als zweiter Hauptteil einen beträchtlichen Raum der vorliegenden Studie einnehmen.

---

17 Grund- und Lehrsätze der Medizin (1715), Vorrede.

18 Schock (2009) nennt die vergleichbaren Titel der „Buntschriftsteller“ „in Serie produzierte Long- und Bestseller“ (S. 3); Kühlmann (2012) spricht in diesem Zusammenhang von „journalistisch-serielle(n) Formen der Wissensvermittlung“ (S. 23).

B Forschungsstand

Trotz der Fülle der in heutigen Bibliotheken vorhandenen Werke, die eine gewisse Wirkmächtigkeit Christoph von Hellwigs auf dem Gebiet der Hausbücher für den ‚gemeinen Mann' signalisiert, war Hellwigs Leben und Werk schon wenige Jahrzehnte nach seinem Tod vergessen. Erst in der zweiten Hälfte des 20. Jahrhunderts schenkten Historiographen Hellwig gelegentliche Aufmerksamkeit. Literaturwissenschaftler, Kultur- und Medizingeschichtler erwähnten bis in die jüngste Gegenwart Hellwigs Werk allerdings allenfalls am Rande. Die von Bibliothekaren vorgenommene Identifikation Christoph von Hellwigs mit Valentin Kräutermann und Caspar Schröter – die schon nach einer flüchtigen vergleichenden Lektüre von Werken, die unter diesen Namen erschienen, zweifelhaft erscheinen muss – wurde erst in neuester Zeit in Frage gestellt.

Die Tatsache, dass über zweieinhalb Jahrhunderte hinweg kaum neue Erkenntnisse zu Leben und Werk Hellwigs gewonnen wurden, hängt offensichtlich mit der Übermächtigkeit der frühesten Nachricht zu Hellwigs Leben und Werk zusammen: Der Erfurter Philosophieprofessor Just Christoph Motschmann, ein Zeitgenosse Hellwigs, hatte Hellwig mit einem 27-seitigen Artikel in seine Darstellung des ‚gelehrten Erfurt' aufgenommen[19] und war dabei sehr ausführlich und – wie sich an Hand der Dokumente feststellen ließ – sehr genau auf sein Leben und Werk eingegangen. Motschmann standen neben gedruckten Zeugnissen, für Hellwigs frühe Jahre insbesondere das ‚Programm', mit dem zu Hellwigs Disputation eingeladen worden war, sowie manche „Privat-Nachrichten"[20] zur Verfügung, möglicherweise von Hellwigs damals noch lebendem Sohn Johann Gottlob.

Motschmanns Darstellung von Leben und Werk Christoph von Hellwigs konnten die im 18. Jahrhundert folgenden Lexikonartikel über den Autor keine neuen Erkenntnisse hinzufügen. Sowohl Zedler[21] als auch Kestner[22] und Jöcher[23] griffen

---

19 Motschmann (1729), S. 135–161.

20 Ebd. S. 161.

21 Zedler, Bd. 12, (1735), Sp. 1290–1293.

22 Kestner (1740), S. 386 f. – Kestner, der die Schreibung „de Hellwig" benutzte, nennt etwas unbestimmt die Dedikation „seine(r) Anatomie" als Grund für die Nobilitierung Hellwigs durch Maximilian Joseph von Mintzenried, wo Motschmann und Zedler noch korrekt das Werke „Nosce te ipsum" angegeben hatten.

23 Jöcher (1750) – Das Kürzel „Mot." für den Verfasser des Artikels deutet darauf hin, dass eine gekürzte Version von Motschmann dargeboten wurde.

DOI 10.1515/9783110536447-002

ganz offensichtlich auf Motschmann zurück, während die Quelle von Eloy[24] nicht zu ermitteln war. Das Interesse an Leben und Werk Hellwigs nahm in der zweiten Hälfte des 18. Jahrhunderts ab, wie die schütterer werdenden Einträge in biographischen Lexika zeigen. Im 19. Jahrhundert widmeten ihm immerhin noch einige Enzyklopädien kurze Artikel – Stepf[25], Ersch/Gruber[26], Rassmann[27], das *Dictionnaire Historique de la Médecine*[28] und die *Nouvelle biographie générale*[29] –, die ihre Informationen über Hellwig allerdings teilweise bereits aus dritter Hand (z. B. Jöcher) bezogen.

Eine kurze Zusammenfassung der älteren Mitteilungen über Hellwig bot John Ferguson[30]. Danach wurde Hellwig in einigen einschlägigen Lexika erwähnt – Hirsch[31], Ferchl-Mittenwald[32], Killy[33], DBE[34] und Flood[35] –, die sich ebenfalls mit dem seit Motschmann Bekannten bescheideten. Das gleiche gilt für biogra-

---

24 Eloy (1778), S. 489. – Von wenig Kenntnis getrübt ist die Einschätzung der literarischen Produktivität Hellwigs: „Il n'a presque rien publié sous son nom; car il a souvent cherché à se masquer sous ceux de Valentin Krautermann, de Gaspar Schroeder, de Constant Alétophile Herzeberger, etc." Außerdem lässt der Artikel-Verfasser den Bruder, Johann Otto, nicht in Bayreuth, sondern „à Baruth en Syrie" sterben.

25 Stepf (1825), S. 116 f.

26 Ersch/Gruber (1829), S. 253 f. – Der Verfasser des Artikels, K. Huschke, schreibt, Hellwig sei „vom Kaiser Karl VI." in den Adelsstand erhoben worden (S. 254).

27 Rassmann (1830), S. 100 f. – Bei Rassmann wird Hellwig als „Dr. der Medizin" (nicht als Lizentiat) bezeichnet.

28 Dictionnaire (1836), S. 94–97.

29 Nouvelle biographie générale (1858), Sp. 892.

30 Ferguson (1906), S. 376 f. – Eine Fehlinterpretation von Motschmann liegt wohl Fergusons Darstellung der Nobilitierung Hellwigs zugrunde, wenn er schreibt: „On 3 August, 1716, he was created a Knight of the Golden Cross and Count Palatine" (S. 376). Tatsächlich war Maximilian Joseph von Mintzenried, der die Nobilitierung vornahm, Ritter vom goldenen Kreuz und Pfalzgraf.

31 Hirsch (1931), S. 149 f. – Der Verfasser des Artikel, Walter Pagel, gibt als Vorsitzenden bei der Disputation zur Erlangung des Lizentiats Petri von Hartenfeld (richtig: Hartenfels) an.

32 Ferchl-Mittenwald (1937). – Der Artikel bezeichnet Hellwig als Arzt und „Alchimist"; die dem Artikel angehängte Bibliographie verwechselt an einer Stelle ein Werk Christoph Hellwigs mit dem seines Greifswalder Namensvetters (Christoph Hellwig, 1642–1690, Professor der Medizin in Greifswald; sein gleichnamiger Sohn, 1679–1714, war ebenfalls Professor der Medizin).

33 Telle (1990), S. 204 f. und Telle (2009), S. 248 f.

34 DBE (1996) S. 570.

35 Flood (2006) mit einigen falschen Namensschreibungen und Verwechslungen mit dem Greifswalder Christoph Hellwig.

phische Hinweise in Untersuchungen, die sich mit Themen aus Hellwigs Werk beschäftigen.[36]

Die Qualität der Mitteilungen Motschmanns bestätigten erneut die jüngsten Darstellungen durch Sander,[37] die Motschmanns Angaben überprüfte und in den Kontext der Zeit stellte, um „eine Lücke der Buch-, Medizin-, Frauen- sowie der Regionalgeschichte Thüringens ein Stück“ zu schließen. Da Archivalien kaum nennenswerte Informationen zu Hellwig erwarten lassen,[38] muss sich die Beschreibung des Lebens Hellwigs in den von Motschmann und Sander gewiesenen Bahnen bewegen, allerdings ohne dabei mit Sander einen Schritt hinter den von Telle geäußerten Zweifel zurückzugehen, dass sich hinter dem Namen Kräutermann Christoph Hellwig verbirgt.[39] Strein[40] ermittelte aus zahlreichen in Hellwigs Werken verstreuten Mitteilungen aus dem familiären Umfeld noch einige bislang unbeachtete Lebensumstände.

Die Beschäftigung mit Hellwigs Werk führte schon in der frühen Historiographie zu allzu pauschalen Urteilen über das Gesamtwerk. Bereits Motschmann hatte Wertungen über Hellwigs Werk eingerückt, ohne allerdings selbst Partei zu ergreifen:

> Es gehöret aber unser Autor mit guten Rechte unter die Polygraphos, massen er binnen 20. Jahren eine ziemliche Anzahl Schrifften in die gelehrte Welt geschicket hat, die man in die, so er unter seinen eignen Namen, und die, so er unter fremden Namen heraus gegeben, eintheilen kann, welchen noch diejenigen Schrifften beyzufügen sind, die er entweder mit Vorreden versehen, oder nur aus dem lateinischen übersetzet hat. Es haben sich auch ziemliche Liebhaber zu solchen Schrifften gefunden, so, daß manche 2 biß 3 mahl wiederum haben aufgeleget werden müssen. Indessen hat es aber auch nicht an andern Leuten gefehlet, welche hier und dar viel daran auszusetzen gefunden haben, als, daß der Stylus überhaupt sehr schlecht sey, daß keine tüchtige Ordnung derer Materien vorhanden, daß immer

36 Erwähnt seien hier die Nachworte von Dobras (1979/1981), der einmal (1981) durch Verschreibung Hellwig im Jahr „1969“ (statt 1696) zum Stadtphysicus in Tennstedt werden lässt; sowie Steckner (1997), der Hellwig zum „spätere(n) kaiserliche(n) Leibarzt“ (S. 52, FN 57) beförderte.
37 Sander (1998b) und Sander (2002).
38 Sander (1998b), S. 31: „[...] Anfrage und eigene Recherchen in thüringischen und sächsischen Archiven (ergaben) kaum nennenswerte Funde.“ – S. 35: „Die Suche nach Dokumenten zu Hellwigs Nobilitierung im Österreichischen Staatsarchiv, Wien, blieb ergebnislos [...]“.
39 Sander (1999) entscheidet sich für die gängige Vorstellung, Hellwig habe „unter dem sprechenden Namen Valentin Kräutermann publiziert“ (S. 247), äußert aber in Einzelfällen immer wieder Bedenken gegen die Verfasserschaft Hellwigs bei Kräutermann-Veröffentlichungen.
40 Strein (2003).

> einerley in unterschiedenen Büchern wieder vorgebracht und aufgewärmet werde, daß die Titul der Bücher gar ungeschickt und weitläufftig, und was dergleichen mehr ist, [...].[41]

Ein Jahrhundert später nahm K. Huschke in seinem „Hellwig"-Artikel in der Enzyklopädie von Ersch/Gruber dann entschieden Stellung: „Trotz seines unruhigen und herumziehenden Lebens war er ein Vielschreiber, dessen Stil aber äußerst schwülstig und so ermüdend ist, daß man nur mit Mühe eines seiner Werke durchlesen kann."[42] Jakob Dominikus hatte 35 Jahre zuvor Hellwig und seinen Sohn Theodor Andreas immerhin unter die „vorzüglich berühmten Aerzte der damaligen Zeit"[43] gerechnet.

Eine historisch-kritische Auseinandersetzung mit dem Werk Hellwigs fand erst in der zweiten Hälfte des 20. Jahrhunderts statt (eine Ausnahme bilden Untersuchungen zum Hundertjährigen Kalender). Die Autoren folgten dabei der – einen Fehler der Motschmann-Biobibliographie[44] weiterspinnenden – Gleichsetzung Hellwigs mit Valentin Kräutermann und Caspar Schröter, wie sie auch in den Katalogen der wissenschaftlichen Bibliotheken gang und gäbe war; lediglich Telle[45] äußerte Bedenken, Strein[46] stellte die Identifikation von Hellwig und Kräutermann infrage, Telle[47] zog seine Argumentation in Erwägung.

Gelegentlich fanden Werke Hellwigs Eingang in historiographischen Untersuchungen von Themen aus den Bereichen Naturkunde, Medizin, ‚Physik'. Mehrere Autoren beschäftigte die Frage, ob Hellwig ein Aufklärer sei. Eine Neubewertung der wissenschaftsgeschichtlichen Stellung Hellwigs nahm erstmals Telle vor.[48] Telle zählte Hellwig zu den „wichtigeren Vertretern der medizinischen Frühaufklärung" und zu den „um die Durchsetzung des Deutschen als anerkanntem Medium der Medizin und Naturkunde besonders verdienten Fachschriftstellern".[49]

Diese in einigen Arbeiten zu Hellwig, insbesondere von Telle und im DBE-Artikel vorgetragene Ansicht, Hellwig sei als frühaufklärerischer Autor einzuordnen,

41 Motschmann (1729), S. 140.
42 Ersch/Gruber (1829), S. 254.
43 Dominikus (1793), S. 481 f.
44 Motschmann (1729), S. 154: „4.) Das in der Medicin gebräuchlichste Regnum animale oder Thier-Reich [...] 5.) Auf eben solche Art, und unter den Namen hat er auch heraus gegeben das Regnum Vegetabile, 6.) Nicht minder auch das Regnum Minerale."
45 Telle (1995), S. 205.
46 Strein (2003), S. 28.
47 Telle (2009), S. 248.
48 Telle (1990), S. 204 f.
49 Telle (1990), S. 205.

gehört zu den Feststellungen, mit denen sich Sander[50] in mehreren Aufsätzen auseinandersetzte. Sie zielte dabei erstmals seit Motschmann auf eine umfassende Darstellung und Bewertung von Leben und Werk. Auf der Basis einer Idealvorstellung von „medizinischer Aufklärung“, gebildet an den Werken bestimmter Autoren der zweiten Hälfte des 18. Jahrhunderts (z. B. Samuel-Auguste Tissot), gelangte sie zu dem Ergebnis, dass Hellwig kaum als medizinischer Frühaufklärer bezeichnet werden könne. In seinem Werk dominierten „religiöses Weltverständnis und Traditionsgebundenheit“,[51] Hellwig sei ein „der Tradition zutiefst verhafteter Vertreter seines Faches“.[52]

Sander versuchte eine Bestimmung des von Hellwig intendierten Publikums und kam zu der Feststellung, dass nur die frühen Sendschreiben sich an Fachkollegen des Arztes richteten, der Autor sich später hingegen an ein breiteres Publikum – untere Ränge des Heilpersonals, medizinische Laien, Frauen aus gehobenen Schichten – wandte und seine Sprache nach dem neuen Publikum einrichtete.

Traditionsverhaftet war Hellwig für Sander auch als Verfasser populärer Werke für Frauen. Er vermittle in seinem Frauenbild „alte Topoi [...] in barocker Form und Sprache“; an Hellwig erweise sich „die Zählebigkeit altüberkommener Frauenbilder noch im ‚Jahrhundert der Aufklärung‘“.[53] Immerhin gesteht Sander Hellwig zu, er habe „wie kein anderer vor ihm [...] speziell für weibliche Leser geschrieben“.[54]

In Bönings Studie über die frühe Phase der ‚Volksaufklärung‘[55] wurde auch Hellwigs „Haus-Medicus“ von 1719 berücksichtigt und Hellwig ein aufklärerischer Impetus attestiert: Sein Text sei ein Beispiel für medizinische Schriften für den ‚gemeinen Mann‘, in die „zu Beginn des achtzehnten Jahrhunderts langsam aufklärerisches Gedankengut Eingang findet.“[56]

Beiläufig erwähnte Klein[57] Hellwigs *Lexicon medico-chymicum* als Werk, in dem die Chemie ein Bündnis mit der Medizin geschlossen habe. Nur gestützt auf

---

50 Sander (1998a), S. 75–120. Dies. (1998b), S. 18–36. Dies. (1999), S. 245–308. Dies. (2000), S. 53–74.

51 Sander (1999), S. 268.

52 Sander (1998a), S. 87.

53 Sander (1998a), S. 89.

54 Sander (2003a), S. 5.

55 Böning (1990), S. 37 f.

56 Böning (1990), S. 37.

57 Klein (1995), S. 15–49, hier: S. 27.

das Titelblatt ordnete er Hellwig umstandslos der „vormodernen Wissenschaft“[58] zu.

In Steckners[59] Betrachtung der Bedeutung und des Bedeutungswandels von Naturalienkabinetten im Laufe der Wissenschaftsgeschichte geriet auch Hellwigs *Neuer Tiergarten* (1703) ins Blickfeld. Der Verfasser versuchte, wieder nur an Hand des Titelblattes, „das Erkenntnisinteresse der naturforschenden Ärzte“ zu ergründen, was notwendig zu einem sehr oberflächlichen Ergebnis führte.

Eine weitere Gruppe von Aufsätzen befasste sich mit Aspekten der Medizin für Frauen in Hellwigs Werken. In Sanders Aufsätzen ist dieses Thema durchgängig präsent. Sie konstatiert in Hellwigs ‚Frauenzimmer'-Literatur ein ambivalentes Bild der Frau – er habe ihr dämonische Züge zugesprochen und sie andererseits ebenso als unbefleckte Jungfrau idealisiert.[60]

Da Hellwigs *Frauenzimmer-Apotheke* in die Liste der „Frauenzimmerbibliotheken“ des „Patrioten“ von 1724, einer in Hamburg erscheinenden moralischen Wochenschrift, aufgenommen worden war, geriet das Büchlein in den Blickfeld von Martens[61] und Nasse.[62] Nasse gelangte dabei zu der Überzeugung, dass Hellwig für die Popularisierung von Medizin und Pharmazie „nicht ganz ohne Bedeutung“[63] gewesen sei und dass in seinem Werk ein „erzieherisches Bemühen“ sichtbar werde, das sich gegen „volksmedizinische Überlieferungen“ und „quacksalberische Praktiken“[64] wende.

Als Verfasser von „Frauenbüchlein [...], von denen eines als Kosmetikbuch eingestuft werden kann“,[65] fand Hellwig Eingang in die Untersuchungen Simons zur Geschichte kosmetischer Präparate. Hellwig gilt der Verfasserin als Propagandist kosmetischer Vorschriften, die sich „durch Einfachheit und wenige Bestandteile“[66] auszeichneten.

Die kosmetischen Rezepte Hellwigs in der *Frauenzimmer-Apotheke* (1700 und 1720) wurden in einer Monographie von Szász[67] referiert, ohne dass die Ver-

58 Klein (1995), S. 31.
59 Steckner (1997) S. 33–76, hier: S. 52.
60 Sander (1998a), S. 88.
61 Martens (1975), Sp. 1151. – Martens bezieht sich auf die ein Jahr später erscheinende Dissertation von Nasse.
62 Nasse (1976), S. 591 – 597.
63 Nasse (1976), S. 596.
64 Nasse (1976), S. 597.
65 Simon (1983), S. 24.
66 Ebd.
67 Szász (1997), S. 97–99.

fasserin in ihrer Bewertung über die anfechtbare Feststellung hinauskam, viele Rezepte seien „äußerst kompliziert“,[68] weswegen sie den Leserinnen nicht als Anweisungen dienten, die Präparate selbst herzustellen, sondern als Angaben für einen Apotheker.

Ganz anders Sander,[69] die den „Paradigmenwechsel in ärztlichen Schönheitsratgebern“ untersuchte und Hellwig in der „populär- und volksmedizinische(n) Tradition“[70] sah, da seine Rezepte „in den meisten Fällen“ von Laien ohne Hilfe eines Apothekers hergestellt werden konnten.

Eine Reihe von Ausätzen und Artikeln befasste sich mit Einzelaspekten des Werkes von Christoph Hellwig. Wilhelm Brachmann beschränkte sich darauf, die Stellen in Hellwigs *Apotheker-Lexikon* (Ausgaben 1709, 1710 und 1714) zu referieren, in denen der Mensch als Heilmittel betrachtet wird, um dann zu dem Schluss zu kommen, dass „noch zu Beginn des 18. Jahrhunderts die Menschheit einschließlich der Wissenschaft in mittelalterlichen Gedankengängen befangen war“.[71]

Beiläufig erwähnte Christa Habrich[72] Hellwig als einen „Vertreter der alten Spiritus-Lehre im neuen kartesianischen Kleid“,[73] ohne diese Einschätzung näher zu erläutern, und erblickte im Anschluss an Putscher[74] in der „Pathographie“ des Theologen Adam Bernd (1676–1748) Spuren Hellwigs und Sebastian Wirdigs, insbeondere in Bezug auf die Erklärung der „leib-seelischen Zusammenhänge auf eine mechanistisch-pneumatische Weise“.[75]

In Streins Darstellung eines Teilaspektes des Werks von Hellwig – des Handels mit Medikamenten neben und seit etwa 1712, dem Jahr des Umzugs Hellwigs nach Erfurt, weitgehend anstelle der ärztlichen Praxis – führte der Verfasser Indizien dafür an, dass die Namen Valentin Kräutermann und Caspar Schröter für Reihen von Sachbuch-Titeln stehen, die von bestimmten Verlegern initiiert wurden und in denen der Anteil Hellwigs minimal – bei Kräutermann – bis bedeutend, wenn nicht gar ausschließlich – bei Schröter – war.[76]

---

68 Szász (1997), S. 98.
69 Sander (2003b).
70 Sander (2003b), S. 43.
71 Brachmann (1956) S. 30.
72 Habrich (1982), S. 99–123.
73 Habrich (1982), S. 101.
74 Putscher (1973).
75 Habrich (1982), S. 113
76 Strein (2003), S. 28.

Nur en passant erwähnt Manzke die Hellwigsche *Kinderapotheke* von 1700, in der „eindeutig eine iatrochemische Handschrift“[77] erkennbar sei.

Unter den Hellwig zugeschriebenen Werken Valentin Kräutermanns hat besonders der *Zauber-Arzt* das Interesse der Forschung gefunden (aber auch der Esoteriker. So waren Texte des *Zauber-Arztes* für Froese[78] aktuelles Lehrgut). Peuckert[79] sah den *Zauber-Arzt* in der sich zu dieser Zeit ausbildenden Texttradition der magischen Hausväter-Literatur, in der direkten Nachfolge von Martius und Staricius.

Telle[80] untersuchte die Schrift im Beziehungsgeflecht der um 1600 beginnenden deutschen Arznei- und Wunderbuch-Literatur und sah Kräutermann als ärztlichen Praktiker „fest im Bezirk einer sympathisch-magisch orientierten Heilkunde“.[81]

Die Abhängigkeit des *Zauber-Arztes* von Martius stellte in der Nachfolge von Peuckert auch Wanderer[82] fest. Bibliographische Defizite führten bei Wanderer dazu, dass er die Anzahl der Kräutermann-Schriften nicht annähernd schätzen konnte und wahllos Schriften Christoph Hellwigs, Johann Otto von Hellwigs und Georg Franck von Franckenaus Kräutermann zuordnete. Mit 14 ermittelten Titel konzedierte er Kräutermann ein „ausgefülltes Herausgeberleben“.[83]

Eis[84] machte darauf aufmerksam, dass der Verfasser als eine der Quellen für den *Kunst- und Wunderarzt* das *Neue Viehe Büchlein* benutzte.

Der *Zauber-Arzt* ist einer von fünf Hauptzeugen van Benthems[85] bei ihrem Versuch, die Entwicklung der (laien)medizinischen Fachsprache im 18. Jahrhundert zu beschreiben. Ihre Studie leidet in diesem Bereich darunter, dass sie Hellwig und Kräutermann ungeprüft als ein und dieselbe Person betrachtete und, wenn auch fragmentarische, Kenntnisse über das Leben Hellwigs zur Interpretation des Kräutermann-Textes einsetzte.

---

77 Manzke (2008), S. 260.

78 Froese (1902), S. 42–56. Beinahe erschütternd ist die historische Unbedarftheit Froeses: „Der thüringische Arzt Paracelsus war es, der in seiner Schrift „Zauberarzt“ die ersten, und in damaliger Zeit das größte Aufsehen erregenden speziellen Rezepte für und wider die Zauberei, brachte, welche noch bis auf den heutigen Tag erhalten sind.“ (S. 42 f.).

79 Peuckert (1967), S. 367–385. Ders. (1954), S. 53 f.

80 Telle (1972), S. 275–278.

81 Telle (1972), S. 277.

82 Wanderer (1976), S. 4.

83 Wanderer (1976), S. 211.

84 Eis (1940), S. 375–380.

85 Van Benthem (1995).

In ihrer Studie über die Theorie der Empfängnis bei Paracelsus beschäftigt sich Cislo[86] mit zwei späteren Popularisatoren der paracelsischen Konzepte: Leonhart Thurneisser und Christoph Hellwig. Letzterem weist sie eine bedeutende Stellung bei der Weitergabe der paracelsischen Lehren zu: „Hellwig did a great deal to promote Paracelsus' philosophy in the early eighteenth century."[87] Tatsächlich beruft sich Cislo allerdings nicht auf Werke Hellwigs, sondern auf Kräutermann-Schriften – *Der wohl unterwiesene Apotheker, Der Urinarzt, Der Augen- und Zahnarzt* und *Der Zauberarzt* –, alle in späten Ausgaben.[88] Die Autorin sieht bei Hellwig [recte: Kräutermann] einen „turning point" in der Theorie der Empfängnis, die dieser anders als Paracelsus und Thurneisser lediglich als chemischen Prozess begreife. Die in der Reihe „The Body, Gender and Culture" erschienene Schrift Cislos kann, nicht nur aufgrund der Gleichsetzung von Hellwig und Kräutermann,[89] sondern auch aufgrund der kaum nachvollziehbaren Verbindungslinie von Thurneisser zu Hellwig/Kräutermann und, allgemein, bibliographischer Defizite, kaum Substantielles zur Erforschung des Werkes von Hellwig beitragen.

Eine eigene wissenschaftliche Rezeption hat der *Hundertjährige Kalender* erfahren. Kopp[90] und Hellmann[91] machten auf diesen Kalender als betrachtenswerten Gegenstand der Geschichte der Wetterkunde aufmerksam.

Eine erste umfangreiche Sichtung der Überlieferungen des *Hundertjährigen Kalenders* nahm Berthold[92] vor. Er ermittelte sieben Varianten der unter dem

---

86 Cislo (2010), insbesondere S. 93–96.

87 Cislo (2010), S. 95.

88 Lediglich in einer längeren Fußnote (FN 64, S. 153 f.) erwähnt sie die Schrift „Nosce te ipsum" (Ausgabe von 1720) und kommt angesichts der Kupferstiche, die ein weniger raffiniertes („sophisticated") Bild von Mann und Frau zeigten, als bei Thurneisser, zu dem eigenartigen Ergebnis: „It appears that Hellwig was trying to address and, maybe not offend, an audience educated in the field of medicine, so he used Galenic style imagery that would appeal to those familiar with classical texts and the kind of anatomical illustrations used in medical schools. Hellwig was probably introduced to such drawings during his own time in medical schools." (S. 154).

89 Die Autorin ist sehr wohl über die Tatsache gestolpert („stumbled"), dass alle ihre Belegstellen aus Büchern stammen, die nach dem Tod Hellwigs erschienen – sie fühlte sich allerdings durch die Argumentation bei Sander, dass Kräutermann identisch mit Hellwig sei und dass der Textbestand der Kräutermann-Bücher sich in späteren Ausgaben – nach dem Tod Hellwigs – kaum verändert hat, in ihrer Vorgehensweise bestärkt.

90 Kopp (1879), S. 81 f.

91 Hellmann (1883), Sp. 191.

92 Berthold (1891), S. 89–122.

Namen *Hundertjähriger Kalender* umlaufenden Texte und unternahm eine Charakterisierung der Drucke unter Hellwigs Namen.

Uhl[93] unterschied recht willkürlich zwischen einem Knauerschen und einem Hellwigschen *Hundertjährigen Kalender*, wobei letzterer „alchimistische Beigaben" enthalte, die Hellwigs eigenes Werk seien.[94]

Als „Volksbuch" mit einer „gewisse(n) kulturhistorische(n) Rolle" charakterisierte Hellmann[95] den *Hundertjährigen Kalender*. In einem intensiven Vergleich des Textes von Abt Mauritius Knauer mit den verschiedenen Hellwig-Versionen kam Hellmann zu einem ungünstigen Urteil über Hellwig, der falsch gelesen oder flüchtig gearbeitet und aus den Wetterbeschreibungen im Kalender Knauers die Wettervorhersagen seiner eigenen Version gemacht habe. Ähnlich wie Berthold versuchte Hellmann eine Phänomenologie der Versionen des *Hundertjährigen Kalenders*, wobei er auf zehn Varianten kam.

Die kritische Bewertung des Herausgebers und Übersetzers Hellwig verstärkt noch die Untersuchung von Heimeran,[96] der den Erfolg des *Hundertjährigen Kalenders* unter Hellwigs Namen „auf der sträflichen Verkürzung und bedenkenlosen Vereinfachung, in der damit verbundenen Spekulation auf die Zukunfts-Leichtgläubigkeit und dann vor allem auf dem schlagenden Titel"[97] beruhen sah, während Knauer seine Aufzeichnungen gemacht habe, um praktischen Bedürfnissen zu dienen.

Schon früh nach Hellwigs Tod hat es Versuche einer Bibliographie seiner Werke gegeben. Auch hier setzte Motschmann Maßstäbe, indem er 31 größere Schriften und sechs Sendschreiben unter Hellwigs Namen, sechs Schriften unter dem Namen Kräutermann und Schröter und neun von Hellwig herausgegebene Schriften beschrieb und damit den zwei Jahre zuvor bei Roth-Scholtz[98] erschienenen Katalog an Vollständigkeit und Genauigkeit weit übertraf. Zedler nahm in den Artikel über Hellwig einige nach Motschmanns Studie erschienene (Kräutermann-)Schriften auf, während alle nachfolgenden biographischen Artikel sich auf Motschmann oder Zedler stützten.

Den ersten Versuch einer Bibliographie raisonnée unternahm Ferguson.[99] Schließlich stellte Sander eine chronologisch geordnete Bibliographie der Werke

---

93 Uhl (1893), S. 129–135.
94 Uhl (1893), S. 131.
95 Hellmann (1922), S. 15–46, hier: S. 15.
96 Heimeran (1952).
97 Heimeran (1952), S. 15.
98 Roth-Scholtz (1727), S. 215–229.
99 Ferguson (1906), S. 374–378, S. 479–481.

Hellwigs mit 222 Titeln zusammen sowie 20 Schriften, die von Hellwig herausgegeben oder übersetzt wurden.[100] Sander erfasste damit fast vollständig die unter dem Namen Hellwigs, Schröters oder Kräutermanns erschienenen Schriften und gab durch Wiedergabe der Titelblätter und der Seitenzahlen der Schriften eine recht gute Vorstellung vom Umfang und der Thematik des Hellwigschen Werkes. Bislang unterblieb aber eine Bibliographie raisonnée, die die Entwicklung von Texten und Textwandlungen analysiert und damit Einblicke in die Verfahren der Textproduktion gewährt.

Nicht unerwähnt bleiben soll die Vereinnahmung Hellwigs für das Tourismus-Marketing seines zeitweiligen Wohn- und Wirkungsortes Bad Tennstedt. Dort wurde auf dem Marktplatz ein Zahnbürstendenkmal errichtet zur Erinnerung daran, dass hier der Stadtphysikus Christoph Hellwig um das Jahr 1700 die erste Zahnbürste erfunden haben soll. Diese – historisch nicht haltbare – Zuschreibung beruht auf einer Erwähnung in Hellwigs *Frauenzimmer-Apotheke* (1700), in der Hellwig im Kapitel 31 („Wider unsaubere Zähne/ auch ungesund Zahnfleisch") neben „Zahn-Pulver" und Einreibungen des Zahnfleisches mit verschiedenen Mitteln auch die Abreibung der Zähne „mit einem Zahn-Bürstlein" (S. 39) empfahl.

100 Sander (1999), S. 284–308.

C Leben

1 Herkunft und Familie

Der „Vielschreiber" Christoph Hellwig wurde am 15. Juli 1663 in Cölleda in Thüringen in einen Pfarrhaushalt geboren.[101] Einige der Familienmitglieder und der Verwandtschaft lassen sich als Akademiker in den Matrikeln und im Verzeichnis der Lehrenden mitteldeutscher Universitäten und als Autoren und Herausgeber von Schriften nachweisen.

Der Vater, Caspar Hellwig, hatte bei der Geburt von Christoph Hellwig eine Anstellung als Diakon der lutherischen Gemeinde in Kölleda. Seine Mutter Sibylla, von der weiter nichts bekannt ist, als dass sie zur Zeit der Prüfung Christoph Hellwigs zur Erlangung des Lizentiats (1693) noch lebte,[102] war eine Tochter des Pfarrers von Kindelbrück, Magister Otto Willibald Hoffmann (1600–1666).[103] Caspar Hellwig stammte ebenfalls aus Kindelbrück.[104] Er wurde um 1620/25 gebo-

101 Die Darstellung folgt in den Grundzügen dem wenige Jahre nach Hellwigs Tod erschienenen Artikel von Just Christoph Motschmann im ersten Band der „Erfordia literata" (1729). Motschmann kannte sicherlich zumindest den Sohn Johann Gottlieb Hellwig, wenn nicht Christoph Hellwig selbst (er habe seine Darstellung des Lebens um „Privat-Nachrichten ergänzt") (S. 161). Für die frühen Jahre lehnte sich Motschmann an das ‚Programm' an, mit dem der Dekan der medizinischen Fakultät zur Disputation von Hellwigs Thesen über die „Bleichsucht der Jungfrauen" (1693) eingeladen hatte (der achtseitige Druck, beim Universitätsdrucker Johann Heinrich Groschuff hergestellt, vermeldet auf dem Titelblatt nur den Namen und die Funktionen von Georg Christoph Petri von Hartenfels ohne Erwähnung von Hellwig). Sander (1998b) hat weitere Lebensdaten ermittelt, die von Strein (2003) um Angaben aus den Werken Hellwigs ergänzt wurden.

102 „Matre [...] Sibylla [...] per DEI gratiam adhuc superstitibus." (Einladungsschreiben)

103 Aus der mütterlichen Linie erwähnt das Einladungsschreiben den Dresdner Hofprediger und Superintendenten in Weißensee Martin Schlegel (1581–1640) als Urgroßvater („proavus") Christoph Hellwigs und den Superintendenten in Chemnitz Zachäus Faber (1583–1632) als Ururgroßvater („abavus").

104 Als Kindelbr[uccensis] wird er in den Schriften „De intellectuali virtute" und „Monstrosi partus monumentum" bezeichnet. Sein Vater Johannes Hellwig, Christoph Hellwigs Großvater, war dort Rat gewesen („per 50. circiter annos Consul Kindelbrüccensis meritissimus", Einladungsschreiben).

DOI 10.1515/9783110536447-003

ren.[105] Studiert hat er in Jena,[106] am 13. Mai 1648 ist er dort als Respondent einer ‚Exercitatio philosophica' *De Intellectuali virtute in genere*[107] genannt.

Wie später seine Söhne, wurde Caspar Hellwig von der Adelsfamilie der Werthern, den Grundherren in Kölleda, in seinem beruflichen Werdegang unterstützt. Sie beriefen ihn als Pfarrer nach Saubach und Steinburg (1652 bis 1658), danach erhielt er das Diakonat in Kölleda und amtierte ab 1667 bis zu seinem Tod 1696 als Pfarrer in Leubingen.

Im Jahr 1666 erschien in Jena eine Leichenpredigt Caspar Hellwigs, gehalten anlässlich des Todes des am 16. November 1665 verstorbenen Pastors Johannes Assingius,[108] im gleichen Jahr eine Schrift über ein missgestaltetes neugeborenes Kind in dem Dorf Stieden an der Lossa.[109] Bei der gedruckten Leichenpredigt für den wertherischen Inspector Johann Berger (Prediger war der Pfarrer Georg Just aus Orleshausen) beteiligte sich Caspar Helbigius als Beiträger mit einem längeren Epicedium („Glückselig ist der Mensch/ so bey sich wohl bedencket [...]".[110]

Caspar Hellwig scheint naturkundlich-medizinisch interessiert gewesen zu sein. Sein Sohn Christoph berichtete später, dass er als Pfarrer in Leubingen jedes Jahr sehr viel „Lachen-Knoblauch" (eine Unterart des Gamanders), der dort gefunden wurde, als Heilmittel an Freunde verschickte. Außerdem teilte er dem Sohn Beobachtungen über die Heilwirkung von Pflanzen, zum Beispiel der Distel,[111] mit.

---

105 In mehreren seiner Schriften, zum Beispiel im „Kinder-Jungfern- und Weiberspiegel" (1720), berichtete Christoph von Hellwig, dass Caspar Hellwig „um 1620" als 14 Tage altes Kind an der Brust seiner Mutter gelegen habe, die sich an der Pest infiziert hatte und starb. Sein Vater riß den Knaben weg und gab ihm Naumburger Bier zu trinken – das Kind erkrankte nicht (S. 76). Genauer grenzte er das Datum der Geburt seines Vaters in den „Anmerkungen zu medizinischen Dingen (1711) ein: In der 1710 datierten Vorrede erinnert er an seinen „vor 13. Jahren/ im 72sten Jahre seines Alters" verstorbenen Vater (S. 236 f.).

106 In den „Anmerkungen zu medizinischen Dingen" (1711) berichtet Christoph Hellwig, sein Vater sei beim Studium in Jena von einer schweren Krankheit befallen worde. Durch Genuss von – vom Arzt verbotenen – Sauerkraut sei er wieder genesen (S. 240 f.).

107 Jena: Freyschmid 1648.

108 Triumphus Pauli gloriosissimus [...], Jena: Nisius 1666.

109 Monstrosi Partus Monumentum, das ist/ Auffgerichtetes Denkmahl [...] wegen der Wunder- und Miß-geburth [...] im Jahre 1664 den 1. Aprill [...] in dem Dörfflein Stieden/ an der Loßa ..., Jena: Johann Jacob Bauhoffer 1666. Vgl. dazu Sander (2001).

110 Der Gott vertrauende Inspector [...], Arnstadt: Meurer 1688, S. 93–95.

111 Physikalisch-medizinisches Lexikon (1713), S. 370.

Christoph Hellwigs ältester Bruder, Johann Otto, war 1654 geboren worden. Als Mediziner und Vertreter einer spätparacelsistischen Alchemie wurde er für das medizinische Weltbild seines jüngeren Bruder bestimmend.[112]

1659 kam der Bruder Gottfried Christoph zur Welt, 1665 Christian, der als Medizinstudent in Kopenhagen ein Widmungsgedicht zur ‚Disputatio' über die *Jungfernkrankheit* (1693) Christoph Hellwigs schrieb. Von ihm ging eine Disputation über das Erfurter Bier in Druck.[113] Er praktizierte später in Kölleda, von wo er seinem Bruder eine dort gefundene Heilerde schickte.[114]

Von einer Schwester lassen sich weder Vorname noch Geburtsdatum ermitteln.[115] Ihr Sohn Christoph Otto, Mediziner in Kölleda, war Patenkind Christoph Hellwigs (Widmungsadressat des *Rezeptbuchs für Männerkrankheiten*, 1715). Er hatte 1714 eine *Disputatio Inauguralis Medica, Proponens Filium Ante Patrem Phthisicorum Asylum* verteidigt.[116] Einen weiteren Sohn der Schwester erwähnt Christoph Hellwig – allerdings nicht namentlich, wahrscheinlich handelt es sich um Johann Christian Otto – im *Kinder-, Jungfern- und Weiberspiegel* (1720). Er sei als schwächliches Kind geboren worden, habe aber dennoch überlebt, sei später „ein angesehener und gelehrter Theologus" geworden und schon mit 40 Jahren gestorben.[117]

Eine weitere Schwester scheint mit dem Mediziner und Jenaer Professor Georg Wolfgang Wedel verheiratet gewesen zu sein. Johann Otto von Hellwig erwähnte Wedel als „affini meo".[118]

Nicht nur in der Familie Hellwig, auch in den meist in Kölleda oder in der unmittelbaren Umgebung wohnenden verwandten Familien gab es einige Beispiele für akademische Karrieren und publizistische Tätigkeit. Aus der Familie von Hellwigs Mutter stammte Christoph Hof(f)mann, der an der Universiät

---

112 Zu Johann Otto von Hellwig vgl. Sander (2002b), Strein (2009), Telle (2009b).

113 Christian Helbigk war Respondent der „DISPUTATIO CIRCULARIS MEDICA DE CEREVISIA ERFURTENSI, [...] Erfurt: Groschuff 1689"; dabei präsidierte Johann Philipp Eysel.

114 Anmutige Berg-Historien (1702), S. 54.

115 Sie war mit einem Angehörigen der verwandten Familie Otto verheiratet, allerdings nicht mit dem Pfarrer Johann Christian Otto (Sander, 1998b, S. 32), der einmal Widmungsadressat war (Chirurgia in nuce, 1709) und zu drei Werken von Hellwig Widmungsgedichte beitrug.

116 Erfurt: Groschuff 1714.

117 Kinder-, Jungfern- und Weiberspiegel (1720), S. 265. Johann Christian Otto war von 1707–1713 Pfarrer in Guthmannshausen, mehrmaliger Beiträger von Widmungsgedichten zu Schriften von Hellwig und Verfasser von Gelegenheitsschriften, die im Weimarer Verlag von Johann Leonhard Mumbach erschienen (nicht zu verwechseln mit dem gleichnamigen Mediziner aus Meißen, der 1710 eine Disputation „De passione cholerica" an der Universität Leipzig verteidigt hatte).

118 Introitus in veram atque inauditam physicam, Batavia: Abraham van den Eede 1678; zitiert nach der Ausgabe Heidelberg: Johann Michael Rüdiger 1680, S. 48.

Leipzig studiert hatte und dort offenbar bis zu seinem frühen Tod angestellt war. Als „Vetter" bezeichnet sich in einem Widmungsgedicht zur ‚Disputatio' über die *Jungfernkrankheit* (1693) Johann Christoph Schäffer,[119] der möglicherweise identisch ist mit dem gleichnamigen Verfasser religiöser Streitschriften bei den Leipziger Verlegern Schuster und Groschuff um das Jahr 1720. Schließlich ist noch der „Blutsverwandte" (‚consanguinus') Johann Ephraim Oßwald(t) (1684–1725),[120] ein „Chimiker" aus dem bei Kindelbrück liegenden Dorf Büchel,[121] zu nennen, der ein lateinisches Akrostichon zum „Anatomisch-chirurgischen Lexikon" (1711) beitrug. Mit Oßwald geriet Hellwig, so berichtet es zumindest Motschmann, 1717 in Streit. Oßwald habe den Traktat *Der akkurate Scheider* unter dem Namen Valentin Kräutermann geschrieben, Hellwig habe „den Titul etwas geändert, und vor sich den Namen Kräutermanns dazu gesetzt".

2 Jugend, Studium, Lehrjahre

Nach dem Elementarunterricht in Kölleda schickte Caspar Hellwig seinen Sohn 1676 zum Privatunterricht nach Wiehe, möglicherweise zur verwandten Familie Schäffer;[122] 1680 kam er für ein Jahr an die Ratsschule in Naumburg.[123] Wohl in Wiehe hatte Christoph Hellwig einen ‚Vielfraß' gesehen, wie er in seinem *Sendschreiben von einem Vielfraß* (1702) am Rande erwähnt.[124]

Am 16. Juni 1681[125] wurde Hellwig an der Universität Jena immatrikuliert. Zunächst besuchte er die Lehrveranstaltungen an der philosophischen Fakultät bei den Professoren Georg Schubart, Caspar Sagittarius und Caspar Posner, mit dessen Sohn Johann Caspar er später, im Jahr 1703, in eine erbitterte literarische Fehde um die Richtigkeit der Vorhersagen im Hundertjährigen Kalender geriet.

---

119 Er ist auch Widmungsadressat in der Chirurgia in nuce (1709 und 1718), zuerst als Diakon in Wiehe, dann als Archidiakon in Querfurt. Beide Male wird er unter die „etlichen nechsten Anverwandten" gerechnet.

120 Motschmann (1731), S. 592–594. Oßwaldts Mutter war eine Tochter von Hellwigs Vater Caspar (Motschmanns Verwandschaftsbezeichnung „Vetter", S. 594, stimmt also nur bedingt).

121 Dominikus (1793), S. 481.

122 Die Einladung (1693) nennt als Lehrer Jakob Valentin Schäffer, Christian Ständer und [Johann Joseph] Liebeskind, den Pfarrer von Wiehe.

123 Sander (1998b), S. 20, sowie FN 18 und 19. Das Einladungsschreiben (1693) nennt als Lehrer den Rektor Magister Johannes Töpfer und den Konrektor Magister Händel.

124 „Ich habe selbst/ als noch ein Knabe gewesen/ in einem Städtchen/ nicht weit von hier [Tennstedt]/ einen Vielfraß/ der/ vorhero/ an einer Kranckheit laboriret/ und darauf Epilelepsiam [!] bekommen/ gekennet/ [...]" (S. 12 f.)

125 Das Datum im Einladungsschreiben (1693) und bei Sander (1998), S. 20 und FN 20.

Hellwig verlegte sich anschließend auf das Medizinstudium, unter anderem bei den Professoren Georg Wolfgang Wedel, August Heinrich Fasch und Rudolf Wilhelm Krauß.

Nach drei Jahren (1684) bekam Hellwig die Gelegenheit, bei seinem Bruder Johann Otto, damals noch kurpfälzischer Leibarzt und Professor in Heidelberg, zu hospitieren. Zweifellos gehen viele seiner medizinischen Ansichten auf diese Zeit zurück – sein Bruder ist eine der am häufigsten erwähnten Autoritäten im literarischen Werk –, außerdem kam er mit seinem Bruder an „manchen schönen Ort und Hoff"[126] und lernte Gelehrte kennen.[127] Die Lehrzeit bei Johann Otto von Hellwig dauerte aber nur kurz, denn 1684 verließ dieser Heidelberg und wurde als alchemischer Berater mit dem Titel eines Geheimrats an den Hof Friedrichs von Sachsen-Gotha berufen.

Christoph Hellwig kehrte für kurze Zeit[128] an die Universität Jena zurück – finanziell unterstützt durch seinen Bruder[129] – und wechselte dann nach Erfurt, um sein Medizinstudium fortzusetzen.[130] Seine späteren literarischen Werke bewahren besonders das Gedächtnis an Georg Christoph Petri von Hartenfels, der Hellwig offenbar gefördert hat.[131] Als weitere Professoren nennt Motschmann Justus Vesti, Eccard Leichner und Johann Caspar Wedekind.[132] Bei Leichner disputierte Hellwig „de philosophia cartesiana", bei Vesti „de medicamentorum formulis" und bei Wedekind „de Alkahest". Außerdem war er 1686 Respondent bei Vestis *Compendium institutionum*. Bekannt sind auch Widmungsgedichte für zwei Mitstudenten, seinen Gönner („fautor") Christian Günther Schmalkalden aus Gotha und seinen Freund Johann Christoph Müller aus Remda; beider Disputationen erschienen 1687.

---

126 Motschmann (1729), S. 137; das Einladungsschreiben (1693) nennte den Hof Friedrichs von Sachsen (wohl Friedrich I. von Sachsen-Gotha-Altenburg).

127 Von einer Peregrinatio academica (Sander, 1998, S. 21) kann wohl nicht die Rede sein.

128 „aliqvot menses" (Einladungsschreiben, 1693).

129 In einem Brief vom 1. Juli 1684 an Johann Schilter in Nürnberg bat Johann Otto von Hellwig den Briefempfänger, „ein Auge auff meinen zu Jena studirenden Bruder" zu haben. Er habe ihm „allzeyt" Geld geschickt, müsse nun aber erfahren, dass sein Bruder den „fecht- und italiänischen Sprachmeister" nicht bezahlt habe. Schilter solle sich um die Angelegenheit kümmern. Er wolle seinem Bruder den schuldigen Betrag nicht in die Hände geben, „weil die jugend, so gut sie auch sey, dennoch offtmahls von anderen zu unnöthigem geldverthun verführt" werde. (Hs. 140 der Universitätsbibliothek Gießen, 140.31).

130 Beiträge Erfurt (1962), S. 116; Wiegand (o.J.), IV, 8.

131 Im physikalisch-medizinischen Lexikon (1713) wird er als „Mein vornehmer Gönner" bezeichnet. Mehrmals weist Hellwig auch auf Pflanzen aus dem botanischen Garten Petris hin (z. B. im gleichen Text, S. 553).

132 Zu den Erfurter Professoren siehe Kleineidam (1981).

3 Arzt in Weißensee, Frankenhausen und Tennstedt

1688 ließ sich Hellwig von der medizinischen Fakultät in Erfurt prüfen[133] und begann als Kandidat der Medizin zu Beginn des folgenden Jahres seine ärztliche Praxis in Weißensee. Ein Kennzeichen der Jahre in Weißensee, Frankenhausen und Tennstedt ist die genaue Beobachtung und Niederschrift von Krankheiten, Kuren, Heilmitteln oder auch Beobachtungen naturkundlich interessanter Vorgänge, die später in seine Schriften eingingen. Noch 1688 hatte er Christina Regina Kratzenstein, die Tochter des Pfarrers der Michaelis-Kirche in Erfurt, Heinrich Kratzenstein, geheiratet.[134] Aus Hellwigs Weißenseer Zeit ist nichts weiter bekannt.[135] 1693 zog die Familie nach Frankenhausen um.

Mit einer ‚Disputation' über die *Jungfernkrankheit*,[136] bei der Georg Christoph Petri von Hartenfels präsidierte, erwarb Hellwig am 28. Juni 1693 den Titel eines Lizentiats der Medizin. Petri hatte ihn einige Tage zuvor zum ‚Poeta laureatus' gekrönt.

Aus der kurzen Zeit in Frankenhausen sind einige Zeugnisse ärztlicher Tätigkeit und naturkundlicher Beobachtung bewahrt. Hellwig erwarb beispielsweise in einem Dorf bei Frankenhausen das Horn eines Einhorns und befand es für gut[137] und in Frankenhausen selbst beobachtete er die Förderung von ‚Lapis specularis'.[138]

Am 12. Mai 1694 kam in Frankenhausen der Sohn Theodor Andreas zur Welt, der selbst literarisch hervor trat, aber bereits in jungen Jahren kurz vor seinem Vater starb. Vor ihm hatte Hellwigs Frau bereits zwei tote Kinder zur Welt gebracht.[139]

1696 trat Christoph Hellwig die Stelle als Stadt-Physikus in Tennstedt an, die ihn zu einem der neun Honoratioren der thüringischen Kleinstadt machte[140] und die er bis zum Jahr 1712 innehatte. Zahlreiche Notizen aus dieser Zeit sind in die

---

133 Über die Art der Prüfung macht Motschmann keine Angaben, das Einladungsschreiben (1693) nennt ihn vor dem Antritt der Stelle in Weißensee „Medicinae Baccalaureus".

134 Heinrich Kratzenstein hatte ein lateinisches Widmungsgedicht zur gedruckten Ausgabe der ‚Disputatio" über das Rezeptschreiben – „De medicamentorum formulis" (1685) – beigetragen.

135 Die Vermutungen Sanders (1998) sind Spekulation.

136 Die Titelangabe bei Motschmann (1729) und Sander (1998) ist unkorrekt; richtig bei Sander (1999).

137 Anmutige Berg-Historien (1702), S. 76.

138 Ebd., S. 72.

139 Motschmann (1729), S. 139.

140 Gregorius (1711), S. 110. Der Apotheker Johann Ludwig Möller wird in der Erstausgabe der „Chirurguia in nuce" (1709) als „Gevatter und Freund" genannt.

literarische Produktion eingegangen und lassen umrisshaft das Bild der medizinischen Tätigkeit Hellwigs erstehen. Er hielt die Besonderheiten der ärztlichen Praxis fest, zum Beispiel um das Jahr 1697 die Heilung eines von einem tollwütigen Hund gebissenen Mannes mit Theriak und Mithridat,[141] die Heilung eines zwölfjährigen Knaben, der eine Treppe hinunter gefallen war und das Gedächtnis verloren hatte, durch ein „Küchlein“,[142] die (vergebliche) Behandlung eines Mannes, der gegen Magenschmerzen in der Apotheke Opium statt Wermutessenz erhalten hatte.[143] Hellwig war dabei, als der ‚Oculist‘ Brückner einem Tennstedter Bürger den Star stach[144] und er notierte zwei Scheinschwangerschaften einer Frau in der Stadt.[145]

Vermutlich in Tennstedt, möglicherweise aber auch schon früher, hatte Hellwig mit der Produktion von Arzneimitteln begonnen, wobei die Schriften und Aufzeichnungen seines Bruders Johann Otto bei der Zubereitung eine bedeutsame Rolle spielten. Es spricht vieles dafür, dass Hellwig den literarischen Nachlass seines 1698 gestorbenen Bruders geerbt hatte. Alchemische Prozesse zur Gewinnung von Medikamenten versuchte er – wenn sie nicht zu „kostbar“ waren – nachzumachen.[146]

Eine große Rolle spielte für Hellwig die Gewinnung einer Universalmedizin, des „Trinkgoldes“. Um die Jahrhundertwende scheint er in seinen laborantischen Anstrengungen Erfolg gehabt zu haben, wie er schreibt: „Es sind numehro auf die 14. Jahre/ da ich durch große Müh und Fleiß/ nach Anführung etlicher maßen aus meines seeligen Bruders Joh. Ott. L. Bar. de Hellwig, etc. Schrifften/ ein Arcanum, de vera solutione auri, ohne Corros. und Feuer/ [...] rausgefunden.“[147]

Ein Zeugnis dieser Zeit der Arbeit an ‚Processen‘ findet sich in Alitophilus Chrysanders *Aureum seculum patefactum* (1706).[148] Dort schreibt der Autor Alitophilus Chrysander, Christoph Hellwig, sein „Hertz-vertrautester guter Freund“, sei bei der Entdeckung des „Menstruum universale“ so weit gelangt, dass er „all-

141 Von tödlichen Wunden (1713), S. 147.

142 Medizinische Praxis (1710), S. 159 sowie Anmerkungen zu medizinischen Dingen (1711), S. 230.

143 Sendschreiben vom Opium (1703).

144 Anmerkungen zu medizinischen Dingen (1711), S. 164.

145 Kinder-, Jungfern- und Weiberspiegel (1720), S. 294.

146 „[...] dannenhero habe ich immer eins nach dem andern observiret/ und meine Notas drüber gemachet/ [...]“, Johann Otto von Hellwig: Arcana maiora, Sechste Eröffnung, Mühlhausen 1711, S. 71.

147 Krankheiten der Mannspersonen (1715), 311 f.

148 AUREUM SECULUM PATEFACTUM: Oder/ Die Eröffnete Güldene Zeit/ [...] von Alitophilo Chrysandro. Nürnberg: Johann Zieger 1706.

bereit eine herrliche Gold-Medicin/ deren Praeparation mir wohl bewußt/ auch Er selbst mir communiciret hat/ besitzet/ [...]" (Ebd).[149]

In der Tennstedter Zeit begann die umfängliche Schriftenproduktion Hellwigs. Er benutzte die Texte auch als Plattform, um für seine Arzneien zu werben – möglicherweise waren seine Einkünfte durch den Arzneivertrieb größer als die aus seiner medizinischen Praxis. Es scheint so, als hätte Hellwig für jede Krankheit und für jeden Geldbeutel die passende Arznei gehabt. In seiner *Arznei der Armen* (1708) nennt er neun Medikamente, die bei ihm selbst oder bei dem ‚Materialisten' Stengel bezogen werden könnten.

Um den 1. Oktober 1702 wurde in Tennstedt Hellwigs Sohn Johann Gottlob geboren,[150] der später ebenfalls literarisch tätig wurde und Schriften seines Vaters nach dessen Tod herausgab.

Eine engere Zusammenarbeit scheint es in der Tennstedter Zeit mit den Apothekern der Stadt gegeben zu haben: Die *Chirurgia in nuce* (1709) nennt unter den Widmungsadressaten den Apotheker Johann Ludwig Möller, Hellwigs „Gevatter und Freund"; die *Apotheker-Taxe* (1714) widmete Hellwig dem ehemaligen Ratsherren und Apotheker Johann Friedrich Weyland, seinem „Schwager/ Gönner und Freund". Erwähnenswert – neben Landes- und Standesherren, Beamten und Pfarrern – sind als Widmungsadressaten außerdem zwei Ärzte: Der Candidatus medicinae Joachim Corvinus aus Bielefeld, den Hellwig als „werthgeschätzten Gönner und vornehmen Freund" bezeichnet (*Medizinische Praxis*, 1710), mit dem er drei Jahre in Briefkontakt gestanden habe und der sich nun bei Hellwig aufhalte;[151] und der Mediziner Georg Svedt aus Halle (*Apothekerschatz*, 1711), den Hellwig persönlich und durch Briefe kenne, wie er schreibt.

4 Publizist in Erfurt

Im Jahr 1712 gab Hellwig das Physikat in Tennstedt auf und zog mit seiner Familie nach Erfurt um. Als Gründe nannte er die besseren Erziehungsmöglichkeiten für seine beiden Söhne[152] und seinen eigenen Wunsch, „auff einer berühmten Uni-

149 Aureum seculum patefactum (1706), S. 126. Alitophilus Chrysander nimmt Bezug auf die Curiosa Physica (1701).

150 Sander (1998b), S. 25.

151 Corvinus scheint mit Hellwig die alchemischen Interessen geteilt zu haben, denn zwei Jahre später verteidigte er in Utrecht eine „Disputatio chymico-medica inauguralis De Menstruo universali microcosmico"

152 Von tödlichen Wunden (1713), unpaginiertes Vorwort.

versitet zu leben".[153] Wahrscheinlicher ist allerdings, dass Hellwig Erfurt wegen der besseren Postmöglichkeiten wählte. Nicht nur stand er in brieflichem Austausch mit einem großen Kreis von Korrespondenten, „derer ich/ ohne Ruhm zu melden/ viele/ auch in der ferne habe",[154] so viele, dass er nur noch mit Briefschreibern korrespondieren wollte, die genügend Porto beilegten.[155]

Er konnte von Erfurt auch besser seinen Arzneiversand betreiben. In der *Haus- und Reiseapotheke* werden die Schwierigkeiten des Postversands von Tennstedt aus angesprochen; Hellwig musste nämlich Medikamente über das drei Meilen entfernte Erfurt oder über das 14 Meilen entfernte Leipzig verschicken – wohl aus diesem Grund konnten Interessierte auch bei dem Verleger Ritschel Hellwigs Arzneien erwerben.[156] Daneben versandte Hellwig unter bestimmten Umständen statt des Medikaments „gegen eine billige recreation" auch die Beschreibung der Herstellung.[157] Solche ‚Zettel' erwähnt er in Zusammenhang mit dem ‚Merkurialgold' im *Anatomisch-Chirurgischen Lexikon*: „Wie auch unterschiedliche gedruckte Zedul von mir ausgegeben werden/ darinnen die Vires solches Mercurialischen Goldes zu lesen."[158] Die Verdienstmöglichkeiten durch den Medikamentenversand waren durchaus beträchtlich. Hellwig verlangte zum Beispiel für eine seiner, nach eigener Einschätzung, wirksamsten Arzneien, ein „Arcanum, de verâ solutione auri", 40 bis 50 Reichstaler.[159]

In Erfurt scheint Hellwig kein eigenes Haus besessen zu haben. Er erbat die Korrespondenz – wenn nicht an das kaiserliche Postamt auf dem Fischmarkt – an

153 Apotheker-Tax (1714), Widmung an Johann Friedrich Weyland.

154 Johann Otto von Hellwig: Arcana maiora, Erste Eröffnung, Mühlhausen 1712, Vorrede.

155 Chymisches Lexikon (1718), S. 304.

156 Haus- und Reiseapotheke, S. 14 f. Hieronymus Philipp Ritschel von Hartenbach wohnte in Erfurt.

157 Grund- und Lehrsätze der Medizin (1715), S. 702. Schon zuvor im Chymischen Lexicon (1711) erwähnt: „Ich habe ein und andern mein Menstruum gegen eine erleidliche Recreation auffrichtig gelernet, welche mir es Danck wissen, [...]", S. 117. In „Nosce te ipsum" (1716) beschreibt Hellwig, wie der Arzneiversand zu handhaben sei: Interessenten an Medikamenten müssten ihm, wenn sie an unbekannten Orten wohnen, angeben, wo die nächstgelegene bekannte Stadt liege. Bei Anfragen aus Reitzenhaan und Hochstadt sei es ihm nämlich so ergangen, dass er nicht heraus finden konnte, wo die Orte liegen. Das Geld für die Arznei müsse im Voraus einschließlich des Portos bezahlt werden. Zum Versandhandel Hellwigs vgl. Strein (2003).

158 Anatomisch-Chirurgisches Lexikon, S. 451.

159 „[...] habe vor gut befunden/ [...] daß ich gedachtes Arcanum keinem unter 40. biß 50. Reichsthaler ferner communiciren werde/ [...] welches Geld ich/ theils zu noch mehreren Experimenten ex nostrô Menstruô (die ich auch meinen Herren Correspondenten/ ohne fernern Entgelt/ fidel wissen lasse/) theils auch/ zu gute dem Armuth/ anwende." (Rezeptbuch für Männerkrankheiten, 1715, S. 312).

seine Adresse in der Johannis-Gasse im „roten Löwen“ bei dem Hospital-Pfarrer Magister Büchner.[160]

Eine eigene medizinische Praxis, mit Ausnahme der brieflichen Beratung, ist für Hellwig in Erfurt nicht mehr nachweisbar.[161] Der Rückzug aus der Tätigkeit als Arzt wird auch durch eine polemische Erwähnung in Kräutermanns *Lexikon exotischer Sachen* (1730) wahrscheinlich. Darin verteidigte der anonym bleibende Autor in der Vorrede einen ‚Medicinae candidatum‘, der die dritte Ausgabe von Hellwigs *Heimlichkeiten des Frauenzimmers* (1719) bearbeitet und erweitert hatte – möglicherweise war er selbst dieser Medizinstudent – und schrieb dabei unter anderem: „[...] mag dieser Candidat in einem Viertel-Jahre leicht mehrere Praxin haben, als der seel. Lic. de Hellwig die Zeit seines Aufenthalts in Erffurth gehabt.“

Die Korrespondenz mit dem Arzt und Juristen Maximilian Joseph von Mintzenried[162] und die anschließende Dedikation der Schrift *Nosce te ipsum* an den kaiserlichen Hofpfalzgrafen führten dazu, dass Mintzenried Hellwig am 3. August 1716 nobilitierte und ihm ein Wappen verlieh.[163] Diese Schrift zeigt übrigens auch, dass Hellwig auf der Suche nach neuen Einnahmemöglichkeiten war. Er wollte die Abbildungen in Lebensgröße stechen lassen. Interessenten müssten allerdings die Hälfte der Kosten vorschießen – das Projekt scheint sich zerschlagen zu haben.

Die ersten Jahre der Erfurter Zeit sind ganz offensichtlich die schriftstellerisch fruchtbarste Lebenszeit Christoph Hellwigs. Jahr für Jahr erschienen zwischen sechs und acht Schriften, im Jahr 1715 sind es sogar zwölf. Auch diese große Zahl spricht dafür, dass Christoph Hellwig kaum noch Zeit für eine ärztliche Praxis hatte. Dabei scheinen noch nicht einmal alle Buchprojekte tatsächlich verwirklicht worden zu sein. Eine in den *Grund- und Lehrsätzen der Medizin* (1715) angekündigte „Schatz- und Speise-Kammer der Mäßigkeit“ mit „4. oder 6. Alphabeten“ (S. 80), was einem Umfang bis zu 1200 Seiten in Oktav entsprochen hätte,

---

160 Grund- und Lehrsätze der Medizin (1715), S. 702.

161 Anders Sander (1998b), S. 28.

162 Zu Mintzenried siehe: Der so nötig als nützlichen Buchdruckerkunst und Schrifftsetzereÿ Zweyter Theil, Leipzig: Christian Friedrich Geßner 1740, S. 27–32, wo in Zusammenhang mit der Wappenverleihung an fünf Mitglieder der Familie Ritschel von Hartenbach im entsprechenden Dokument Teile des Lebenslaufes Mintzenrieds und seine Verdienste erwähnt werden.

163 „Das Wappen bestehet aus einen in 4. Theile getheilten Schilde: Das erste Quadrat hat die Sonne im blauen Felde, im 2. und 3. Quadrat sind drey weisse Rosse im grünen Felde; und im 4ten Quadrat findet sich ein güldener Mond abermahl im blauen Felde. Auf diesem Schild ist noch ein Mittel-Schild, in welchem eine schwartze Eule im güldenen Felde.“ (Motschmann, 1729, S. 139).

scheint sich zerschlagen zu haben; vielleicht weil sich kein Verleger dazu fand, wie man die Erwähnung in den *Grund- und Lehrsätzen der Medizin* interpretieren kann. Mit der umfänglichen *Schatzkammer ökonomischer Wissenschaften* (1718) erschloss er sich einen weiteren Bereich für popularisierende Literatur, die Ökonomik.

Obwohl Christoph Hellwig „die meiste Zeit lediglich mit Bücher schreiben zubrachte“,[164] zeichnete sich ab 1718 ein Nachlassen der Produktivität ab. Am 27. Mai 1721 starb er im Alter von 57 Jahren während einer Fleckfieber-Epidemie – der Sohn Theodor Andreas war kurz zuvor ebenfalls der Krankheit zum Opfer gefallen. Der überlebende Sohn Johann Gottlieb gab in der Folge noch einige Schriften von Christoph Hellwig heraus. Das Interesse der Leser schwand aber schnell. Bei den akademischen Medizinern hatte Hellwigs popularisierende Darstellung von Krankheit und Heilung ohnehin kaum Freunde gehabt.

Hellwig blieb zeit seines Lebens eng mit seiner thüringischen Heimat verbunden – nur die wenigen Jahre der Hospitanz bei seinem Bruder Johann Otto werden ihn aus diesem engen Betätigungsfeld heraus geführt haben.[165] Die Widmungsadressaten seiner Schriften spiegeln dieses Beharren wider: Mit wenigen Ausnahmen sind es Landes- und Standesherren aus den ernestinischen Territorien sowie (oben bereits erwähnte) Verwandte und Freunde der Familie. Zu den Hochadeligen zählen Johann Ernst (III.) von Sachsen-Weimar (*Berg-Historien*, 1702, für eine ungenannt bleibende „hohe Gnade“) und Graf Philipp Wilhelm von Boineburg, der mainzische Stadthalter in Erfurt und Rektor der dortigen Universität (*Von tödlichen Wunden*, 1713, weil dieses das erste in Erfurt fertig gestellte Buch Hellwigs war).

Der Familie von Werthern (Linie Beichlingen) fühlte sich Hellwig besonders verpflichtet. Den *Tiergarten* (1703) dedizierte er Hans Friedrich von Werthern, der sächsischer Kreishauptmann in Thüringen war. Die *Frauenzimmer-Apotheke* (1700) widmete er Catharina Sophia von Münchhausen, deren Mutter Anna Elisabeth eine geborene von Werthern war; die 1715 erschienene zweite Ausgabe der *Heimlichkeiten des Frauenzimmers* Sophie Wilhelmine (verw.) von Werthern, geborene von Mandelsloh.

Aus den Reihen sächsischer und anhaltischer Beamter (bzw. derer Angehörigen) seien genannt: Maria Clara von Buttlar, Frau des anhaltischen Jägermeisters Carl Friedrich von Buttlar (*Kinder-Apotheke*, 1700), Christian Dietrich Ackenhusen, preußischer Rat und Stadtpräsident von Magdeburg und Friedrich Wilhelm

---

164 Motschmann (1729), S. 138 f.

165 Allerdings wird man auch für diese Zeit kaum die Festsellung von Cislo (2010), S. 93, bestätigen können: „[...] he travelled the world with his brother Otto, [...].“

Leyser, preußischer Rat und Justitiar in Wolmirstedt (*Vom Trinkgold*, 1702), Johann Bernhard Rost, Amtmann zu Hardisleben (*Vom Theriak und Mithridat*, 1704), die Brüder Georg, Damian und Dietrich Pflug(k) von Heuckewalde (*Anmerkungen zu medizinischen Dingen*, 1711), deren Vater Bernhardt, sächsischer Geheimrat und Hofrichter in Jena, Hellwig Wohltaten erwiesen habe, sowie der mainzische Regierungsrat Johann Jakob Linck von Lützenwick in Erfurt (*Leib- und Landarzt*, 1716).

D Werk

1 Hellwigs literarisches Wirken im Umfeld der medizinischen Frühaufklärung

Sieht man von den frühen akademischen Disputationen ab, so scheint Christoph von Hellwig in seinem gesamten Werk nicht für Rezipienten aus dem akademischen Bereich geschrieben zu haben – allenfalls kann man von Lesern im protoakademischen Bereich, Studienanfängern, für einige Werke ausgehen. Vielmehr hatte er eine Vermittlung akademischen Wissens an einen heterogenen Nutzerkreis im Blick – und diese Intention deckte sich mit den Geschäftsinteressen seiner Verleger Groschuff, Kayser, Ritschel, Nied usw. Sein sachliterarisches Wirken zielte von den ersten Schriften außerhalb der universitären Ausbildung an auf die Vermittlung von akademischem Wissen – auch solchem in lateinischer Sprache – an ein nichtakademisches deutschsprachiges Publikum. Hellwig war ausweislich der Menge seiner Schriften einer der produktivsten Wissensvermittler – er betrieb das, was im heutigen Wissenschaftsdiskurs unter dem Begriff des Wissenstransfers eine eigene, Fakultätsgrenzen überschreitende Fachrichtung mit eigener Theorie und Terminologie bildet.

Der Begriff des Wissenstransfers ist in den vergangenen Jahren proteushaft in alle Wissenschaftsdisziplinen, in denen eine Wissensvermittlung stattfindet, hineingewuchert. Die sich herausbildende „Transferwissenschaft" beschäftigte sich anfangs weitgehend mit Phänomenen der Vermittlung von aktuellen Forschungserkenntnissen der Medizin, der Sozial-, Wirtschafts- und Naturwissenschaften an Anwender.[166] Neuerdings suchen aber auch Vertreter historisch orientierter Kulturwissenschaften nach Theorien und Terminologien, um den Wissenstransfer als historische Erscheinung zu beschreiben und zu systematisieren.[167] In der Literaturwissenschaft, die sich mit Sachliteratur beschäftigt, ist Wissenstransfer – im Sinne von Popularisierung von Wissen, vom Übergang von Wissen aus dem akademischen in den nichtakademischen beziehungsweise protoakademischen Bereich – allerdings schon längere Zeit – bevor der Begriff „Wissenstransfer" in

166 Eine Definition wie die folgende kommt noch ganz aus diesem Bereich: „Grundsätzlich kann zwischen dem statischen Wissensbestand, dem Messen des vorhandenen Wissens, und dem dynamischen Wissenstransfer unterschieden werden. Diese Differenzierung zwischen Bestand und Flüssen hat ihre ursprüngliche Relevanz bei ökonomischen Betrachtungen, wie jene des Kapitals, des Geldes und der Waren und findet beim Wissen ebenfalls ihre Anwendung, allerdings in unterschiedlicher Ausprägung." (Burger, 2011, S. 45).

167 Zum Beispiel Schneider (2008); Behrs/Gittel/Klausnitzer (2013).

DOI 10.1515/9783110536447-004

den literaturwissenschaftlichen Diskurs aufgenommen wurde – als Forschungsthema erkannt worden.[168]

Hellwigs Art des popularisierenden Wissenstransfers[169] wurde von Vertretern der akademischen Lehre wo nicht mit Misstrauen, so doch mit Geringschätzung betrachtet. Im Jahr 1744, 22 Jahre nach dem Tod Christoph von Hellwigs veranstaltete der Buchhändler Augustinus Crusius eine Neuausgabe der Schrift *Nosce te ipsum, vel anatomicum vivum*, ein Werk, dessen Erstausgabe dem Autor immerhin den Adelstitel eingebracht hatte.[170] Der Mediziner Johann Hieronymus Kniphof (1704–1763)[171], damals außerplanmäßiger Professor an der Universität Erfurt, schrieb dazu eine äußerst lustlose Vorrede, in der er sich geradezu von der Wissensvermittlung in der Art des Hellwigschen Buches distanzierte und sie allenfalls „denen, welchen an so einer angenehmen und leichten Art, [...], wie auch an dem ungekünstelten Vortrag und planen Schreibart einen Geschmack finden", als Lektüre empfahl, nämlich „den Medizinstudenten, den Wundärzten und anderen Liebhabern".

Damit war Christoph von Hellwig ein weiteres Mal als akademisch nicht ernst zu nehmender Autor abgestempelt,[172] dessen literarische Produktion keinen Anspruch auf Beachtung durch die akademische Medizin haben könne und die ohnehin nur für den ‚gemeinen Mann' gedacht sei.

---

168 Zum Beispiel in den Aufsätzen des Ausstellungskatalogs „Pharmazie und der gemeine Mann".

169 Zu Definition, Abgrenzung und Terminologiefindung in Zusammenhang mit dem Begriff der „Wissenspopularisierung" siehe Daum (1998); Kretschmann (2003). Kretschmann erarbeitete eine fünf Punkte umfassende Definition des Popularisierungsprozesses, die von der älteren Vorstellung einer hierarchischen Weitergabe von Expertenwissen an Laien Abstand nimmt: „Wissenspopularisierung verwandelt Wissen, transformiert es und konstituiert es neu. Sie ist nie eine Vereinfachung." (S. 15).

170 „Sonst hat er auch die Ehre gehabt, daß er An. 1716. den 3. Aug. von Maximiliano Joseph de Mintzenried, Phil. Med. & Iur. Doctore, Ritter des güldnen Creutzes, Comite Palatin. Pontif. & Caesar. und Käyserl. Feld-Medico in Wien geadelt worden. Die Gelegenheit dazu gaben seine im Druck herausgegebene Schrifften, worunter er sein Nosce te ipsum oder Anatomie bemeldeten de Mintzenried dediciret." (Motschmann, S. 139).

171 Zu Kniphof vgl. Schyra (1961), S. 59–82.

172 Vgl. dazu die unten dargestellte Kontroverse mit dem Leipziger Medizinprofessor Johann Caspar Posner in Zusammenhang mit seiner Herausgabe des Hundertjährigen Kalenders, aber auch seine – laut Motschmann – Beurteilung durch seine Zeitgenossen: „Indessen aber hat es auch nicht an andern Leuten gefehlet, welche hier und dar viel daran auszusetzen gefunden haben, als, daß der Stylus überhaupt sehr schlecht sey, daß keine tüchtige Ordnung derer Materien vorhanden, daß immer einerley in unterschiedenen Büchern wieder vorgebracht und aufgewärmet werde, daß die Titul der Bücher gar ungeschickt und weitläufftig, und was dergleichen mehr ist." (Motschmann, 1729, S. 140).

Christoph von Hellwig hätte gegen den zweiten Teil dieses Urteils wenig auszusetzen gehabt: Fast jedes seiner Werke bestimmte er ausdrücklich für den praktischen Gebrauch, die Medizinalia hauptsächlich zur Selbstmedikation, durch den ‚gemeinen Mann',[173] oder zur Lektüre, als angenehmen Lesestoff für „curieuse und kunst-begierige Gemüther".[174] Darüber hinaus erheben vor allem die Schriften aus Hellwigs produktivster Schaffenszeit – 1709 bis gegen 1715 – auch den Anspruch, für einen Leserkreis am Beginn einer akademischen Laufbahn interessant zu sein. So hatte er als Adressaten für seine *Grund- und Lehrsätze der Medizin* (1715) besonders die Medizinstudenten im Auge, erst in zweiter Linie „andere vernünfftige Leut/ damit sich solche in vielen Stücken/ selbst rathen und helffen können." (Vorrede).

Hellwigs Popularisierung aktuellen akademischen Wissensbestandes richtete sich also durchaus an ein heterogenes Publikum.[175] Dabei stand ihm als Quelle eine weitgefächerte Literatur – von Handbüchern, Dispensatorien, Pharmakopöen bis hin zu Krankheits- und ‚Material'-Monographien – zur Verfügung. In den *Grund- und Lehrsätzen der Medizin* (1715) werden beispielsweise rund sieben Dutzend Autoritäten erwähnt.

Adressaten seiner Schriften waren zum einen Hausväter und Hausmütter, die in Gegenden, in denen kein Arzt greifbar war, für ihre eigene Gesundheit und die der Personen ihres Haushalts sorgen mussten. Davon geben Erwähnungen in Vorreden Kenntnis. In der *Kinder-Apotheke* von 1700 heißt es zum Beispiel: „Und weil an vielen Oertern/ zumahl auf dem Lande/ nicht flugs ein Medicus zu haben/ welcher die Ursachen ausforschen/ und Hülffe schaffen könne/ so hat mir gefallen/ dieses wenige aufzusetzen/ damit man sich Raths erholen möge." (S. 7 f.). Auch die *Pest-Apotheke* von 1714 hat die Landbevölkerung im Blick: „[...] der abgesehene Zweck ist vornemlich dahin abgezielet/ daß der Landmann und auff Dörffern wohnende/ allwo meistentheils weder Medici, noch Barbierer anzutreffen/ [...] einigen Unterricht haben möchten/ wie sich vor den bei jetziger Zeit hin und wieder grassierenden ansteckenden Seuchen und gefährlichen Kranckheiten so wohl praeserviren/ als auch würcklich curiren könten." (2v-3r). In der *Schatzkammer ökonomischer Wissenschaften* (1718) wird gar der „himmlische

173 Hellwig stellt sich damit in die Tradition der (später so benannten) „Hausväterliteratur" (vgl. Münch, 2007).

174 Vorrede zum „Physikalisch-medizinischen Lexikon" (1713).

175 So auch Becker (2001), S. 156: „Der Adressatenkreis der deutschsprachigen (populär)medizinischen Texte war [...] heterogen." Und weiter: „Eine klare Unterscheidung zwischen Literatur für medizinische Praktiker und Literatur für medizinische Laien ist bei diesen Schriften unmöglich." (S. 156).

Hauß-Vater" (unfol. Vorwort) als Helfer und Beschützer derjenigen „Personen/ so solche [Hauß-Wesen] mit administriren helffen" angerufen.[176]

Trotz dieser Erwähnungen ist allerdings unübersehbar, dass sich die unter dem Namen Hellwigs erschienenen Schriften eher an angehende Mediziner, an Apotheker oder auch nur „vernünfftige Menschen" richteten und der ‚gemeine Mann' in den Hintergrund trat. Hingegen scheinen die Caspar-Schröter-Schriften, offenbar eine Ratgeber-Reihe, die Christoph von Hellwig für den Verlag von Hieronymus Philipp Ritschel zusammenstellte, sich weitgehend an Hausväter gerichtet zu haben. In der Vorrede zu Schröters *Englischem Hausarzt* (hier 1719) wird das exemplarisch angesprochen:

> Ein jeder kluger Hauß-Vater/ wenn er zumahl einen starcken Haußhalt und Familie, die Güter desselben aber so beschaffen/ daß er nicht gar zu viel auff kostbare Aertzte zu verwenden vermag, kann aus diesem so genandten Hauß-Artzt/ so wohl in schlechten und eben nicht viel zu bedeutenden Schwachheiten/ als auch in schweren und gefährlichen Kranckheiten sich ziemlicher massen retten und sich und den seinigen helffen, inmassen er sowohl derer Kranckheiten Ursachen/ wenn er anders fleißig darinnen lesen wird/ sich selbsten zu erkundigen/ als auch die dawiderdienliche und hierinnen vorgeschriebene Recepte und Medicamenta zu gebrauchen genugsame und sichere Gelegenheit hat und findet.

Auch für die frühen Kräutermann-Schriften im Verlag Niedt/Beumelburg kann man die ‚Hausväter' als Adressaten annehmen. Hellwigs Anteil an dieser Buchreihe beschränkt sich allerdings auf eine einzige Schrift (*Regnum vegetabile*, 1716).

Weitaus häufiger werden in den genuinen Hellwig-Schriften als Adressaten Personen in den Heilberufen genannt, denen akademische Sachschriften nicht oder noch nicht zur Verfügung standen: Apotheker, Apothekergesellen, ‚Praktiker' und Medizinstudenten am Beginn ihres Studiums. Hellwig benannte zum Beispiel in der Vorrede zum *Apotheker-Lexikon* (1709) Apothekenmitarbeiter als Adressaten:

> [...] über dieses/ habe ichs nicht vor gelehrte Medicos, und tüchtig erfahrne Apothecker und Chirurgos, geschrieben/ sondern vielmehr/ vor die/ welche suchen/ die Stücke/ welche in Apothecken zu finden/ sich/ nebst denen Praeparatis, &c. bekannt zu machen/ und wo/ quia memoria est labilis, man bißweilen aus der Acht gelassen/ sichs wiederum aus und in diesem Lexicô zu erkündigen. (Vorrede).

Im *Physikalisch-medizinischen Lexikon* (1713) heißt es, das Werk sei „nicht nur einem angehenden Medico, einen Apothecker, einen Chirurgo, sondern auch

---

176 S. Frühsorge (1978).

Materialisten, und anderer curiösen und Kunst-begierigen Gemüthern“ (unfol. Vorrede) nützlich. Das Kompendium *Von tödlichen Wunden* (1713) richtet sich an Wundärzte, die *Apotheker-Taxe* (1714) an „Lehr-Knaben und Discipuln, welche die Apothecker-Kunst lernen“ (fol. 3r).

Mit mehreren Schriften hat Hellwig Eingang gefunden in die *Curiöse Studenten-Bibliothek*,[177] eine Art umfangreiche (320 Seiten) Leseliste für angehende Studenten: die *Grund- und Lehrsätze der Medizin* (S. 253, Ausgabe 1715), von Kinder-Krankeiten (wohl *Kinder-Apotheke*, 1700 u.ö.) (S. 273), der *Apothekerschatz* (1711) (S. 297), die *Anmerkungen zu medizinischen Dingen* (1711) (S. 303), dazu das *Tierreich* (1715) und das *Reich der Mineralien* (1717) von Valentin Kräutermann.

Theoretisierende Literatur, wie die *Nova Medicina Spirituum* von Sebastian Wirdig, die Hellwig übersetzt hatte, aber auch Werke, die er aus dem Nachlass seines Bruders zusammenstellte – wie die *Philosophischen Schriften vom Stein der Weisen* (1719) – scheinen weder für den ‚gemeinen Mann‘ noch für Angehörige der Heilberufe bestimmt gewesen zu sein. In Frage kommen hingegen die Liebhaber von ungewöhnlichen Sachen, die ‚Curiosi‘. „Curiosität“ war ein Ende des 17. Jahrhunderts „bis zum Überdruß gebrauchtes literarisches Reklamewort“.[178] „Curiosi“ waren an allem und jedem Interessierte, die „alles, oder doch zum wenigsten von allem etwas“[179] wissen wollten und von einer „Art der Wollust, da man nach neuen und ungewöhnlichen Sachen begierig ist, um sich dadurch zu belustigen und die Zeit hinzubringen“[180] ergriffen waren. Im *Apotheker-Lexikon* (1709) benannte Hellwig diesen Adressatenkreis: „Und über dieses/ habe ichs nicht vor gelehrte Medicos, und tüchtig erfahrne Apothecker und Chirurgos, geschrieben/ sondern vielmehr/ vor die/ welche suchen/ die Stücke/ welche in Apothecken zu finden/ sich nebst denen Praeparatis, &c., bekannt zu machen.“ (fol. 4r). Man wird nicht fehlgehen, wenn man Hellwigs Adressaten auch in eben diesem Kreis der „Curiosi“, der an außergewöhnlichen Themen interessierten Laien, sucht.

Ein gleichermaßen aus „Curiosis“, dem ‚gemeinen Mann‘ und akademisch ausgebildeten oder sich ausbildenden Medizinern gemischtes Lesepublikum darf

---

177 Curieuses Studenten-Bibliotheckgen, worinnen gezeiget wird, was ein Studiosus Theologiæ, Juris, Medicinae, Philosophiae und Politices entweder von nöthigen und nützlichen Büchern sich anschaffen oder von welchen er einige Nachricht haben solle und müsse [...], Leipzig: Groschuff 1710 u. ö.

178 Hans Schulz; zitiert bei Frühsorge (1974), S. 193. Allgemein: Kenny (1998), Schock (2011).

179 Johann Hübner im Vorwort zum „Curieusen und Realen Natur-Kunst-Berg-Gewerck und Handlungs-Lexicon“, zitiert nach Frühsorge (1974), S. 204.

180 Artikel Curiosität, in: Walch (1775), Sp. 666f., hier: Sp. 666. Vgl. auch Müller (1984) und Kenny (1997).

man erwarten für folgende kompendienartigen Werke: das *Apotheker-Lexikon* (1709, 1710 und 1714), das sich laut Vorrede an Anfänger der medizinischen Kunst, ausdrücklich nicht an „gelehrte Medicos, und tüchtig erfahrne Apotheker und Chirurgos" wandte; das *Chymische Lexicon* (1711), das *Anatomisch-chirurgische Lexikon* (1711); den *Apothekerschatz* (1711), die lateinischen *Regeln vom Rezept-Schreiben* (1712); das *Physikalisch-medizinische Lexikon* (1713) mit seinem 1004 Seiten umfassenden Text (in Quarto); das *Handbuch von tödlichen Wunden* (1713); die *Apotheker-Taxe* (1714); und schließlich – als ‚Summa' der Vorstellungen Hellwigs von der Medizin – die *Grund- und Lehrsätze der Medizin* (1715) mit einem doppelten Rezipientenkreis: Medizinstudenten an erster Stelle, aber auch „vernünfftige Leute", die damit Selbstmedikation betreiben könnten.

Während Hellwigs Schriften Wissen aus dem akademischen Bereich für nichtakademische Nutzer erschlossen, grenzten sie gleichzeitig dieses Wissen „nach unten" gegenüber den „so genandten Aertzten und Landstreichern" und „Stümplern" ab (*Geheimer Medicus*, 1715, unfol. Vorrede). Schon in der *Frauenzimmer-Apotheke* (1700) hatte er sich in der Vorrede gegen die nicht zugelassenen Heiler gewandt – „Störer", „in der Medicin (und sonsten) halb-Gelehrten/ [...] Apothecker / Wund-Aertzte / u[nd] Oculisten" – sowie gegen die medizinierenden „Vieh- und Gänse-Hirten/ oder ihre Weiber/ und andere alte Bettel-Leute und vertriebenes gemeines Volck".

2 Frühaufklärerischer Wissenstransfer im Streit: Hellwig vs. Posner

Als im Jahr 1744 der Verleger Augustinus Crusius eine Neuausgabe von Christoph Hellwigs *Nosce te ipsum vel Anatomicum vivum* (erstmals 1716) ins Werk setzte, gewann er den Sohn Hellwigs, den Mediziner Johann Gottlob von Hellwig, als Bearbeiter der Schrift.[181] Überdies bat er den künftigen Erfurter Professor der Medizin, Hieronymus Kniphof,[182] um eine Vorrede. Wenn er sich darin ein Lobpreis des Werkes von Hellwig erwartet hatte, musste er sich getäuscht sehen. Denn Kniphof benannte nicht nur in ironischem Ton das offensichtliche Plagiat Hellwigs – „Unser Hellwig hat diesem [Johannes Remmelin] treulich gefolget [...]"[183] – sondern er qualifizierte auch Hellwigs Schrift gegenüber im akademischen

181 Die Hellwigsche Schrift ist kurz charakterisiert bei Strein (2003), S. 27.

182 Zu Kniphof Schyra (1961).

183 2v. – Das Werk ist formal und inhaltlich ein Plagiat von Johannes Remmelins „Catoptrum Microcosmicum" (Augsburg 1619 u.ö.). Remmelins Werk enthält zum Beispiel drei Kupfertafeln,

Umfeld entstandenen Werken ab: Er könne „dieses Buch denen Hrn. Studiosis Medicinæ, vornemlich aber denen Wund-Aertzten und anderen Liebhabern [...] anpreise[n]"[184], dem „Anfänger" also, aber eben nicht den akademisch Gebildeten. Zuvor hatte er schon den Unterschied zwischen „Anfängern und „Gelehrten" erwähnt: „Verschiedene Anatomische Bücher stellen nur neue Entdeckungen in Kupffer vor, weil aber die übrigen bekanten Dinge weggelassen sind, sind sie nicht zum allgemeinen Gebrauch, sondern nur vor solche Gelehrte, welche die mangelnden Kupffer in andern Büchern nachschlagen und finden können."[185]

Kniphof ordnete Christoph Hellwig also nicht zu Unrecht bei jenen Autoren ein, die die Erkenntnisse „unermüdet fleißiger Medici"[186] – er nannte eine ganze Reihe von Forschern, die in jüngster Zeit Entdeckungen auf dem Gebiet der Anatomie gemacht hatten – in „einem ungekünstelten Vortrag und planen Schreibart" an ein Publikum aus medizinischen Anfängern, ungebildeten Wundärzten und neugierigen Laien weiterreichten.

Diese Art des Wissenstransfers kennzeichnet, wie erwähnt, das gesamte Werk Christoph Hellwigs. Schon in einer frühen Phase seines literarisch-kompilatorischen Schaffens hatte ihn seine Art der Wissensvermittlung in eine erbitterte Kontroverse mit dem Jenaer Professor der Physik (ab 1705 der Beredsamkeit), Johann Caspar Posner[187], verstrickt, in der es unter anderem um die Entstehung von Gewittern ging, in der sich die beiden Kontrahenten aber auch wegen ihrer Ablehnung (Posner) der, beziehungsweise Zustimmung (Hellwig) zur paracelsischen Medizin literarisch bekriegten. Die Fehde wurde in mehreren Schriften in wachsender Schärfe ausgetragen, beide sind „einander ziemlich hart und derb begegnet, und sind zuletzt, wie es mehrentheils bey solchen Streitigkeiten zu gehen pfleget, von der Haupt-Sache fast gar abgekommen, und auf Neben-Dinge gerathen".[188]

Ausgangspunkt der Kontroverse war der *Hundertjährige Kalender*, den Christoph Hellwig seit dem Jahr 1700 – anfangs jährlich neu[189] – auf der Grundlage von umlaufenden Handschriften des Abtes Mauritius Knauer herausgegeben

die alle drei in Hellwigs Werk von dem Kupferstecher Johann Heinrich Werner weitgehend imitiert wurden.

184 Ebd.

185 Ebd.

186 Fol. 2r.

187 Johann Caspar Posner (1673–1718), Sohn des Jenaischen Professors der Poesie, Caspar Posner (1626–1700) (Zedler, 1741, Sp. 1739 f.).

188 Motschmann (1729), S. 160 f.

189 Nachweisbar sind Ausgaben aus den Jahren 1700, 1701, 1702 und 1705, die bei Hellmann (1922), S. 28, erwähnten Ausgaben für die Jahre 1703 und 1704 konnten nicht ermittelt werden.

hatte. Johann Caspar Posner äußerte sich im dritten Teil seiner 1701 erschienenen *Curieuse[n] Gespräche*[190] ironisch-überheblich über den Hellwigschen Kalender, insbesondere die dort ausgebreitete ‚Partikular-Witterung'. Bemerkenswert ist an den Ausführungen Posners weniger die inhaltliche Kontroverse – Posner kritisiert zum Beispiel die dem *Hundertjährigen Kalender* zugrunde liegende Siebenzahl der Planeten, da sich doch, wie „aus denen neuesten Anmerckungen derer Sternseher bekannt", „die Zahl derer Planeten sich über vierzehen erstrecket"[191] – als die subtile Ausgrenzung Hellwigs aus dem akademischen Umfeld. So nennt Posner Hellwig den „Herr[n] Physicus zu Tenstädt",[192] schreibt ironisch vom „guten Herrn Licentiat Helwig"[193] und stellt die Aussagekraft der Hellwigschen Vorhersagen in Frage: „Von denen Gewittern hat der Herr Licentiat in besagtem Julio, da es insgemein donnert, gut prophezeyen gehabt."[194]

Christoph von Hellwig antwortete in seiner *Behaupteten Wetterlehre*[195] heftig, ging mit Posners Ansicht von der Entstehung von Blitz und Donner kritisch ins Gericht, gab aber immerhin zu, dass die ‚Partikular-Witterung' „dann und wann [...] nicht allzu genau zutrifft".[196] Zugleich positionierte sich Hellwig als Erfolgsautor – „[...] weil jetzo der Curiöse Calender/ in dem die vorigen Exemplaria abermahls alle abgegangen/ zum drittenmahl auffgelegt wird/[...]"[197] –, der den Akademiker Posner ironisch unter die „stattliche[n] philosophos"[198] rechnete und sich über dessen Benutzung des Wortes „remarquable" lustig machte: „Der Titul zeiget gleich ein hohes und in ausländischen Sprachen versirtes Ingenium [...]".[199] Zugleich führte Hellwig über viele Seiten – teils in Latein – den Beweis, dass auch er die Autoritäten kennt und zitieren kann, dass also seine Art der Vermittlung von Wissen auf der Basis der Schriften anerkannter Autoritäten ruht.

Der Ton in der Kontroverse verschärfte sich weiter mit der Entgegnung Posners, der *Eilfertigen Zerstörung* (1703).[200] Posner nahm darin nun ganz und

---

190 Iani Cassii Posernii Curieuse Gespräche/ Bey Gelegenheit des sehr remarquablen Camburgischen Donnerwetters, Jena: Johann Bielcke 1701.

191 Curieuse Gespräche, B2r.

192 Curieuse Gespräche, A4v.

193 Curieuse Gespräche, B1v.

194 Curieuse Gespräche, B2v.

195 Behauptete Wetterlehre (1703; siehe Bibliographie).

196 Behauptete Wetterlehre, S. 11.

197 Behauptete Wetterlehre, S. 5.

198 Behauptete Wetterlehre, S. 4.

199 Ebd.

200 Victoris Nemesii Eilfertige Zerstörung Des wieder Janum Cassium Posernieum [...] erhobenen Schwarmes, Warenburg: o.D. 1703.

gar die Position des Akademikers und Gelehrten gegenüber dem „teutschen Michel"[201] Hellwig ein. Der „Hellwigische Calender" liege zwar auf „vielen Bauren-Simmsen"[202] – Hellwig habe mit seiner Schrift „Minerven eine alberne Bauren-Schürze vor[ge]hänget"[203] – werde aber bei Akademikern („bey solchen Leuten/ gegen welche der Herr Licentiat in keine consideration kömmt"[204]) nicht geschätzt. Dann spricht Posner die Mittlerfunktion Hellwigs ganz ausdrücklich an: „Seithero hat man den Herrn Licentiat vor einen blossen Medicum angesehen/ nun aber verändert er die Person/ und wird wieder Verhoffen zu einem Brillenhändler [...]"[205], einem Verkäufer, der „der gantzen Welt betrügerische Brillen verkaufft".[206] Das Bild des Verkäufers von – falschem – Wissen spann Posner immer weiter fort, wenn er zum Beispiel schrieb: „[...] es gehet ihm aber wie denen armen Krähmern, welche der schlimmsten Wahre sich selbst bedienen [...]".[207]

Der Streit eskalierte weiter, nun mit der *Siegenden Wetter-Lehre*, einer Entgegnung Hellwigs, die er unter dem Pseudonym „Constans Alitophilus Hertzberger" veröffentlichte.[208] Hertzberger/Hellwig griff darin den von Posner in die Kontroverse eingeführten Gegensatz zwischen Jena als Ort des Wissens und dem „wüsten Tenstädt"[209] auf und konstruierte einen eigenen Gegensatz zwischen dem „Hrn. Professor", der sein „Lebelang [k]eine Bratwurst mit einem Syllogismo verdienen könne"[210] und dem vernünfftige[n] und weise[n] Mann", der „auff einem Dorffe"[211] wohne.

Den Endpunkt in dem Streit, in dem zunehmend „aus dem Grobiano [...] disputiret"[212] wurde, setzte Posners *Abgenöthigte Schutz-Schrifft*[213], eine nun ganz und gar grobianische Schrift, in der Hellwig als vermeintlicher „Academischer Catheder-Stürmer"[214] abgekanzelt und vom Verfasser auch gleich noch der akademische Lehrer Hellwigs – immerhin der bekannte Georg Christoph Petri von

201 Eilfertige Zerstörung, S. 5.
202 Eilfertige Zerstörung, S. 6.
203 Ebd.
204 Ebd.
205 Eilfertige Zerstörung, S. 7.
206 Ebd.
207 Eilfertige Zerstörung, S. 23.
208 Siegende Wetterlehre (1703).
209 Eilfertige Zerstörung, S. 6.
210 Siegende Wetter-Lehre, A2v.
211 Siegende Wetter-Lehre, A2r.
212 Siegende Wetter-Lehre, A2r.
213 Victoris Nemesii Abgenöthigte Schutz-Schrifft wieder die nichts weniger als Siegende Hellwigische Wetter-Lehre [...], Warenburg: o.D. 1703.
214 Abgenöthigte Schutz-Schrifft, D1v.

Hartenfels – mit erledigt wurde („weil damahls ein Wurm und unflätiger Mensch auf dem Catheder gestanden/ da Herr Hellwig pro Licentia disputiret“).[215]

Die Zweifel an der Fähigkeit Christoph von Hellwigs, Wissen aus dem akademischen Bereich einem Publikum aus Studenten, ‚Curiosi‘, „Apothecker-Gesellen, Chirurgis und andern Kräuter-Liebhabern“[216] zu vermitteln, kamen noch einmal, wenn auch in deutlich milderer Form, in der Vorrede zur zweiten Ausgabe der deutschen Übersetzung von Georg Franck von Franckenaus *Flora Francica* zur Sprache. Hellwig hatte den lateinischen Text „übersetzet und um zwey Theile vermehret“.[217] Bei der drei Jahre später folgenden Neuausgabe beauftragte der Verleger den Leipziger ‚Practicus‘ Johann Gottfried Thilo mit der Revision der Hellwigschen Übersetzung, in der „eines und das andere nicht so ordentlich“ gewesen sei, „wie es wohl hätte seyn können“.[218] Thilo habe, so der Verleger in der Vorrede „gar bey nahe eine gantz andere Ubersetzung“ angefertigt mit „Verbesserungen der in voriger Edition eingeschlichenen Unordnungen und Zusatz gelehrter Anmerckungen“.[219]

3 Hellwigs fachgeschichtliche Stellung im frühneuzeitlichen Wegestreit der Medizin

Das umfangreiche fachschriftstellerische Werk des Arztes Christoph Hellwig speisten viele Quellen. Für die Zeit des Barock nicht unüblich ist Hellwigs Eklektizismus[220] auf dem Gebiet der Medizin. In seinen Werken finden sich sowohl traditionell-galenische Auffassungen über Medizin und Pharmazie als auch die Vorstellungen der Drei-Prinzipien-Lehre des Paracelsismus. Letztere hatte er offensichtlich über seinen Bruder Johann Otto von Hellwig kennengelernt, dessen Schrift *Centrum naturae concentratum* (1682 und öfter) eine der einflussreicheren Schriften des späten Paracelsismus war. Selbst magische Vorstellungen fanden in Hellwigs Medizinkonzept ihren Platz: Ein Tuch, mit dem Totenschweiß abgewischt wurde, sowie ein Stück von einem Totenhemd, zu Pulver verbrannt

215 Ebd.
216 Flora Francica Rediviva (1716), Vorrede.
217 Flora Francica Rediviva (1713), Titelblatt.
218 Flora Francica Rediviva (1716), Vorrede.
219 Ebd.
220 Allgemein: Albrecht (1994).

und aufgestrichen, hülfen, „wenn der Mastdarm außgehet“, heißt es in einem Rezept der *Haus- und Reise-Apotheke* (S. 51 f.).

Die *Grund- und Lehrsätze der Medizin*, die ‚Summa‘ seiner eigenen Medizinvorstellungen, sind zum Verständnis von Hellwigs Schriften bedeutsam, denn hierin gab er sich als Eklektiker zu erkennen: Die beste und modernste Medizin sei die „Dogmatico-Hermetica, sive Rationalis“ (S. 5), also die auf Galen und Hippokrates sich berufende Richtung (Dogmatica, seu Rationalis) zusammen mit der auf Hermes und Paracelsus gründenden (Hermetica). Eine Außenseiterrolle billigt Hellwig der „Sekte“ der „Spiritualisten“ zu (S. 8). Dagegen hält er wenig von der „Empirica“, unter die er „Circulatores, Quacksalber, Marktschreier, unerfahrene Chirurgen, Apotheker, Oculista, Bruch- und Steinschneider“ rechnet (S. 3 f.).

Die Geringschätzung der „Empirica“ wird durch Hellwigs eigene medizinische Praxis Lügen gestraft, in der er durchaus dem Urteil von Bruch- und Steinschneidern vertraute oder für Wundärzte schrieb. Seine sämtlichen medizinischen Werke durchziehen Berichte aus der eigenen Praxis.[221] Im Kontext der *Grund- und Lehrsätze der Medizin* ebenso wie der vorhergehenden Lexika und Handbücher über Themen aus den „drei Reichen der Natur“, lässt sich sein hartes Urteil deshalb wohl in erster Linie damit erklären, dass Hellwig mit diesen Schriften im Kreis der angehenden Mediziner reüssieren wollte.

Für diese Einschätzung spricht auch die Darbietung des Stoffes: Zahlreiche Verweise auf medizinische Autoritäten dienten kaum der medizinischen Praxis des ‚gemeinen Mannes‘ (für ihn gab Hellwig eine Reihe von Schriften unter dem Pseudonym „Caspar Schröter“ heraus, die durch billige Produktion – Oktavformat, keine Illustrationen – und den Verzicht auf die Nennung von Autoritäten gekennzeichnet sind), sondern richteten sich an den (angehenden) Mediziner. Sie geben gleichzeitig einen Einblick in die Bandbreite der Hellwigschen Medizinvorstellung.

Im *Physikalisch-medizinischen Lexikon* (1713) prunkte Hellwig mit rund sieben Dutzend Autoritäten, deren Namen und Werke er immer wieder in die Darstellung einflocht. Es ist bemerkenswert, dass Hellwig sich, wo es möglich war, auf deutsche Übersetzungen der lateinischen Schriften dieser Autoren bezog.

Die große Zahl der zitierten Schriften darf nicht darüber hinweg täuschen, dass für seine Medizinvorstellung nicht alle gleich bedeutsam waren. Hellwig hat das theoretische Gerüst seiner Medizin wohl in den Jahren seiner Ausbildung errichtet. Medizinische Autoren, die später, während Hellwigs Zeit als praktischer

221 Zum Beispiel: „Folgende composition dienet vortrefflich im Durchlauff/ welches ich an mir selbst/ und andern/ sehr gut/ Gott Lob/ befunden […]“ (Physikalisch-medizinisches Lexikon, 1713, S. 569).

Mediziner, schrieben, wurden von ihm zwar rezipiert, ihre theoretischen Konzepte hatten aber keine Einwirkung mehr auf ihn.[222]

Im folgenden sollen vier Medizin-Autoritäten vorgestellt werden, die die Grenzen des Hellwigschen Eklektizismus umschreiben und gleichzeitig in engem Zusammenhang mit seiner Karriere als Mediziner und Autor stehen. Es handelt sich dabei um seinen Bruder Johann Otto von Hellwig (1654–1698), der eine eigenständige Medizin, basierend auf einer Abart der Salzalchemie vertrat, und dem Christoph Hellwig eine Zeitlang in dessen medizinischer Praxis assistierte; Konrad Khunrath (um 1555–um 1614), der ein viel gelesenes Handbuch für die praktische Alchimie geschrieben hatte, das Hellwig 1703 erneut herausgab; Sebastian Wirdig (1613–1687), der als akademischer Lehrer in Rostock eine umstrittene Lebensgeister-Medizin vertrat und dessen *Nova Medicina Spirituum* Hellwig übersetzte (1706/07); sowie, als Vertreter einer praktisch ausgerichteten Medizin und Arzneikunde, der „teutsche Schröder" Georg Daniel Koschwitz (1644–1694).

a Alchemische Kosmologie: Johann Otto von Hellwig

Der Name von Christoph Hellwigs Bruder Johann Otto von Hellwig (1654–1698)[223] hatte um die Wende vom 17. ins 18. Jahrhundert bei Vertretern von spekulativ ausgerichteten naturkundlichen Wissenskonzepten einen guten Klang, sie „bereicherten die hermetische Naturkunde und Popularphilosophie des 18. Jahrhunderts".[224] Spätestens nach dem ersten Drittel des 18. Jahrhunderts geriet er weitgehend in Vergessenheit. Allerdings blieb die Kenntnis von Schriften Johann Otto von Hellwigs, die man dem Spätparacelsismus zurechnen muss, immer latent vorhanden und Außenseiter-Wissenschaftler und Esoteriker bewahren ihn noch heute in guter Erinnerung.

Johann Otto von Hellwig erlangte mit nur wenigen Schriften eine vergleichsweise große Wirkung in Form von affirmativen oder kritischen Stimmen zu seinem Werk, letztere zum Beispiel am Heidelberger Hof Karls II. und am kursächsischen Hof in Dresden. Seine Veröffentlichungen[225] fallen in wenige Jahre:

---

222 Beispielhaft seien hier die halleschen Mediziner Georg Enst Stahl und Friedrich Hoffmann genannt, etwa gleichaltrig mit Hellwig und wie er Schüler von Georg Wolfgang Wedel, deren theoretische Überlegungen in der Fachwelt ihrer Zeit viel beachtet wurden, sich aber in Hellwigs Werk nicht wiederfinden (vgl. de Ceglia, 2009).

223 Zu ihm Strein (2009) mit Hinweisen auf die ältere Literatur; Telle (2009b); Keller (2012).

224 Telle (2009b), S. 249.

225 Die Darstellung des Werks folgt Strein (2009).

1678 erschien die Erstausgabe seines *Introitus in veram atque inauditam physicam* in Batavia (heute Djakarta), der dann 1680 in drei Ausgaben – in Hamburg, Amsterdam und Heidelberg – neu herausgegeben wurde. Die Heidelberger Ausgabe enthält daneben einen Antwortbrief Hellwigs an den bayreuthischen Rat „W.F.I" und einen Brief an die „Brüderschaft der Rosenkreuzer". 1681 erschien erstmals eine kleine Schrift über den ‚Lapis philosophorum'. 1682 veröffentlichte ein namentlich nicht genannter Verleger den Traktat *Centrum naturae concentratum* (siehe unten). Schließlich kam als letzte Schrift Hellwigs zu seinen Lebzeiten das *Judicium de Duumviris Hermeticis Foederatis* 1683 in Jena und Amsterdam heraus. Danach scheint Johann Otto von Hellwig seine literarische Produktion eingestellt zu haben – eine „Medicina reformata", wie in dem den von Christoph Hellwig herausgegebenen *Curiosa physica* (S. 94) zugrunde liegenden Manuskript angekündigt, scheint Hellwig nicht mehr verwirklicht zu haben. Seine Aufzeichnungen und Notizen sind wohl nach seinem Tod an den Bruder Christoph gelangt, der sie in mehreren Büchern unter dem Namen Johann Otto von Hellwigs herausbrachte, viele aber auch in seine eigenen Werke einfließen ließ.

Hellwigs Wertschätzung in den Kreisen selbst der gegenwärtigen Alchemiker, Esoteriker und Theosophen hängt offenbar mit der kleinen Schrift *Centrum naturae concentratum* (1682) zusammen, die auch schon zu seinen Lebzeiten eine gewisse Wirkung entfaltete und in der Johann Otto von Hellwig eine aus verschiedenen Wissenskonzepten zusammengesetzte, in ihrem Erscheinungsbild aber durchaus eigenständige und stringente Sicht auf das bot, „was die Welt im Innersten zusammenhält": eine alchemisierte Kosmologie. Zweifellos hat Christoph Hellwig diese Schrift gekannt, rezipiert und für seine eigene medizinische Praxis fruchtbar gemacht.

Die Schrift erschien 1682 als (vermeintlich) deutsche Übersetzung aus dem Portugiesischen, in das sie aus dem Arabischen übersetzt worden sein sollte. Als Autor wird „Ali Puli" genannt. Der Text kam ohne Orts- und Druckerangabe in einer inhaltlich identischen Oktav- und Duodezausgabe heraus. 1705 wurde er in die Sammlung *Quadratum alchymisticum* aufgenommen – die Paginierung lässt darauf schließen, dass es sich dabei um eine Titelausgabe des Oktav-Bandes von 1682 handelt. 1756 kam erneut eine deutsche Ausgabe bei Friedrich Fleischer in Frankfurt heraus. Eine lateinische Ausgabe erschien 1683 in Danzig. Übersetzungen ins Englische und Holländische sind bekannt.[226]

---

226 Im folgenden wird aus der Ausgabe zitiert: Centrum Naturae Concentratum, Oder Ein Tractat Von dem Wiedergebohrnen Saltze der Natur/ Insgemein uneigentlich genennet Der Weisen Stein/ In Arabisch geschrieben Von Ali Puli, einem Asiatischen Mohren/ Darnach in Portugallische Sprache Durch H.L.V.A.H. Und ins Hoch-Teutsche versetzet und herauß gegeben Von Jo-

In der spärlichen Forschungsliteratur wird „Ali Puli“ mit Johann Otto von Hellwig gleich gesetzt.[227] Es spricht vieles dafür, dass Ali Puli ein Pseudonym Hellwigs war, der Übersetzer „H.L.V.A.H.“ eine Fiktion. Allerdings ist diese Deutung nicht ganz unproblematisch: Denn Hellwig wendet sich in seiner am 11. September 1682 in Heidelberg datierten Vorrede zum *Centrum* gegen einige Passagen im Text von „Ali Puli“: Er sei mit der Theorie von der Schöpfung – die auch von den „Orthodoxis“ (S. 4) nicht geteilt werde – nicht einverstanden. Das kann natürlich eine Schutzbehauptung sein, da sich der Text des „Centrum“ weitab vom sicheren Grund der (lutherischen bzw. reformierten) Orthodoxie bewegt.

Die Schrift vom *Centrum naturae concentratum* enthält alles andere als eine handfeste Anweisung, wie der Stein der Weisen zu bereiten sei und wie das Titelblatt suggeriert. Vielmehr beschäftigen den Verfasser die Grundlagen, die den Leser in die Lage versetzen sollen, diesen ‚Mercurius philosophorum‘ zu finden. Er bedient sich dabei einer biblisierenden Sprache. Gelegentlich sieht er sich genötigt, sich selbst bei seinem Ausflug in religiöse Fragestellungen zu bremsen. An einer Stelle ruft er sich mit der Wendung „Aber wir kommen zu weit in die Theologie/ [...]“ (S. 40) quasi selbst zur Ordnung.

Das Büchlein von „Ali Puli“ wendet sich an „Natur-Beflissene“, an „zur Natur-Weißheit begierige Menschen“ (S. 5). In einer im alchemischen Schrifttum durchaus üblichen Wendung warnt er vor dem ‚Alchimistisieren‘, das die Reichtum Suchenden „arm und närrisch“ (S. 8) mache. Den wahren Adepten umgibt in der Darstellung Johann Otto von Hellwigs eine religiöse Aura, während die große Menge der Alchemiker „zu Natur-Priestern nicht berufen“ (S. 9) sei.

Bemerkenswert ist die Nähe der Argumentation „Ali Pulis“ zur Sprache und Vorstellungswelt des Pietismus[228], auch wenn er in den Glaubensinhalten andere Wege beschreitet; zum Beispiel in der Betonung der Frömmigkeit[229], dem Rückzug in die Innerlichkeit[230] und der Gottes- und Welterkenntnis in den kleinen und einfachen Dingen.[231]

---

hann Otto Helbig ... Gedruckt im Jahr 1682. 12°, 48 Seiten (benutztes Exemplar: Karlsruhe, Badische Landesbibliothek 87 B 76141 Bernus).

227 Zuletzt von Gilly (1993), wobei allerdings auf Probleme der Gleichsetzung hingewiesen wird.

228 Zusammenfassend Wallmann (1990).

229 „Dem Frommen wird alles zum besten dienen.“ (S. 13). – „Fange von gantzem Herzen in Gottes Krafft an fromm zu werden/ [...]“ (Ebd.).

230 „Stille deine unartige Gemüths-Bewegungen/ und ziehe sie auß der wütenden Circumferentz in das stille und sanffte Centrum, so wirst du in deiner Seele hören ein liebliches/ sanfftes Sausen/ [...]“ (S. 13 f.).

231 „Aber das Brodt oder Graß/ allein/ wann es gegessen wird/ durch das Sal naturae in denen Animalibus zu so vielerhand Dingen verändert. Hier liegt das grosse Natur-Geheimnuß verbor-

Von diesem sicheren theologischen Grund bewegt sich „Ali Puli“ allerdings schnell wieder weg, wenn er das religiöse Erleben des Menschen ebenso wie die Schöpfungsgeschichte der Welt – ganz nach dem hermetischen Grundsatz, dass das Obere mit dem Unteren zusammenhänge – in Verbindung bringt mit der Pneuma-Lehre und der (Salz-)Alchemie, Vorstellungen, die auch das Werk Christoph Hellwigs durchziehen. Nicht die Metaphorik[232] ist heterodox, sondern die dahinter verborgene Vorstellung eines amorphen, zumindest nicht anthropomorphen Gottes. In dieser Vorstellungswelt hat der Gott der Genesis – der als Weltbaumeister alle belebten und unbelebten Dinge quasi eigenhändig erschafft – keinen Platz. Hier beschränkt sich der Anteil Gottes an der Schöpfung (bzw. nach dem Sündenfall an der Neuschöpfung) der Welt in der „eingegossenen leuchtenden Bewegungskrafft“ (S. 25), aus der heraus die Welt sich selbst gebärt.[233]

Bei der Suche nach der Grundlage für die Bereitung des Steins der Weisen schreibt „Ali Puli“ die Schöpfungsgeschichte neu, wobei Licht und Bewegung eine zentrale Rolle spielen:

Nach dieser Vorstellung gab es einen harmonischen Zustand der Welt vor dem Abfall des Teufels. Dieser war Zentrum und Herr der Materie. Durch „allzu starke Bewegung“ (S. 23) der Materie, durch die er sein Licht erhöhen und dem Gottes gleich machen wollte, war er die Ursache für eine kosmische Katastrophe. Die Materie wurde scharf, brannte an, ihre Licht-Natur verwandelte sich in Finsternis. Das Licht verwandelte sich in absteigender Folge in Luft, die Luft in Nebel,

---

gen/ und wer dieses verstehet/ kann ohne Verhinderung biß in das Natur-Centrum sehen/ und sich desselbigen mit Gottes Seegen gebrauchen. Doch weil der Mensch Wachsung und die Verbesserung des Brodts und des grünen Grases in den Animalibus so gemein/ und allen Bauren bekant ist/ achtet man solches wenig/ und suchet nur was neues/ ob schon geringers zu wissen.“ (S. 15 f.).

232 „Hat deine Seele in ihrem Hauße/ dem Leibe/ auch wohl haußgehalten? Hat sie daßelbe nicht bißweilen in Brand gesteckt? Brennet es nicht noch mit derselben durch die scharffe und unordentliche Bewegung der Seelen/ im Feur ohne Liecht/ darinnen Furcht/ Zittern/ und Schrecken die Finsterniß und Kälte verursachen. Ist deiner Seelen Saltz dadurch Unsaltz (corrosiv und bitter-saur) worden/ wie sollen seine Außhauchungen/ (Gedancken/) und wie soll es selbst/ in dem heiligen süssen Mund Gottes schmecken?“ (S. 17 f.) – „Arbeite doch in dir/ und suche deine Seele/ die so hart als Eisen/ so kalt und unsauber als Bley/ so scharff/ bitter und feurig als Kupffer/ und so unbeständig als Quecksilber ist/ mit Gottes Geiste/ der allezeit für der Seele/ (gleichwie der Lufft-Geist für dem leiblichen Munde/) mit stillem und sanftem Sausen/ will eingesogen seyn/ zu verbessern. Ach/ lieber Mensch/ ziehe ihn ein/ so wird Er Sie durch heilige Bewegung erwärmen/ gleichsam schmeltzen/ und im demütigen Flusse mit Liebe und Weißheit tingiren/ daß sie vollkommen wird/ besser als Gold/ und kein teuflisch Corrosiv sie weiter kann angreiffen und verändern.“ (S. 18 f.)

233 Das Bild des Schöpfergottes ist allerdings gelegentlich auch vertreten, zum Beispiel S. 36: den Menschen habe Gott am sechsten Schöpfungstag geschaffen.

der Nebel in ein schleimiges Wasser. Dieser Vorgang der Verfestigung (der in der absoluten Kälte, Finsternis und Festigkeit und damit im Tod der Materie geendet hätte) wurde durch einen Strahl von Gottes göttlichem Licht aufgehalten, aber nicht umgekehrt: Die Materie blieb im Zustand des schleimigen Wassers stehen (S. 23 f.).[234]

Durch einen neuen Schöpfungsakt[235] teilte Gott das Chaos in drei Komponenten: „Wurde also auß dem einigen Chaos, oder wässerigen Schleime/ fix/ fliessend/ und flüchtig/ Leib/ Geist/ und Seele/ Erde/ Wasser/ und Lufft." (S. 25)[236]. Diese drei Komponenten gebaren aus sich – da sie mit der göttlichen Morgengabe, der *eingegossenen leuchtenden Bewegungskrafft*", alleine nichts bewirken konnten – „ein viertes [...]/ einen rechten Liebs-Saamen/ und Centrum der Kräffte/ [...]" (Ebd.), aus dem mit Hilfe von Bewegungswärme die gesamte materielle Welt entsteht.

Zudem verbirgt sich im Zentrum des Chaos ein „Centrum concentratum", das „Ali Puli" „Sal naturae" nennt, ein unmittelbar mit Gott in Verbindung stehendes ‚Ding', das als „Licht der Welt" die Materie zu Bewegung antreibt, sie erleuchtet und stärkt (S. 26). Dieses Salz ist das Bindeglied zwischen oberer und unterer Welt, zwischen Makro- und Mikrokosmos. Durch einen ‚Künstler' kann es „wiedergebohren" (S. 28) werden – deshalb auch die Bezeichnung als „Sal naturae regeneratum" – zur Universalmedizin für leibliche und seelische Krankheit, wobei „Ali Puli" sich in der Diktion nun wieder dem christlichen Sprachschatz nähert und das Zentralsalz in einer an das christliche Glaubensbekenntnis angelehnten Passage mit Christus in Verbindung bringt.[237]

234 Man kann das mit dem Zustand des Chaos gleichsetzen, der zu Beginn des biblischen Schöpfungsaktes herrscht (Genesis 1,1 f.).

235 [Gott] „sprach mit seinem Worte durch den Geist in die Materie [...]" (S. 24).

236 Feuer als viertes Element spielt in den Vorstellungen Ali Pulis keine Rolle.

237 „In seinem Wesen und Wercken offenbahret uns der himmlische Vatter klar und deutlich die Erkäntniß seiner grossen und tieffen Geheimnissen. Ich habe gesehen darinnen/ als im Spiegel/ das Bild der Schöpffung/ die Vertheilung des Chaos, den Liebs-Saamen/ oder Außfluß/ der 3. Principien; die Zerschlagung des Liebs-Saamens in vielerley Formen; wie das ewige Wort Fleisch geworden/ und den inwendigen Glanz seines herrlichen Lichts mit so einem knechtischen Kleide menschliches Fleisches bedeckt; wie er stets unter den Pharisäern und Schrifftgelehrten gewandelt/ viel Wunder gethan/ und darnach wegen seines schlechten Ansehens verachtet/ verworffen und verspeyet gewesen; wie er gelitten, gestorben und mit clarificirten Leibe aufferstanden/ und gen Himmel gefahren: wie er darnach seine Brüder und Freunde von der Kranckheit erlöset und noch täglich in unsere zubereitete oder gläubige Seelen mit seinem Lichte und süsser Tinctur des Verdienstes einfliesset und alles darinnen hochheilig macht und verbessert: Endlich das jüngste Gericht und die neue Welt." (S. 28 f.).

Bei der Suche und der Gewinnung des Zentralsalzes erteilt „Ali Puli“ den „Gelehrten“, den Alchemikern, die zum Beispiel für die Metallveredelung nur „Gold oder güldische Materie“ (S. 30) für brauchbar halten und damit der Meinung sind, dass eine ‚Erhöhung‘ der Materie nur jeweils innerhalb eines der drei ‚Naturreiche‘ (animalische, vegetabilische und mineralische Welt) geschehen kann, eine Absage. Nach seiner Vorstellung speist sich die Welt aus einer einzigen Wurzel, die Unterschiede ergeben sich aus einer unterschiedlichen ‚Matrix‘ und Bewegung und sind „accidental“ (S. 32).

Mit einer Reihe von Beispielen aus der ärztlichen Praxis stützt „Ali Puli“ diese Vorstellung, wobei den Beispielen die Einsicht zu Grunde liegt, dass der Mensch als Angehöriger des animalischen Naturreiches durchaus durch mineralische Medikamente geheilt werden kann. Dabei gibt er Einblick in sein Heilungskonzept:

> Weil nun gesund werden anders nichts ist/ als correctio spiritum acri-acidorum, aut degeneratorum, und aber kein unartiges Wesen gecorrigiret wird/ oder das corrigens muß mit seiner besten essentz in das corrigendum radicaliter gehen/ und sich mit demselben unterscheidlich vereinigen: So folgt unwidersprechlich/ daß der Metallen und Mineralien essentz mit der animalischen kann vereinigt werden. (S. 32).

Die Nähe zur ‚Lebensgeister‘-Medizin Sebastian Wirdigs ist hier offensichtlich.

Aus der Vorstellung, dass das Zentralsalz in jeder Materie enthalten ist, folgt zwangsläufig, dass es auch aus jeder Materie gewonnen werden kann – allerdings ist es nicht überall leicht zu extrahieren und nicht aus allen Stoffen ist es kräftig genug als Grundlage für das alchemische Meisterwerk. Bei einem Blick in die „heilige Schrifft in der Grundsprache“ (S. 36) stellt „Ali Puli“ allerdings fest, dass es durchaus das „universale Centrum des Wassers/ Erden und Luffts“ gibt: den Menschen. Gott habe ihn am sechsten Schöpfungstag „auß der leiblich gemachten Liebs-Begierde der gantzen Natur“ (S. 36) als Krone der Schöpfung geschaffen: „An diesem sechsten Tage sprachen sich durch Göttliche Bewegung alle Eigenschafften zusammen/ um auß ihrer aller Worte sich ein einig Centrum, und Licht zu formiren/ daß als ihr König universaliter in sie herrschen und regieren sollte.“ (Ebd.). Der Mensch ist hier als Mittler zwischen Mikro- und Makrokosmos gesehen.[238]

---

238 In einer hoch spekulativen Passage beschreibt Ali Puli das so: „Stellet den Menschen also in die Mitten/ zwischen das Obere und Untere/ gab ihm Erde und Wasser unter seine Füsse/ und bließ ihm durch zwey Naselöcher den Athem/ oder die Außhauchung zweyer Leben/ (im Hebräischen ist dieses Geheimniß mit dem Dunli Chajim bezeichnet) nemlich dem Hauch oder Lufft des ewigen göttlichen Wortes/ oder Lebens/ und dem Geist des zeitlichen Lufft Lebens/ oder

Der Mensch lebt nach „Ali Pulis“ Vorstellung von zwei Einflüssen, dem „oberen“ „Athem des Welt-Worts“ (S. 41) und dem „unteren“ „Welt Geist oder Athem“ (Ebd.). Da im Menschen also die obere und die untere Welt wirksam sind, da er in sich das Sal naturae centrale und das Sal naturae astrale vereinigt, führt die Erkenntnis des Menschen auch zur Erkenntnis der Welt: „Kennest du einmal wol die kleine Welt/ in der grossen wird dir nichts hernach unbekant bleiben.“ (S. 41 f.).

In dieser Forderung nach dem „Kenne dich selbst“ beruft sich „Ali Puli“ auf die „Egyptischen Physici“ (S. 42) und verwirft die Interpretation des „Gnothi seauton“ bzw. „Nosce te ipsum“ durch die Griechen (und damit implizit durch das christliche Abendland), die es „auß Unverstand“ nur „moraliter“ verstanden hätten (ebd.). „Ali Puli“ hinterlässt damit eine der seltenen „Gedächtnisspuren“[239] ägyptisch-hermetischen Denkens in der Frühen Neuzeit.

Dieses theoretische Gebäude macht „Ali Puli“ zur Grundlage für die praktische Alchemie, die für ihn sowohl die Metalltransmutation, als auch die Bereitung der Universalarznei (‚Alchemia medica‘) umfasst. Er wendet sich gegen die Vertreter der traditionellen Alchemie, die Veränderung von Stoffen durch Prozesse unter Einsatz von Feuer vornimmt. Für ihn hat das Feuer – wenn es nicht „gebührlich“ (S. 45) eingesetzt wird – vor allem eine zerstörerische Komponente. Stattdessen setzt er bei der Veränderung der Stoffe auf ein – im modernen Sprachgebrauch – organisches Medium.

Dieses Medium sei aus dem Menschen zu gewinnen, der ja Anteil an der göttlichen und der irdischen Sphäre hat. Der Mensch gebiert nach der Vorstellung von „Ali Puli“ ein ‚Ding‘, das „ohne Feur/ Gewalt und Schärffe“ das Gold aufschließt und „in eine schwartze fette Erde/ dicken Schleim/ Saltz und Wasser/ [...]“ (S. 43) „reducirt“. Diesem ‚Ding‘ gibt „Ali Puli“ den Kunstnamen „Tessa“ beziehungsweise „Sal naturae regeneratum“. Zur Erlangung der „Tessa“ brauche es keine großen Kosten und Mühen; der „Natur-Priester“ finde sie „gering/ leicht und ohne Kosten“ (S. 47). Mit der „Tessa“ kann der Adept das Zentralsalz und

Lufft-Worts. Und diese zwey eingeblasene Kräffte der Leben formirten in dem Menschen auch ein jegliches sein eigen Centrum in sich/ welches war ein Wille/ dasjenige allzeit zubegehren/ davon sie hergekommen. Sie sehneten sich nach ihrer Mutter/ um von ihr zu essen. Gebahr also hier der Wille/ als Vatter/ im Centro des Lebens/ die Sehnung oder Lust/ als seinen Sohn/ auß welchen zweyen/ Wille/ und Lust außgieng der Geist/ das war die Krafft durch Ansaugung [38] von Gott und Lufft-Welt zu leben. Lebten also beyde auß Gott und Lufft. Der Leib aber gebahr auch auß seinen Eigenschafften ein Centrum in Wille/ Lust und Krafft von seinen Müttern/ (Wasser und Erde) zu essen/ zu trincken/ und auß ihren Brüsten zu leben. Aß derwegen auch; und lebte eine dreyfache Dreyheit in dem einigen Menschen. Auff daß er wäre GOttes Bild/ und gleich als er.“ (S. 37 f.).

239 Vgl. Assmann (1998).

das astralische Salz aus der Materie befreien und damit Arzneien bereiten oder Metalltransmutationen vornehmen.

Der Text des *Centrum naturae concentratum* lässt den Leser im Stich, der die „Tessa“ genauer spezifizieren will – Hinweise in einem Brief an den sachsen-gothaischen Herzog Friedrich I. vom 13./23. April 1685[240] und die Rezeption des Hellwigschen Denkens in der medizinisch-pharmazeutischen Praxis seines Bruders Christoph – *Diese Materie ist allenthalben umsonst zu haben, zu Wasser und zu Lande, in der gantzen Welt [...].* (Vorrede zu den *Philosophischen Schriften vom Stein der Weisen*, 1719) – legen die Ansicht nahe, dass es sich bei ihr um menschliche Ausscheidungen handeln könnte.

Eine Anwendung dieses spekulativen Konzepts auf die Praxis, nämlich die Bereitung des Steins der Weisen, bieten die *Curiosa physica*, die Christoph Hellwig nach der Heidelberger Zeit des Bruders (um 1684) als Manuskript zugeschickt bekommen hatte, die er 1701 aus den Schriften des verstorbenen Bruders herausgab und die sich eng an die alchemische Kosmologie des *Centrum naturae concentratum* anlehnen. Auch hier ist die Verbindung von „Geist“ und „Bewegung“ als Grundprinzip des Lebens angesprochen:

> Es bringet mit sich ein jedes Ding das Licht nach dem Maße des Scheines/ und weil das Göttliche Wort durch das Licht in ihme [i.e. dem Geist] alle Dinge bewegt/ und belebt/ so entstehet aus ihme die Art aller Dinge; er gebähret/ wenn er gefasst oder verdickt wird/ das Saltz der Natur/ oder Selbst-Bewegung/ davon jedes Ding herkommet/ wächset und erhalten wird/ wenn das Licht gröber wird/ so wird es Geist/ wenn der Geist sich verdicket/ so wird er Saltz. (S. 12).

Die Suggestivkraft der alchemischen Kosmologie Johann Otto von Hellwigs hat offenbar auf den Bruder ihre Wirkung nicht verfehlt: Allenthalben in dessen Werk finden Gedanken Johann Otto von Hellwigs Erwähnung. Dabei ging Christoph Hellwig der Hang zur Spekulation ab, beziehungsweise er verband die Spekulation, das „Nachdenken“, mit der medizinisch-pharmazeutischen Praxis, dem „Hand anlegen“, wie er in der Vorrede der *Philosophischen Schriften vom Stein der Weisen* (1719) schreibt: „Je mehr man nachdenckt, und Hand anlegt, wer die Zeit hat, ie mehr man findet.“

Allerdings scheint Christoph Hellwig auch den Teil des Nachlasses Johann Otto von Hellwigs, der sich der medizinischen Praxis widmete, ausgebeutet zu haben, zum Beispiel, indem er vom Bruder beschriebene Medikamente herstellte und vertrieb. „Es sind numehro auf die 14. Jahre/ da ich durch große Müh und Fleiß/ nach Anführung etlicher maßen aus meines seeligen Bruders Joh. Ott. L.

240 Strein (2009), S. 444 f.

Bar. de Hellwig, etc. Schrifften/ ein Arcanum, de vera solutione auri, ohne Corros. und Feuer/ [...] rausgefunden,“[241] schrieb er 1715. Die „gelinde“ hergestellten Medikamente nach dem Vorbild seines Bruders scheinen einen beachtlichen Teil seines Versandhandels von Arzneien ausgemacht zu haben.[242]

Nicht zuletzt stützte sich Christoph Hellwig in seinen Sachschriften auf Texte aus dem Nachlass Johann Otto von Hellwigs, was die zahlreichen Erwähnungen belegen. Beispielhaft sei eine Stelle aus dem *Physikalisch-medizinischen Lexikon* (1713) angeführt, in der Christoph Hellwig im Artikel über die „Rose von Jericho“ einerseits Johannes Sturmius als Autorität benennt,[243] dann aber ergänzt: „[...] wiewohl ich das meiste von meinem seel. Bruder/ Bar. de Hellwig, habe/ welcher unter anderen auch in seiner 20.jährigen Reise gleichfals an diesen Oertern gewesen/ und als ein Phys. und Medicus, sich alles/ so viel möglich/ erkundiget.“[244]

b Sebastian Wirdigs ‚Lebensgeister‘-Medizin

Neben dem Werk des Bruders Johann Otto von Hellwig erlangte die Schrift eines anderen Mediziners des späten 17. Jahrhunderts großen Einfluss auf Hellwig: Sebastian Wirdigs *Nova Medicina Spirituum*, erstmals 1673 erschienen. Sie verband antike mit aktuellen Pneuma/Spiritus-Vorstellungen. Die Übersetzung von Wirdigs Schrift (1706/07) war eine der frühen umfangreichen literarischen Produktionen Hellwigs.

Als die *Nova Medicina Spirituum*[245] im Jahr 1673 herauskam, war Sebastian Wirdig Professor der Medizin in Rostock. Wirdig[246] wurde 1613 in Torgau (Meißen) geboren, studierte in Wittenberg (möglicherweise als Schüler von Sennert)[247] und erlangte dort 1638 den akademischen Grad eines Magisters der Philosophie.

---

241 Rezeptbuch für Männerkrankheiten, 1715, S. 311 f.

242 Strein (2003).

243 De rosa Hierichuntina, Leuven 1708.

244 Physikalisch-medizinisches Lexikon (1713), S. 580.

245 SEBASTIANI Wirdig/ [...] NOVA MEDICINA SPIRITUUM: CURIOSA Scientia et doctrina, unanimiter hucusque neglecta, et a nemine merito exculta, Medicis tamen et Physicis utilissima. [...], Hamburg: Gottfried Schulz 1673. Das zweibändige Werk in Duodezformat umfasst [46] und 238 sowie 284 und [12] Seiten.

246 Biographische Daten nach Grapius (1707); Jöcher, Bd. 4 (1751); Krey (1816); Recke/Napiersky, Bd. 4 (1832); Spengler (1848); Hirsch (1934); Marigold (1999), S. 265; Rein (2010), insbes. S. 315–318.

247 Erwähnung bei Pagel (1982), S. 216, FN 53.

1640[248] ging er nach Rostock, später nach Königsberg, wo er 1644 zum Doktor der Medizin promoviert wurde. 1646 wurde er als Professor für Medizin nach Dorpat (Livland) berufen. Er amtierte dort 1651 als Rektor der Universität. 1654 kehrte er aus Furcht vor dem drohenden Krieg mit Russland[249] nach Rostock zurück und übernahm hier 1655 die frei gewordene Medizinprofessur. Spätestens 1671 berief ihn Herzog Gustav Adolf von Mecklenburg-Güstrow zu seinem Leibarzt. 1687 starb Sebastian Wirdig.

Die Wertschätzung, der sich Wirdig und seine ‚Lebensgeister'-Medizin erfreuten, zeigt eine schriftliche Erwähnung durch Georg Franck von Franckenau. Er bezeichnete seinen „theuren Freund" Wirdig als „berühmten Mann", der ihn veranlasst habe, die „Drei Bücher der magnetischen Heilkunde" von William Maxwell herauszugeben.[250]

Die lateinische *Nova Medicina Spirituum* war zweifellos Wirdigs Hauptwerk. Darüber hinaus hat sich in den Bibliotheken neben einer Programmschrift eine kleine Zahl von Disputationen erhalten, bei denen Wirdig präsidierte. Die *Nova Medicina Spirituum* erschien erstmals 1673, dann in einer um einen Traktat „Arcanum liquoris [...] Alkahest" erweiterten Ausgabe 1688. Beide Ausgaben – im Duodez-Format – kamen in der Offizin von Gottfried Schulz bzw. seiner Witwe (1688) in Hamburg heraus.

Wirdig eckte offenbar mit seiner *Nova Medicina Spirituum* bei den mecklenburg-güstrowischen Theologen an. Herzog Gustav Adolph ließ eine Kommission einsetzen, nachdem er Gutachten über Wirdigs Werk bei seinen eigenen Theologen und von der medizinischen und theologischen Fakultät der Universität Wittenberg eingeholt hatte. Der Häresieverdacht durch die Theologen ist nicht verwunderlich, hatte Wirdig sich doch ausdrücklich zu hermetischen Weltvorstellungen bekannt:

> Admirabilis Harmonia est in tota rerum Natura, & inter creaturas, quam ingeniosè Hermes in tab. sua Smaragdina exprìmit seq. modo: Superius est sicut inferius, [et] inferius sicut superius: [...] Lumine itaque Hermeticae Philosophiae, omnia naturalia superiora cognoscuntur per inferiora, & vice versa, inferiora per superiora. Haec harmonia est illa catena aurea, quâ inferiora superioribus alligantur, gubernatur & mutuo attrahuntur. (Wirdig, Bd. 1, 1688, S. 58 f.).[251]

248 Nach Recke/Napiersky (1832); Hirsch (1934) dagegen: 1641.

249 Der schwedisch-russische Krieg brach dann tatsächlich 1656 aus.

250 Georg Franck von Franckenau: Vorwort des Herausgebers, in: William Maxwell: Drei Bücher der magnetischen Heilkunde, hrsg. von Georg Frank, Stuttgart: J. Scheible 1855 (Reprograf. Nachdruck Freiburg 1978), S. 7 f.

251 Zum „Widerwille(n) der lutherischen Orthodoxie an solchen hermetischen Vorstellungen" siehe Kühlmann (1999), S. 146.

Nach einem Gespräch mit dem Hofprediger Michael Siricius und dem Leibarzt Christoph Schröder setzte Wirdig einen schriftlichen Widerruf auf. 1684 gab daraufhin der Theologieprofessor und Superintendent Siricius eine Streitschrift *Victrix veritas, in censuris theologico-medicis de Nova Spirituum Medicina* heraus. Wirdig plante offenbar eine „weitläuftige" Entgegnung, die er aber kurz vor seinem Tod verbrannt habe.[252]

Der rund 70 Jahre später erschienene Artikel in Christian Gottlieb Jöchers Gelehrtenlexikon hatte, ganz im Geiste der Aufklärung, kein gutes Wort für Wirdigs Werk über die Lebensgeister-Medizin übrig. Er „traf überall fast nichts als Geister an" schrieb der Bearbeiter des Artikels, der Wirdig überdies des Plagiats bezichtigte. Er „meinte, daß er zuerst auf diese Gedancken gerathen, ob er gleich die Lehrsätze der alten Pnevmaticker meistentheils wieder aufgewärmet; [...]."

Jöchers Lexikon erschien zu einer Zeit, als die aktuelle Medizin schon über veraltete Entwürfe, wie den Wirdigs, hinweggeschritten war.[253] Wirdigs Werk markierte selbst schon die äußerste zeitliche Grenze, in der die ‚Lebensgeister'-Medizin noch als umfassendes Wissensgebäude angesehen und produktiv rezipiert wurde: „Das Werk zeigt, wie ein Autor in einer letzten Anstrengung noch einmal versucht, mit dem alten Begriff des Spiritus in allen noch so verschiedenen Gebieten sämtlicher Wissenschaften zurechtzukommen."[254]

Doch hing das Verschwinden von Wirdigs Lebensgeister-Medizin wohl kaum nur mit dem „alten Begriff des Spiritus" zusammen. In seiner Vorstellung von der Omnipräsenz von Lebensgeistern hatte Wirdig sein Medizin-Konzept den mechanistischen Vorstellungen des Cartesianismus geöffnet. Der Zustand der Spiritus zeige sich beispielsweise unmittelbar im Zustand des Körpers, in denen sie wirken. Seien die Geister niedergeschlagen, so sei der Körper müde; seien die Geister schwach, zittere der Körper; wenn die Spiritus des Gehirns „gleichsam in einem Kreise rumgetrieben werden", schwindele es dem Körper (Band 1, S. 117). Oder: Gift sei nichts anderes als die Mitteilung zorniger Spiritus. Deshalb sei der Biss eines zornigen Menschen genauso giftig, wie der Biss einer Giftschlange oder eines tollen Hundes. Schlangen seien an sich nicht giftig – im Theriak würden Vipern als Heilmittel verarbeitet –, sondern würden es erst, wenn man ihre Spiritus reize (Bd. 1, S. 130–132).

252 Grapius (1707), S. 521.

253 Hickel (1977), S. 2: „Trotz ihrer jahrhundertelangen Bedeutung hat die Spiritus-Lehre am Ende des 17. Jahrhunderts innerhalb einer Generation ihre Attraktivität verloren und verschwand."

254 Putscher (1973), S. 227.

Diese Anlehnung an mechanistische Vorstellungen ist Folge davon, dass Wirdig die Lebensgeister als „sehr kleine Cörperchen" (Band 1, S. 16) auffasste, das „Mittlere" zwischen Seele und Leib: „Die Seele wird mit dem Leib conjugiret/ nicht unmittelbarer Weise/ sondern durch die Spiritus oder Beyhülffe/ der Spirituum, (Mediantibus spiritibus,) [...]."

Die Nähe von Wirdigs Lebensgeister-Konzept zu den physiologischen Vorstellungen Georg Ernst Stahls ist offensichtlich – aber mit entscheidenden Unterschieden.[255] Zum Beispiel kennt Stahl, der die Seele (‚Anima') zur „maßgeblichen Ursache von Gesundheit und Krankheit"[256] erhob, kein mechanistisches Ursache-Wirkung-Schema. Seine Vorstellung vereint Seele und Leib auf eine komplexe, nicht kausalmechanische Art und Weise.[257] Stahls grundlegende philosophisch-theologischen Überlegungen öffneten sein Medizinkonzept für die Rezeption in den Gegenbewegungen zur mechanistischen Medizin, zum Beispiel in der Romantik. Wirdigs Lebensgeister-Medizin, auf ohnehin schwachen philosophisch-theologischen Fundamenten stehend, hatte sich hingegen durch ihre Adaption mechanistischer Vorstellungen letztlich selbst überflüssig gemacht.

Die ironische Bemerkung bei Jöcher, Wirdig habe „überall fast nichts als Geister" angetroffen, trifft den Kern des Werkes. „Die Spiritus sind der Gesund- und Kranckheiten Subjektum" lautet das Motto der Schrift (in Hellwigs Übersetzung) und das ist gleichzeitig der ‚Aphorismus', in dem die gesamte Medizin laut Wirdig zusammengefasst werden könne.[258] In der einleitenden Zusammenfassung („Summaria") entwirft Wirdig das Bild des Mediziners, der gleichzeitig vor allem in der ‚Physik', dazu in Logik, Metaphysik, Astronomie und Astrologie Kenntnisse haben müsse. Denn nicht der menschliche Körper, ein bloßer Kadaver, ist nach Wirdigs Überzeugung Gegenstand der Medizin. Er glaubt „daß/ so wohl die Gesund- als Kranckheyt/ ja/ das Leben und der Todt selbst/ in Spiritibus" bestehe und „jede Medicin, einzig und alleine/ circa Spiritus, beschäftigt" sei (Hellwig, S. 3). Die Geister, von Wirdig als subtile Körper aufgefasst,[259] durchwirken („radii-

255 De Ceglia (2009) hat das „sistema medica" Stahls ausführlich referiert (S. 161–267). Ein Vergleich mit dem ‚Lebensgeister'-Konzept Wirdigs (und über ihn Hellwigs) zeigt viele Parallelen, zum Beispiel die Bedeutung von Bewegung und Wärme für die Lebensfunktionen. Andererseits kann nicht übersehen werden, dass die Seele (‚anima') und der „motus tonicus vitalis" in Stahls Medizinkonzept keine Entsprechung bei Wirdig haben.

256 Bauer (1991), S. 192.

257 Geyer-Kordesch (2000), S. 159–180, hier S. 161.

258 In einer allgemeineren Formulierung: „[...] die gantze Natur ist mit Spiritibus erfüllet. Ja alles ist ex Spiritibus zusammen gefüget." (S. 29).

259 „Geister" können in der Vorstellung Wirdigs durchaus unterschiedliche Bedeutung haben. In den „Prolegomena" von den Geistern spricht er von dreierlei Bedeutungen des Begriffes

ren") den ganzen Kosmos, und deshalb ist für den Arzt die Kenntnis der weiteren Wissenschaften notwendig. Sie bringen Bewegung („motus") und damit Leben in die unbelebte Materie.

Formal ist Wirdigs Werk so aufgebaut, dass der erste Band sich spekulativ-theoretisch mit den ‚Geistern' allgemein (Kapitel 1–12) und den ‚Geistern' des menschlichen Körpers und ihrer natürlichen Konstitution im besonderen (Kapitel 13–30) befasst. Im zweiten Teil wird von den Ursachen und der Heilung des kränklichen Zustands der ‚Geister' gehandelt.

Dass Sebastian Wirdig in seiner Version der ‚Lebensgeister'-Medizin mechanistische Vorstellungen integrierte, war nicht neu. Mechanistisches Denken wurde allerdings zum Beispiel von Descartes oder Boerhaave nur für den menschlichen Geist, für seine ‚Complexion' zum Gegenstand der Betrachtung gemacht.[260] Bei Wirdig hingegen durchwirken die ‚Geister', die in Verbindung mit dem Menschen als subtile Körperchen gedacht sind,[261] alle Organe – ohne ‚Geister' und ihre Bewegung sind die menschlichen Glieder und Organe tot (S. 5). In seiner Vorstellung hängen Krankheit und Tod mit gestörter beziehungsweise unterbundener Bewegung zusammen.[262] So heißt es zum Beispiel über den plötzlichen Tod:

> Ein gehlinger und geschwindter Todt/ als wann zum Beispiel ein Mensch am Schlage/ Mutter-Beschwerung/ etc. stirbet/ item ersäüft/ wird strangulirt/ solcher Todt ist eine gehlinge Verleschung der Liechter/ luminum, und radiation, und zwar wegen Hemmung/ und Benehmung derselben Bewegung: Doch werden sie bisweilen wieder lebendig/ wann nemlich denen Spiritibus der motus wieder restituiret wird/ und conseqventer, die radiation, welche da ist das Leben. (Bd. 2, S. 251).

Wirdigs ‚Lebensgeister'-Medizin liegt quer zu den zu seiner Zeit gängigen Medizin-Vorstellungen. Er lehnte galenische Temperamentenlehre, paracelsische Drei-Prinzipien-Lehre oder magisch-sympathetische Medizinvorstellungen keineswegs ab, sondern interpretierte sie im Sinne der Lebensgeister-Lehre und integrierte sie in sein System. Bei der Heilung konnte er deshalb auf Mittel aus allen

„Spiritus": Gott ist Geist, nämlich ein unwandelbares Wesen; Geister sind nicht-materialische Wesen; und Geister sind „sehr subtile/ und verdünnte Cörper". (Bd. 1 der Hellwigschen Übersetzung, S. 12).

260 Vgl. Pott (1992), S. 340–346.

261 „[...] sehr kleine Cörperchen/ welche zwischen der Seele/ und dem Leibe/ das Mitlere sind [...]" (S. 16).

262 „[...] woferne die Spiritus radiiren/ ausstrahlen/ frisch und gesund seyn/ ist Leben/ und Gesundheit dar/ wird aber derer Radiation geschwächt/ und verleschet endlich gar/ folget Kranckheit/ und der Todt." (S. 4).

Medizinrichtungen zurückgreifen. Im Titel wird schon darauf hingewiesen, dass „Curationes per Naturam, Diaetam, per Arcana majora, Palingenesiam, Magnetissimum seu Sympatheismum, Transplantationes, Amuleta" geschehen könnten.

Als praktisches Lehrbuch der Medizin wäre Wirdigs *Nova Medicina Spirituum* allerdings fehl am Platz. Der Verfasser beschränkt sich auf theoretisch-spekulative Auseinandersetzung mit Krankheit und Gesundheit und ihrer Ursache in der jeweiligen Beschaffenheit der Geister.

In der am 2. März 1706 in Tennstedt datierten Vorrede zum ersten Teil seiner Übersetzung unterrichtet Hellwig den Leser, dass er selbst „solcher Doctrin de Spiritibus mit allem Fleiß nachgehänget" sei. Aus diesem Grund habe er „vor ohngefehr 4. Jahren" die Anregung des mittlerweile verstorbenen Inspektors von Tennstedt, D. Sieber,[263] aufgegriffen und Wirdigs Schrift verdeutscht. Sieber habe ihn während seines Studiums in Jena privat „in philosophicis" unterrichtet. In der Vorrede zum zweiten Teil – datiert in Tennstedt am 8. September 1706 – schrieb Hellwig überdies, er habe die Übersetzung mit Zusätzen „nach eigener medicinischen und philosophischen Wissenschafft" versehen – eine Behauptung, die sich bei einem stichprobenartigen Vergleich von Wirdigs Schrift und Hellwigs Übersetzung nicht bestätigen ließ. Tatsächlich hat sich Hellwig nach diesem Befund bei seiner Übersetzung ausschließlich auf Wirdigs Text beschränkt. Das gilt selbst für Kapitel, in denen Themen behandelt wurden, für die Hellwig eigene Publikationen (*Sendschreiben über den Stein der Weisen*, 1701, *über das wahre Trinkgold*, 1702, und *über das Merkurialgold*, 1704) vorgelegt hatte.

Wirdigs Schrift bot Hellwig ähnlich dem Werk seines Bruders theoretische Grundlagen für seine medizinische und pharmazeutische Praxis. Eine zentrale Vorstellung in Hellwigs Medizinkonzept geht eindeutig auf Wirdig und den von ihm vertretenen Krankheitsbegriff zurück: *Kranckheit ist [...] Bittersäure der Lebens-Geister.*[264] Im zweiten Teil der *Nova Medicina Spirituum* hatte Wirdig diesem ‚Paradoxon' ein eigenes Kapitel gewidmet unter dem Titel *Die Säure/ Aciditas, ist aller Kranckheit Ursache und Mutter.* (Band 2, S. 27). Darin unterscheidet Wirdig zwischen der lebensbedrohenden Säure („[...] denen Spiritibus und visceribus allzeit zuwider[...]", Bd. 2, S. 29), die die Krankheiten verursacht, und der lebensnotwendigen Säure, die die menschliche Verdauung regelt:

> Alleine/ wir verstehen allhierdurch die Säure nicht nudam qvalitatem, sondern eine Schärffe/ [acorem] und wider-natürlichen/ saltzichten/ sauren/ stechenden/ stimulirenden und fressenden Spirituum; Anderst ist die Säure/ (aciditas) zu denen Speisen und Spiritibus, solche und ein jedes in ordnung zubringen/ gar gut und tüchtig/ auch dem Magen

263 Christian Andreas Siber/Sieber (1662–1704), seit 1694 Inspektor in Tennstädt.
264 Vom Theriak und Mithridat, 1704, S. 41.

> eingenaturet/ u. gleichsam mit angebohren/ connata, domestica, propria, dannenhero solchem familiär und angenehm/ auch über dieses/ denen andern visceribus nicht molest, cûm intestinô jejunô à fermentô biliosô praecipitetur statim. (Bd. 2, S. 29).[265]

Für Hellwig war die Vorstellung der Säure als Ursache für Krankheit auch theoretische Grundlage seiner Arzneibereitung. Da seine Universalmedizinen die ‚Säure' und ‚scharfen Säfte' im Körper temperierten, könnten sie in allen Krankheiten angewandt werden.

c Konrad Khunraths ‚Alchemia practica'

Im 15. Band von Zedlers Universallexikon[266] erhielt der Theoalchemiker Heinrich Khunrath einen kurzen Eintrag, der fast ausschließlich aus bibliographischen Angaben bestand. Dabei erwähnte der Verfasser des Artikels auch eine Schrift „Teutsch Medullam destillatoriam & medicam" und verzeichnete vier Ausgaben. Damit war, nur 35 Jahre nach dem Erscheinen der letzten Ausgabe, der tatsächliche Verfasser der *Medulla destillatoria*, Konrad Khunrath, bereits dem Vergessen anheimgefallen – obwohl seine Schrift sich über ein Jahrhundert lang der Aufmerksamkeit praktizierender Alchemiker und Laboranten erfreut hatte. Erst spätere Erwähnungen – bei Jöcher[267] und Adelung[268], bei Kangro[269] und Telle[270] – setzten ihn wieder in die Autorschaft ein. Seine Biographie und seine Leistung innerhalb der alchemischen Fachliteratur wurden aber erst in jüngster Zeit auf der Basis der Quellen gewürdigt.[271]

---

265 „Per aciditatem autem h. l. intelligo non nudam qualitatem, sed acorem & Spiritum quendam praeternaturalem, salinum, acidum, pungentem, stimulantem, rodentem. Aciditas alioquin ciborum & Spirituum sequestrationi conveniens & sufficiens, ventriculo innata est & connata, propria, domestica, & idcirco ei soli familiaris & amica, neminique praeterea viscerum molesta, cùm in intestino jejuno à fermento bilioso praecipitetur statim." (Wirdig, Ausgabe 1688, S. 24 f.)

266 Zedler (1737), Sp. 2136.

267 Jöcher (1750), Sp. 2081.

268 Adelung (1810), Sp.312 f.

269 Kangro (1968), S. 307.

270 Telle (1990), S. 318.

271 Humberg (2006), Corpus Paracelsisticum (2013). Im Corpus Paracelsisticum wird Khunrath auf der Grundlage der – auch über die „Medulla" hinaus – erstaunlich zahlreichen Ausgaben als „subversive(r) Eklektiker" bezeichnet.

Konrad Khunrath wird vor 1550 geboren worden sein – das lässt sich über den Eintrag in die Leipziger Universitätsmatrikel indirekt erschließen.[272] Unter dem Datum 3. Mai 1562 schrieb sich dort ein „Conrad, Conr. Lips." ein,[273] mit großer Wahrscheinlichkeit Konrad Khunrath. Er war ein Bruder des Theoalchemikers Heinrich Khunrath. Die Schreibung des Familiennamens ist erst in der neueren Literatur zu „Khunrath" normalisiert worden. In den zu Lebzeiten des Autors erschienenen *Medulla*-Ausgaben gab es keine einheitliche Schreibung. Die Erstausgabe von 1594 kürzte den Namen mit „C.C.L.", die im folgenden Jahr erschienene Titelausgabe „C.K.L." 1601 wurde der Verfasser „Conrad Kunrath" genannt, 1605 „Conrad Khunrath", in der ersten Ausgabe des posthum erschienenen zweiten Teils der *Medulla destillatoria* „Conrad Kuhnrath".

Über den Lebensweg Konrad Khunraths gibt es nur wenige gesicherte Erkenntnisse. Einen akademischen Grad hat Khunrath offenbar nicht erworben. In keiner *Medulla*-Ausgabe wird er als Doktor oder Lizentiat der Medizin erwähnt. Jöcher bezeichnete ihn sehr allgemein als „ein Chymicus". 1573 war er wohl in England: Im zweiten Teil der *Medulla destillatoria* schrieb er, er habe in diesem Jahr dort einen sehr reinen Diamanten gesehen. Außerdem erklärte er in der Vorrede zu den *Zwei Traktaten*[274] über die Guy-Fawkes-Verschwörung (1605), er sei „der Englischen Sprache ziemlich kündig".

Um 1594 scheint er nach Schleswig gezogen zu sein. Humberg glaubt, eine Tätigkeit Khunraths als Arzt in Schleswig nachweisen zu können (Kammerrechnung des holsteinischen Herzogs Johann Adolph) und später als (zweiter) Münzmeister in Hamburg.

Khunrath starb vor dem oder im Jahr 1614. Das geht aus der am 1. September 1614 datierten Vorrede zum zweiten Teil der *Medulla destillatoria* hervor, in der es heißt, er habe diesen Teil kurz vor seinem Tod verfertigt.

Aus der Übersetzung der „Zwei Traktate" kann man schließen, dass Konrad Khunrath einem gemäßigten lutherischen Protestantismus anhing. Die Rede

272 Anders Humberg (2006) und Corpus Paracelsisticum, die 1555 als Geburtsjahr annehmen und eine Einschreibung im Alter von sieben Jahren annehmen.

273 Erler (1909), S. 65.

274 Zween schöne TRACTAT, Dauon der erste in sich begreifft die ORATION, Welche IACOBUS König zu GroßBritannien [...] 1605. gehalten: Sampt dem BERICHTE/ auff was für Weise/ die/ gegen Ihrer Kön. May. vnd gegen das Parlement [...] vorgenommene Verrätherey entdeckt/ auch die Verräthere verfolgt vnd gefangen worden. Der Ander zeiget gründlich an/ wie sich diese Verräthere [...] biß an jhr Ende verhalten: Item/ Ihre Verurtheilung vnd Execution. Alles auffs trewlichste in Englischer Sprache erstlich beschrieben Vnd in vnser Hochteutsch fleissigst transferirt Durch Conradvm Khvnrath Lipsens. [...] Gedruckt zu Hamburg/ durch Philip von Ohr/ Im Jahr 1606.

König Jakobs im ersten Traktat vertritt eine moderate antipapistische Haltung bei gleichzeitiger Kritik an den „Puritanen“. In einer im gleichen Jahr erschienenen Ausgabe der Rede – einer Übersetzung aus dem Niederländischen – im reformierten Neustadt/-Hardt wurden diese Teile weggelassen.

Obwohl Konrad Khunrath eine Reihe von medizinischen und historischen Werken veröffentlichte, gründet sich die Wertschätzung, die er über mehr als ein Jahrhundert bei Alchemie-Interessierten genoss, auf einer einzigen Schrift: *Medulla destillatoria et medica*, ein Lehrbuch für die praktische alchemische Laborarbeit.[275] Der erste Teil der *Medulla destillatoria* erlebte zehn Ausgaben, wobei der Text zweimal, nämlich in den Ausgaben 1598[276] und 1605 wesentlich umgearbeitet wurde. Die Ausgaben nach 1605 des ersten Teils der *Medulla destillatoria* bringen keine inhaltlichen Änderungen mehr. Gleiches gilt für die Ausgaben, die der Erstausgabe des zweiten Teils (Hamburg 1621) folgten. Eine Ausnahme stellt nur die von Christoph Hellwig 1703 herausgegebene Ausgabe dar, die in beiden Teilen gelegentliche Einschübe des Bearbeiters enthält.

Möglicherweise war es der völlige Verzicht Khunraths auf verdeckte, allegorische Rede in Zusammenhang mit alchemischen Prozessen, der das Werk für laborantisch Tätige interessant machte. In der Vorrede der Erstausgabe (Schleswig 1594) schrieb er:

> [...] habe ich solcher [alchemischen] Materien etzliche/ wie dieselbigen recht vnd wol zubereiten sein/ fur mich genommen/ vmb solche offentlichen durch den Truck an Tag zubringen/ Sintemall fur diesem wol etzliche auch von diesen Sachen zubereiten geschrieben/ aber meisten theyls also vndeütlich/ das sich nicht wol drein zurichten/ Viel weiniger etwas aus jhren Büchern grüntlichen zu lehrnen/ ja das aller beste vnd nützlichste obscuriret/ auch wol gantz vnd gahr verhalten haben/ So ich doch dakegen alles klerlich vnd deütlich mit Handtgriffen vnd sonsten Secreten in warheit vnd mit bestande in diesem Buch lehren thue/ [...].

Damit griff Khunrath einen Gemeinplatz der alchemischen Fachliteratur auf – dass nämlich alle anderen Autoren unverständlich schreiben, während der gegenwärtige Autor die alchemischen Geheimnisse offenbare. In der Vorrede von 1605 fügte er dieser Beobachtung die Vermutung an, etliche Autoren alchemischer Fachtexte hätten wohl noch nie die „Hende in die Kohlen geschlagen“. Anders als viele andere Autoren setzte Khunrath aber seinen Anspruch in die

275 „Nachruhm sicherte K. die Medulla destillatoria et medica, ein umfängliches Unterrichtswerk zur chemiatrischen Arzneimittelpräparation.“ (Corpus Paracelsisticum, 2013, S. 968).
276 Nicht 1599, wie in Corpus Paracelsisticum (2013), S. 968 vermerkt.

Realität um. Er beschrieb in der *Medulla destillatoria* alle vorgestellten Prozesse bis in die kleinsten Einzelheiten.

Die *Medulla destillatoria* erschien in der Fassung der Erstausgabe dreimal: 1594 in Schleswig und – textidentisch, aber in eigenem Satz – im gleichen, eventuell folgenden Jahr in Leipzig, dann in Schleswig 1595 in einer Titelausgabe, bei der lediglich die erste Lage ausgewechselt wurde. Eine leicht bearbeitete Fassung – bei weitem nicht „an vielen örten gebessert/ fast vmb die helffte vermehret“ – gab Khunrath 1598 in Schleswig (als Titelausgabe des Textteils 1601 in Hamburg) heraus. In der Vorrede ging er hierin auf seine Vorstellung von Alchymie als Grundlage zur Arzneibereitung ein. Die „herrliche außbündige kunst Chymiam“ werde benötigt, um die wahren Tugenden und Kräfte der „rohen“ Arzneimittel, die Gott in den drei Naturreichen zur Verfügung gestellt habe, von den Schlacken zu scheiden. Diese Arzneien wirkten besser und schneller: „[...] sie auch viel schneller durchdringen oder krefftiger wircken/ als wann sie noch in jren Cörpern oder noch rohe vnd vnbereit weren“ (Ausgabe 1601).

In dieser Vorstellung von Alchymie hat die Metalltransmutation, das Goldmachen, keinen Platz. Alchymie ist für ihn „die dridte Seüll der Artzeney/ Nemblich die Kunst Alchimia/ nicht die Alchimey, die da gebrauchet wirt/ Silber vnd Golde zumachen/ Sondern die Alchimiam meine ich/ die da lernet von einander scheiden ein jeglich Mysterium in sein sonder Reservaculum“ (Ausgabe Schleswig 1594, S. 71v).

Die dritte Fassung der *Medulla destillatoria*, 1605 in Hamburg erschienen, brachte dann eine weitgehende Änderung gegenüber der ursprünglichen Ausgabe, sowohl was den Aufbau, als auch, was den Inhalt betrifft. Man kann für diese Ausgabe von einer verstärkten Paracelsierung des Textes sprechen. Paracelsus war schon in den vorhergehenden Drucken die eigentliche Autorität. Rezepte oder Prozessbeschreibungen wurden schon dort immer wieder stereotyp mit „Theoph. Paracelsus sagt [...]“ eingeleitet, wobei sich Khunrath hier offensichtlich auf die „große Wundarznei“ des Hohenheimers stützte (Erwähnung S. 33v).

In der Ausgabe 1605 werden diese Hinweise auf Paracelsus immer häufiger. Hieß es 1601 über den Wein: „Das der Wein ist das Bluth der Erden/ ein Spiritus der gar subtill [...].“ (S. I), so hat die Ausgabe 1605 die geänderte Passage: „Der Wein [...] wird vom Theophrasto Paracelso genant das Blut der Erden / ein Spiritus der da gar subtil [...].“ (S. 6).

Der Hohenheimer bekommt auch häufig schmückende Attribute. Schon 1601 ist Paracelsus quasi der Endpunkt der Entwicklung der Alchymie. Viele Männer hätten von dieser „vralten“ Kunst geschrieben, „bey Mannes gedencken aber/ der von Gott hochbegabter vnd thewrer Mann/ Herr Philippus Theophrastus Bombast von Hohenheim Paracelsus genandt“, hieß es in der Vorrede.

Gegenüber den früheren Ausgaben änderte sich aber auch die Terminologie. 1601 schrieb Khunrath in der Vorrede: „[...] als hat Gott ferner [...] den Menschen die herrliche außbündige kunst Chymiam verliehen, welche da ist die rechte Scheidekunst [...].“ Die gleiche Stelle ist 1605 verändert: „[...] so hat Gott [...] dem Menschen das Liecht der Natur geoffenbahrt/ daß durch die alten Philosophen die Kunst Chymia, Spagirica, oder die Scheidekunst erfunden [...].“ Es scheint so, als ob ab dieser Ausgabe, möglicherweise auch schon 1601, weniger die *Wundarznei*, als die *Archidoxen* (Erwähnung z. B. in der Ausgabe 1601, S. 152v) als Autorität herangezogen worden seien.

Mit der Ausgabe von 1605 hatte der erste Teil der *Medulla destillatoria* sein endgültiges Aussehen erhalten, mit 22 Kapiteln (‚Tractaten‘) und nun tatsächlich inhaltlich um „mehr als die helffte vermehret vnd gebessert“. Es muss offen bleiben, welche Rolle der im Titelblatt erwähnte „Hochgelährte vnd Vorneme erfarne der Artzeney vnd Chymiae“ spielte, der offenbar die Drucklegung überwachte und möglicherweise auch für inhaltliche Veränderungen und Akzentuierungen verantwortlich war.

Kurz vor seinem Tode habe Konrad Khunrath einen zweiten Teil der *Medulla destillatoria* fertiggestellt, heißt es in der von M[ichael] H[ering] verfassten Vorrede zur Erstausgabe dieses Teils 1621 in Hamburg. Er war bereits 1614 – in diesem Jahr erschien die vierte Ausgabe des ersten Teiles – „durch einen hochgelehrten/ vnd beydes der Artzney vnd Chemischen Handgriffen hocherfahrenen Person [...] vbersehen“ und für den Druck vorbereitet worden. Er enthält zwei grundlegende Traktate über die Alchymie und die Medizin: „Prolegomena der Destillier- und Artzney-Kunst“ (S. 1–67) und „Von Theilung der Artzney“ (S. 68–80). Ansonsten versammelt er einen rechten Bauchladen von alchemischen Prozessen und Arzneien, wobei wieder Paracelsus eine herausragende Rolle spielt, aber auch andere Ärzte und Alchemiker der frühen Neuzeit Erwähnung finden, zum Beispiel Johannes Scultetus Montanus, der Entdecker der strigischen Terra Sigillata.

Wie lange Khunraths *Medulla destillatoria* tatsächlich als aktuelle alchemische Fachschrift rezipiert wurde, lässt sich schwerlich sagen. Als Christoph Hellwig 1703 die bislang letzte Ausgabe der beiden Teile besorgte, war offenbar schon weniger der Laborant, als der ‚Liebhaber‘ als Adressat gedacht. In dem Werk finde der Leser „nicht allein curiöse/ sondern auch künstliche und nützliche schöne Dinge“, schrieb Hellwig. Er habe auf Verlangen des Verlegers das Werk so eingerichtet, „darmit es nicht alleine die Artzney-Verständigen/ sonder auch andere zu ihrem Nutz und Behülff gebrauchen könten“.

Die Zuordnung der *Medulla destillatoria* zu Heinrich Khunrath in Zedlers Universallexikon, die Tatsache, dass der Name Konrad Khunrath nicht mehr präsent war, könnte mit der Art seines Werkes zusammenhängen. Während die verdeckt schreibenden Alchemisten immerhin noch aufgrund der literarischen Besonderheiten ihrer Texte Aufmerksamkeit beanspruchen konnten, war für Khunraths Werk die Grundlage für eine weitere Rezeption verloren: Für ein über das Fach hinausgehendes Interesse bot der Text keinen Anhaltspunkt.

Christoph Hellwig scheint Khunraths Schrift dagegen noch als gültige Fachschrift rezipiert zu haben – er war als Hersteller von Arzneimitteln ja auch tatsächlich auf Anweisungen zur Bereitung von Materia medica angewiesen, und die unverdeckte Schreibweise in Khunraths *Medulla destillatoria* bot dafür die geeigneten ‚Prozess'-Beschreibungen.

Ausgaben der Medulla destillatoria (Teil I):

1594/1:
MEDVLLA DESTILLATORIA ET MEDICA. Das ist/ Warhafftiger eigentlicher gründtlicher Bericht/ wie man den Spiritum Vini/ durch mittel seines hinter jhme verlassenen Saltzes/ Item die Perlen/ Corallen/ deßgleichen alle anderen Oliteten auß den Crescentibus/ als Früchten/ Resinen vnd anderen Sachen mehr/ zum Auro potabile vnd andern Arcanen dienstlich/ Künstlich destilliren/ nachmals in Quintam Essentiam/ zur höchsten exaltation bringen soll/ Item etzlicher herrlicher Wundt Balsam/ Stichpflaster vnd Güldene Wasser/ praeparationes administrationes et effectus/ wie dan das Register den gebrauch ordentlich außweiset/ Mit sondern fleiß/ den Filijs Doctrinae zum besten Colligiret/ vnd in Truck offentlich verfertiget worden/ Durch C[onradum] C[unrat] L[ipsensem]. Schleswig: Nicolaus Wegener [1594].

1594/2:
Titel wie 1594/1[...]. Leipzig: [o.D.] [o.J.: 1594].

1595:
Titel wie 1594/1[...] Durch C[onradum] K[hunrath] L[ipsensem]. Schleswig: Nicolaus Wegener [1595].

1596: Titel wie 1594/1. [...]. Eisleben: [o.D. 1596].

1598:
MEDVLLA DESTILLATORIA ET MEDICA. Renovata & augmentata: Das ist: Warhafftiger eigentlicher gründtlicher bericht/ wie man den Spiritum Vini [...]auffs newe reuidirte/ vmb viel vermehret [...] Durch Conradum Khunrath/ Lipsensem. Schleswig: Nicolaus Wegener 1508 [recte: 1598].

1601:
MEDVLLA DESTILLATORIA ET MEDICA. Renovata & augmentata: Das ist: Gründtliches vnd vielbewehrtes destillier vnd Artzneybuch [...] Itzo aber auffs new treülich reuidirt/ vermehrt und gebessert Durch Conradum Kunrath Lipsensem. Hamburg: Hermann Moller 1601.

1605:
MEDVLLA DESTILLATORIA ET MEDICA tertium aucta & renovata [...] Durch Conradum Khunrath Lipsensem. Vnd jetzo von einem Hochgelährten vnd Vornemen erfahrnen der Artzney vnd Chymiae [...] in Druck befördert. [...] Hamburg: Georg Ludwig Frobenius 1605.

1614:
MEDVLLA DESTILLATORIA ET MEDICA quartum aucta & renovata. [...] Durch CONRADUM KHUNRATH Lipsensem. Vnd jetzt von einem Hochgelehrten vnd Vornemen erfahrnen der Artzney vnd Chymiae [...] in Druck befördert. [...] Hamburg: Georg Ludwig Frobenius 1614.

1623:
MEDVLLA DESTILLATORIA ET MEDICA QUINTUM AUCTA ET RENOVATA. [...] Durch Conradum Khunrath Lipsensem. Vnd jetzo von einem Hochgelährten vnd Vornemen erfahrnen der Artzney vnd Chymiae [...] in Druck befördert. [...] Hamburg: Georg Ludwig Frobenius 1623.

1638:
MEDVLLA DESTILLATORIA ET MEDICA sextum aucta et renovata [...] Durch Conradum Khunrath Lipsensem. Vnd jetzo von einem Hochgelehrten vnd Vornemen erfahrnen der Artzney vnd Chymiae [...] in Druck befördert. [...] Hamburg: Georg Ludwig Frobenius 1638.

1680:
Edelstes Kleinod Menschlicher Gesundheit; das ist: Die auß den Geheimnissen der Natur hervor gesuchte unschätzbare und höchstbewährte Destillier- und Artzeney-Kunst/ [...] zum Druck hinterlassen/ Von dem hochberühmten CONRADO Khunrath Lipsens[em]. Franckfurt/Leipzig: Johann Erasmus Hynitzsch 1680.

1692:
[laut bibliographischer Angabe bei Jöcher]

1703:
MEDULLAE DESTILLATORIAE & MEDICAE; Das ist: Der aus den Geheimnissen der Natur hervorgesuchten unschätzbaren und höchstbewährten Destillier- und Artzeney-Kunst Erster Theil/ [...] in teutscher Sprache verfertiget/ und zum Druck hinterlassen Von dem hochberühmten CONRADO Khunrath / Lipsiens[is]. Nebst einem Anhang von unterschiedlichen nutzbahren Physic[icis] Medic[icis] Chymic[icis] und Oeconomicis auch andern Curiosis, auffs neue [...] durchgesehen/ und in vielen Stücken vollkommen vermehret von L[icentiato] C[hristophoro] H[ellwigio] P[ractico] T[huringensis]. [...] Frankfurt/Leipzig: Johann Herbord Kloß 1703.

(Teil II):
1621:
MEDULLAE DESTILLATORIAE ET MEDICAE Ander Theil. In welchem [...] außerlesene und bewehrte köstliche Sachen [...] vnd andere bißhero verborgene Geheimnüssen/ begriffen: wie solches alles zu praepariren, vnd in allerhand Leibesgebrechen fruchtbarlich vnd mit grosser Verwunderung zugebrauchen/ [...] verfasset/ Durch CONRADUM KUHNRATH Lipsens[em], und nach seinem Todte durch einen hochgelehrten/ vnd beydes der Artzney vnd Chymischen Handgriffen hocherfahrnen Person [Michael Hering?] [...] verfertiget [...]. Hamburg: Georg Ludwig Frobenius 1621.

1638:
Titel wie 1621 [...] Hamburg: Georg Ludwig Frobenius 1638.

1680:
Edelstes Kleinod Menschlicher Gesundheit; das ist/ Die auß den Geheimnissen der Natur längst verborgene/ und nunmehr neu herfürgesuchte/ unschätzbare und höchstbewährte Destillier- und Artzney-Kunst/ Ander Theil [...] hinterlassen/ von CONRADO Khunrath Lips[ensem], Und nach seinem Tod durch einen hochgelahrten Mann [...] vermehret. Halberstadt: Johann Erasmus Hynitzsch 1680.

1703:
MEDULLAE DESTILLATORIAE & MEDICAE; Das ist: Die [...] Destillir- und Artzeney-Kunst Ander Theil [...] zum Druck hinterlassen von Conrado Khunrath [...] und nach seinem Tode durch einen hochgelahrten Mann/ [...] vermehret. Jetzo wieder [...] durchsehen und in vielen Stücken wie auch mit einem Anhange unterschiedl[icher] in der Medicin nützlichen Dingen vermehret von L[icentiato]

C[hristophoro] H[ellwig] P[ractico] T[huringensis]. Frankfurt/Leipzig: Johann Herbord Kloß 1703.

d Traditionell-akademische Medizin des „teutschen Schröder" Georg Daniel Koschwitz

„Wem aber beliebet weitläufftigere Nachricht [...] zu haben/ beliebe Pharmacop. Schroed. Und andere Autores aufzuschlagen/ [...]" schrieb Christoph Hellwig 1703 in einem ergänzenden Einschub in seine Neuausgabe der *Medulla destillatoria* Konrad Khunraths (Bd. 2, S. 466). Im umfangreichsten der von Hellwig herausgegebenen medizinischen Kompendien, dem *Physikalisch-medizinischen Lexikon* (1713), ist die mit am häufigsten erwähnte Autorität[277] die nämliche Pharmakopöe von Johann Schröder: Knapp 100 Verweise auf Schröder – meist in der Form „vid. Pharm. Schroed." oder noch knapper „P.S." – ergab eine oberflächliche Durchsicht auf den 736 Seiten des ersten Textteils. Im Gegensatz zu der meist als „D[ispensatorium] A[ugustanum]" zitierten Pharmakopöe Johann Zwelffers, die Hellwig als „Steinbruch" benutzte, indem er zahlreiche Rezepte direkt von dort übernahm, ging die Aneignung des Schröderschen Textes tiefer.

Nur in seltenen Fällen verwendete Hellwig Textpassagen aus Schröders Pharmakopöe (in der deutschen Version von Georg Daniel Koschwitz, siehe unten) halbwegs wörtlich.[278] Dagegen wies er seinen Leser immer wieder auf Schröder als weitergehende, vertiefende Literatur hin. Es spricht also einiges dafür, dass Johann Schröders Pharmakopöe – zusammen mit Konrad Khunraths *Medulla destillatoria*, Sebastian Wirdigs *Nova Medicina Spirituum* und den Schriften seines Bruders Johann Otto – mit zu den tragenden Säulen der Medizinvorstellung Christoph Hellwigs gehörte.

---

277 Zahlenmäßig nur noch übertroffen von den von Johann Zwelffer bearbeiteten „Animadversiones in Pharmacopoeiam Augustanam [...] sive Pharmacopoeia Augustana Reformata" (zum Beispiel 3. Ausgabe Nürnberg: Endter 1675).

278 Eines der seltenen Beispiele stammt aus der Beschreibung des medizinischen Wertes der Küchenschabe: In Hellwigs „physikalisch-medizinischem Lexikon" heißt es: „Man findet sie an feuchten Oertern/ sonderlich in Kellern und Gewölben/ unter den Steinen/ in alten feuchten Gefässen/ etc. Wann man sie anrühret/ ziehen sie sich in eine Runde zusammen." (S. 223) Die entsprechende Stelle bei Schröder (1693) lautet: „Sie wachsen an feuchten Oertern/ Kellern und dergleichen unter Steinen und mit Wasser angefüllten Geschirren/ wenn man sie angreifft/ so ziehen sie sich zusammen/ und machen sich rund." (Buch V, S. 108)

Johann Schröders[279] Pharmakopöe[280] erschien 1641 erstmals in lateinischer Sprache; es folgten in kurzen Abständen bis 1705 zehn weitere Ausgaben, wobei das Werk mehrmals bearbeitet und erweitert wurde, von Johann Ludwig Witzel und Daniel Horst nach Schröders Tod (1664), später von Peter Rommel. Anmerkungen trugen Friedrich Hoffmann und Michael Ettmüller bei. Dabei erlangte das Werk große Reputation und weite Verbreitung.[281]

Für Hellwig gab Schröders Pharmakopöe den Rahmen seiner Medizinauffassung vor: „Pharmacopoeia Medico-chymica, [...] .., Quo composita quaeque celebriora, hinc Mineralia, Vegetabilia et Animalia Chymico-Medicé describuntur, atque insuper Principia Physicae Hermetico Hippocraticae candidé exhibentur"[282] sei sie, eine Medizin also, die die drei Reiche der Natur umfasste und sowohl aus hermetischen als auch aus galenischen Quellen schöpfte.[283]

War die *Pharmacopoeia Medico-chymica* ursprünglich für die Praxis des akademischen Mediziners in Latein geschrieben, so kam 1684, von Johann Michaelis übersetzt und um die Anmerkungen Friedrich Hoffmanns ergänzt, eine deutsche Version unter dem Titel *Vollkommene Medicin-Chymische Apotheke Oder: Höchstkostbarer Arzney-Schatz* heraus, die zwei Jahre später erneut gedruckt wurde und sich an ein noch nicht genauer spezifiziertes deutschsprachiges Publikum wandte.

Diese Ausgabe wurde die Basis für eine überarbeitete Übersetzung und inhaltliche Vermehrung durch den Mediziner Georg Daniel Koschwitz.[284] 1693 erschien sie erstmals unter dem Titel: Vollständige und Nutzreiche APOTHEKE. Das ist: D. Johannis Schroederi [...] Medicin-Chymischer höchst-kostbahrer Artzney-Schatz Nebst D. Friderici Hoffmanni [...] Anmerckungen [...]. Nürnberg: Johann Hoffmann 1693.

---

279 Zu Schröder Nell (2004).

280 Für Nell (2004) ist Schröders Schrift nur dem Titel nach eine Pharmakopöe, vielmehr „seiner Struktur und seinem Charakter nach ein Handbuch beziehungsweise ein ‚Apothekerhilfsbuch'" (S. 143). Schröders Arzneibuch habe „ein Jahrhundert lang" „der Chemiatrie mit zum Durchbruch" verholfen" (S. 202).

281 „Schröder ist Verfasser eines seiner Zeit sehr beliebten, von Boerhaave namentlich geschätzten, in zahlreichen Auflagen und Abdrücken erschienenen Lehrbuchs der Pharmazie [...]" (Pagel, 1891, S. 518).

282 Titelblatt, zitiert nach der vierten Ausgabe von 1655.

283 Nell (2004) sah in Schröders Pharmakopöe „das Zusammentreffen der Humoralpathologie mit paracelsischem Denken" (S. 108).

284 Zu Georg Daniel Koschwitz (1644–1694) (nicht zu verwechseln mit dem gleichnamigen, ebenfalls fachschriftstellerisch tätigen Sohn) vgl. Nell (2004).

In der (unpaginierten) Vorrede der nun über 1500 Folioseiten umfassenden deutschen Ausgabe erläutert Koschwitz die Gründe für eine erneute Bearbeitung nach der Übersetzung Müllers: Der Nürnberger Verleger Johann Hoffmann wollte, dass das Buch „nicht nur Apotheker/ sondern auch andere Artzney-Bedürftige nützlich gebrauchen/ und also ein Werck beysammen haben möchten/ so jedermann im Nothfall antreten und sich Raths darin erholen könnte." Vor allem dem vierten Kapitel (über die Pflanzen/Kräuter, rund 500 Seiten umfassend) habe er besondere Aufmerksamkeit gewidmet, da sich der ratsuchende „gemeine Mann" hier am ehesten Hilfe holen könne, während die Bereitung chemischer Arzneien schwierig sei und bei falscher Herstellung große Gefahr für den Kranken bestehe.

Ein weiteres Kennzeichen von Koschwitzens Bearbeitung ist die bloße Akkumulation des Wissens (ein Verfahren, das Christoph Hellwig später ebenfalls anwandte): Das Buch stellte die Angaben verschiedener Autoren nebeneinander und überließ dem Leser die „Willkühr", „nach seinem Appetit draus zu erwehlen was ihm beliebet und schmecket [...]".

Hier fand also Christoph von Hellwig, fernab von allen inhaltlichen Übereinstimmungen, das Vorbild für seine medizinischen Kompendien und für den möglichen Adressatenkreis. Die Wertschätzung von Koschwitzens Bearbeitung der Pharmakopöe Schröders hatte er schon viel früher ausgedrückt: Im *Apotheker-Lexikon* von 1709 empfahl er den Lesern zu näheren Angaben über Pflanzen, Tiere und Metalle, in den medizinischen Büchern nachzuschlagen, „sonderlich auch in Koschwitzij Pharmacop. Schroed., oder/ wie diß Buch insgemein genennet wird/ im grossen Teutschen Schröder/ fol."

4 Besonderheiten der literarischen Produktion

Einer Literaturwissenschaft, die ihre Aufgabe in der Interpretation „sprachlicher Kunstwerke" sieht, die von „authentischen" Texten ausgeht und im Falle von älteren Texten hierarchisierend nach dem „Archetypus" als der gültigen Fassung eines Textes sucht, muss ein literarisches Werk wie das von Hellwig notwendiger Weise fremd bleiben. Assion[285] hat für die „Altdeutsche Fachliteratur" eine anders akzentuierte Methodik gefordert, als sie die Literaturwissenschaft anwendet, die sich mit Dichtung beschäftigt. „Texte, die im Rezeptionsprozeß dauernd abgewandelt werden"[286] lassen sich mit den Werkzeugen einer Wissen-

285 Assion (1973), S. 18–26.
286 Baufeld (2007), S. 153.

schaft, die das „Besondere, Individuelle, Originelle“[287] in literarischen Texten sucht, nur unzureichend beschreiben.[288] Neuerdings haben Untersuchungen zur barocken „Buntschriftellerei“ mit Hinblick auf „journalistisch-serielle Formen der Wissensvermittlung“[289] diese Überlegungen weitergeführt, indem sie auf die Entsprechung von „Systemlosigkeit“ der Wissenspräsentation und „‚inoffizieller‘ Textsorten und populärer Erzähltraditionen“ hinwies.[290]

a Christoph Hellwig – ein Berufsschriftsteller?

Im Jahr 1712 gab Christoph Hellwig seine Stellung als Stadtphysicus in Tennstedt auf und zog mit seiner Familie ins nahe gelegene Erfurt um. Als Grund für den Wechsel aus einem Amt mit festem Jahreseinkommen und hohem Ansehen in der Stadt[291] nannte er die besseren Erziehungsmöglichkeiten für seine beiden Söhne[292] und seinen eigenen Wunsch, „auff einer berühmten Universitet zu leben“.[293] Sein Biograph Just Christoph Motschmann allerdings sah andere Beweggründe als ausschlaggebend für den Umzug an: Hellwig habe „das Physicat zu Tenstädt [...] biß An. 1712. wohl verwaltet, da er wegen ein und anderer Ursachen, sonderlich aber wegen derer Posten, die ihm in Erffurth seiner Correspondenz halber gelegner, sich hieher verfügte, und seine meiste Zeit lediglich mit Bücher schreiben zubrachte“.[294]

Die „Posten“ waren für Hellwig deshalb wichtig, weil er neben seiner ärztlichen Tätigkeit schon in Tennstedt einen florierenden Versandhandel mit Medikamenten eingerichtet hatte.[295] Zudem impliziert Motschmanns Formulierung, dass Hellwig seine ärztliche Praxis weitgehend gegenüber der literarischen Pro-

287 Assion (1973), S. 18.

288 Die von Assion und Bausfeld betrachtete Fachliteratur bzw. Artesliteratur ist zeitlich früher anzusetzen als das Werk Hellwigs; dennoch gelten viele ihrer Beobachtungen – zum „unfesten Text“, zum gesellschaftlichen Charakter von Fachliteratur, zur Bedeutung der Rezeptions- und Wirkungsforschung für ihre Beschreibung – auch noch für die Zeit Hellwigs.

289 Kühlmann (2012), S. 23.

290 Kühlmann (2012), S. 34 f.; dort auch der Hinweis: „Der inhaltlichen Entgrenzung korrespondiert dabei der methodische Sinn der offenen Form.“ (S. 35).

291 Er gehörte nach Gregorius (1711), S. 110, zu den neun Honoratioren der Stadt (vgl. Sander, 1998, S. 24).

292 Von tödlichen Wunden (1713), unpaginiertes Vorwort.

293 Apotheker-Tax (1714), Widmung an Johann Friedrich Weyland.

294 Motschmann (1729), S. 138 f.

295 Zu Hellwigs Versandhandel mit Medikamente siehe Strein (2003).

duktion aufgab.[296] Ließen sich stichhaltige Indizien dafür finden, dass Hellwig – neben seinem Medikamentenhandel – den Unterhalt seiner Familie durch die Erträge seiner Schriftstellerei bestritt, dann müsste er zu den frühen Vertretern der Berufsschriftsteller, beziehungsweise „freien" Autoren gerechnet werden.

Die Literaturwissenschaft nahm bislang – mit wenigen Ausnahmen[297] – bei der Erörterung der Entwicklung des freien Schriftstellers als Teil des Buchmarktes lediglich den „Dichter", den Sprachkünstler in den Blick, setzte den Formierungsprozess der Berufsschriftstellerei in die zweite Hälfte des 18. Jahrhunderts an,[298] und sah den freien Schriftsteller als „Produkt des Jahrhunderts der bürgerlichen Aufklärung"[299] an. Das Entstehen des freien Schriftstellers sei (allgemein) „ein im Wandel der gesellschaftlichen, kulturellen und wirtschaftlichen Zustände Deutschlands begründeter [...] Prozeß"[300] gewesen, (speziell) die Emanzipation des „Dichters" vom Hof, die Entstehung eines Buchmarktes und die Durchsetzung des Urheberrechts. Untersuchungen zum freien Schriftsteller stellen meist Klopstock mit seinem Subskriptionsprojekt der „Gelehrtenrepublik" an den Beginn,[301] ein weiterer häufig herangezogener Zeuge ist Lessing.[302]

Vertreter eines nicht auf „Dichtung" reduzierten Literaturbegriffs haben allerdings seit einigen Jahren auf Sachschriftsteller aufmerksam gemacht, die weit vor der Zeit der bürgerlichen Aufklärung ihren Lebensunterhalt durch das Schreiben verdienten, den „frühen Berufspublizisten" Walther Hermann Ryff[303]

---

296 Diese Auffassung legte Strein (2003) seiner Untersuchung über den „Versandapotheker" Hellwig zugrunde – „Eine eigene medizinische Praxis, mit Ausnahme der brieflichen Beratung, ist für Hellwig in Erfurt nicht mehr nachweisbar." (S. 27) – während Sander (1998) für die Erfurter Zeit Hellwigs festgestellt hatte: „Zweifellos blieb Hellwig weiterhin auch ärztlich tätig, [...]" (S. 28).

297 Zum Beispiel Telle (1991) über Walther Hermann Ryff, Schock (2011) über Eberhard Werner Happel.

298 Grundlegend ist die Untersuchung von Haferkorn (1962). Auf ihr beruhen zum Beispiel Kiesel/Münch (1977), S. 76–104; Winckler (1986), S. 70–102; Wittmann (2. Auflage 1999), S. 155–184; Jäger (Killy, 1992, Bd. 13), S. 66–72; und Lämmert (2009), S. 9. Kluckhohn (1949) hatte schon zuvor die Entwicklung des freien Schriftstellers thematisiert, allerdings auf der Grundlage des heute als problematisch empfundenen Gegensatzes „Dichter" und „Schriftsteller".

299 Jaumann (1981), S. 46.

300 Haferkorn (1962), S. 543.

301 Kritisch dazu Kohl (2000), die es für „abwegig" hält, „den auch heute problematischen Begriff des freien Schriftstellers auf das 18. Jahrhundert zu übertragen" (S. 40) und vorrechnet, dass Klopstock nur rund ein Fünftel seines Lebenseinkommens aus seinen Schriften (gegenüber vier Fünfteln aus Pensionszahlungen) bezog.

302 Nisbet (2008) zeigt allerdings auch, dass Lessing in den Zeiten ohne Anstellung in ständiger Geldnot lebte.

303 Telle (2011), S. 125.

zum Beispiel, aber auch „Buntschriftsteller“ wie Erasmus Francisci,[304] Eberhard Werner Happel[305], Martin Zeiller[306] oder Johannes Praetorius.[307]

Das Einkommen Hellwigs aus seiner publizistischen Tätigkeit lässt sich wegen des Fehlens entsprechender Abrechnungen mit seinen Verlegern nicht unmittelbar fassen. Trotzdem gibt es Hinweise darauf, dass Hellwig mehr als nur literarischen Ruhm aus seiner Schriftstellerei gewann.

Zum einen legt die ungeheure Fülle von literarischen Schriften während Hellwigs produktivster Zeit, in dem Jahrzehnt zwischen 1710 und 1719 den Schluss nahe, dass er auch finanziell an der Produktion beteiligt war. Hellwig veröffentlichte in diesen Jahren zwischen mindestens sechs und bis zu zwölf (1715) verschiedene Titel pro Jahr. Es handelt sich dabei sowohl um im Umkreis der Berufs- und Standeskollegen ambitionierte Werke wie die *Grund- und Lehrsätze der Medizin* (1715), als auch um buchtechnisch anspruchslose Titel „für den gemeinen Mann“, um die Herausgabe von Schriften anderer, vornehmlich aus dem Nachlass seines Bruders Johann Otto.

„Vielschreiberei“, ein Vorwurf, den Hellwig schon sein Biograph Motschmann machte,[308] weist zwar an sich noch nicht auf eine bezahlte literarische Tätigkeit hin, ist aber ein erster Hinweis darauf, zumal Hellwig mit seiner literarischen Produktion eher Verkaufserfolge als Anerkennung seiner schriftstellerischen Fähigkeiten erzielte, wie Motschmann schrieb: „Es haben sich auch ziemliche Liebhaber zu solchen Schrifften gefunden, so, daß manche 2 biß 3 mahl wiederum haben aufgeleget werden müssen. Indessen aber hat es auch nicht an andern Leuten gefehlet, welche hier und dar viel daran auszusetzen gefunden haben, als, daß der Stylus überhaupt sehr schlecht sey, daß keine tüchtige Ordnung derer Materien vorhanden, daß immer einerley in unterschiedenen Büchern wieder vorgebracht und aufgewärmet werde, daß die Titul der Bücher

304 Schilling (2008) – „[...] einem äußerst produktiven u. einem der meistgeslesenen Autoren der zweiten Hälfte des 17. Jahrhunderts [...].“ (S. 518 f.).

305 Kühlmann (2009) – „[...] ein Berufsschriftsteller [...], der mit seinen Werken ein breites, wohl im Wesentlichen mittelständ. Publikum versorgte [...].“ (S. 653).

306 Kühlmann (2011) – „[...] gehörte zu den populären Autoren des 17. Jh., die in dickleibigen, nahezu seriell produzierten Gebrauchsschriften [...] Kenntnisse u. alltagsbezogenes Realienwissen an ein zumeist nicht Latein lesendes Publikum vernmittelte [...].“ (S. 634).

307 Schilling (2010) – „[...] scheint [...] vornehmlich von den Honoraren der von ihm verfassten Bücher gelebt zu haben.“ (S. 312).

308 „Es gehöret aber unser Autor mit guten Rechte unter die Polygraphos [...]“. Motschmann (1729), S. 140.

gar ungeschickt und weitläufftig, und was dergleichen mehr ist, worüber der Autor sich selbst hin und wieder in denen Vorreden beschwerete."[309]

Hellwig nutzte seine Bücher nicht nur dazu, um Werbung für seinen Medikamentenhandel zu betreiben, sondern auch, um eigene Schriften anzupreisen. Er versäumte es nie, bei bestimmten Themen auf seine Veröffentlichungen hinzuweisen, oder gar eine Liste der derzeit bei seinem Verleger verfügbaren Bücher beizufügen.

Diese Art der Werbung – für sich selbst,[310] aber auch für den Verleger[311] – macht eine zu Hellwigs Zeit übliche Art der Honorierung von Autoren eher unwahrscheinlich: die Bezahlung durch Autorenexemplare.[312] Naheliegender ist eine Honorierung nach Bogen oder – weniger wahrscheinlich – nach Exemplaren.

Ein weiterer Hinweis auf eine bezahlte literarische Tätigkeit ist die Ausweitung der Themen, die Hellwig in seinen Büchern behandelte. Waren die frühen Schriften ausschließlich medizinischen Inhalts, meist entweder aus seinen akademischen Schriften oder aus seiner ärztlichen Praxis entwickelt, so wandte er sich zum Beispiel mit den *Anmerkungen zu medizinischen Dingen* (1710/11), einer Art Bauchladen meist kurzer ‚curioser' Beobachtungen, hin zu Themen aus dem gesamten Bereich der ‚Naturkunde'. Interessant sind die *Anmerkungen zu medizinischen Dingen* auch durch die Art der Veröffentlichung: Sie erschienen in Einzellieferungen („Eröffnungen") in den Jahren 1710 und 1711. Hellwig hatte in der Vorrede zwar angekündigt, bis an sein Lebensende mit der Herausgabe der „Eröffnungen" fortzufahren, tatsächlich gab er das Vorhaben aber nach der fünften Lieferung, die schon mit drei bereits mehrfach erschienenen Sendschreiben aufgefüllt worden war, auf.

Vollends weit abseits des medizinischen Schrifttums liegt die *Schatzkammer ökonomischer Wissenschaften* (1718), die über Feldbau, Gartenbau, Weinberge und Holzungen, Viehzucht, Ungeziefer, „unterschiedliche Curiosa" und leichte Arzneien informiere, wie Hellwig in der Vorrede schrieb.[313]

---

309 Ebd.

310 Die Schrift „Von tödlichen Wunden" (2013) schließt (vor einem Verzeichnis der bei Hellwig erhältlichen Arzneien) mit einer 22 Ausgaben umfassenden Liste „derer jenigen Schrifften/ welche ich/ 1700. seit [!] biß jetziges 1713. Jahr/ in Druck gegeben/ theils auch vermehret." (S. 171).

311 Die 1720 neu herausgegebene Ausgabe der „Frauenzimmer-Apotheke" (erstmals 1700) schließt mit einem Verzeichnis der Schriften aus dem Buchladen des Verlegers Jacob Schuster.

312 Siehe dazu Wittmann (1999) S. 109; Seibert (1981), S. 18 f.

313 In dieser Form der Popularisierung von Wissen sah auch Parr (2008) das Geschäft des ‚freien Schriftstellers', den er allerdings erst im späten 18. Jahrhunderts bezogen auf Verfasser fiktionaler und poetischer Texte entstehen sah: „Der ‚freie Schriftsteller' verstand sich selbst und galt

Der Vorwurf Motschmanns, Hellwig habe die gleichen Themen immer wieder „aufgewärmet“, stimmt zwar, diese Verfahrensweise hängt aber wohl mit den Ansprüchen der Verleger zusammen. Die Herausgabe der *Philosophischen Briefe* (1712) lässt sich zum Beispiel nur damit erklären, dass der Verleger Groschuff offenbar noch liegengebliebene Druckbogen von Schriften zur Verfügung hatte, die nun zu einem Band zusammengestellt wurden, allerdings mit einem Sprung in der Paginierung von 64 auf 97, beziehungsweise mit einer falschen Kustode auf Seite 29. Die bestimmende Rolle des Buchverlegers bei der Produktion legt eine Entschuldigung Hellwigs in der Vorrede zum *Kinder-, Jungfern- und Weiberspiegel* (1720) nahe (die allerdings auch als Schutzbehauptung gelesen werden kann). Er bat darin den Leser ihm nicht alles zuzuschreiben, was in der dritten Auflage der *Heimlichkeiten des Frauenzimmers* (1719) – der Text erlebte zu Hellwigs Lebzeiten drei Ausgaben, nach seinem Tod drei weitere (letztmals 1746) und wanderte überdies, inhaltlich weitgehend identisch, aber nicht von Hellwig stammend, in die Kräutermann-Reihe, wo er drei Ausgaben erlebte – enthalten ist: die „etwas alzu natürliche und fleischliche“ Schreibweise in der Vorrede und „untergemischt[e] dicurse“ sei nicht seine Arbeit. „Wie es aber mit dieser Vermehrung zugangen/ kann ich nicht wissen.“

Es ist schwer vorstellbar, dass Hellwig ohne Bezahlung Beiträge zu den unter dem Namen Caspar Schröter beziehungsweise Valentin Kräutermann erschienenen Buchreihen geleistet hat. Die Schröter-Reihe ist ein Produkt des Verlegers Hieronymus Philipp Ritschel (Frankfurt/Leipzig), die Kräutermann-Reihe erschien im Verlag von Ernst Ludwig Niedt und seines Nachfolgers Johann Jakob Beumelburg (Leipzig, später Arnstadt). Die Schröter-Bücher scheinen eine Art Zweitverwertung der unter Hellwigs Namen erschienenen Schriften gewesen zu sein, in denen auf jegliches buchkünstlerisches Beiwerk verzichtet wurde und die den ‚gemeinen Mann‘, den ‚Hausvater‘ und die ‚Hausmutter‘ als Adressaten hatte. In der Kräutermann-Reihe war Hellwig offensichtlich nur für das *Regnum animale* (1716) verantwortlich.[314]

Eine besondere Betrachtung verdient das Werk *Nosce te ipsum*, das 1716 erstmals und dann noch zwei weitere Male erschien. Hellwig hoffte offensichtlich, sich damit eine weitere Einnahmemöglichkeit zu erschließen.[315] Das Buch

---

in der Wahrnehmung von außen gleichsam als Spezialist in der Zusammenführung ausdifferenzierter gesellschaftlicher Teilbereiche, als Spezialist in Sachen Nicht-Spezialisierung [...]“ (S. 16).

314 Strein (2003), S. 27 f.

315 Die Dedikation der Schrift, die ein dreistes Plagiat des „Catoptrum microscopicum“ von Johannes Remmelin darstellt, an den kaiserlichen Hofpfalzgrafen Joseph von Mintzenried hatte zur Nobilitierung Hellwigs geführt (Strein, 2003, S. 27).

besteht aus vier Tafeln mit anatomischen Bildern, die auseinandergeklappt werden können, und dazugehörigen tabellarischen Erklärungen: Die von dem Erfurter Kupferstecher Johann Heinrich Werner angefertigten Tafeln erlauben einen Einblick in die innere Beschaffenheit des Menschen (Tafel 1, die eine Frau von hinten und einen Mann von vorne zeigt, ordnet zum Beispiel sechs Schichten des menschlichen Körpers übereinander an). Hellwig kündigte an, er wolle die vier Tafeln des in Folio erschienenen Bandes in Lebensgröße stechen lassen. Der Kupferstecher verlange dafür 400 Taler, so dass man mit Produktionskosten von insgesamt 600 bis 700 Talern rechnen müsse. Wegen dieser hohen Kosten müssten Interessenten die Hälfte des Kaufpreises vorschießen – das Projekt scheint sich zerschlagen zu haben.

Die Auflage der Bücher von Hellwig lässt sich nur in einem Fall, der Übersetzung der *Flora Francica* (1713) genau bestimmen. In der Vorrede der Zweitausgabe der Übersetzung schreibt der Verleger – datiert am 10. April 1716 in Leipzig –, die erste Ausgabe der Übersetzung, 1714 [recte: 1713] in 1500 Exemplaren herausgekommen, sei schnell vergriffen gewesen. Diese Auflagenhöhe entspricht den zu jener Zeit üblichen 1500 bis 2000 Exemplaren pro Ausgabe.[316] Entscheidend für den Erfolg von Büchern war der schnelle Verkauf – häufig lagerten bei den Verlegern unverkaufte ungebundene Bogen viele Jahre als totes Kapital.[317] Die innerhalb von zwei Jahren notwendige Neuausgabe der *Flora Francica*, mehr noch aber die noch innerhalb des gleichen Jahres nach dem Erstdruck der *Heimlichkeiten des Frauenzimmers* (1715) notwendige Neuausgabe weisen darauf hin, dass Hellwigs Bücher geschätzt wurden. Geht man davon aus, dass die „Deckungsauflage" – also die Zahl der verkauften Exemplare, ab der der Verleger mit Gewinn arbeitete – bei 100 bis 600 Exemplaren lag,[318] dann war der Verlag von Schriften Hellwigs durchaus ein einträgliches Geschäft. Dennoch erscheint es übertrieben, in Zusammenhang mit Hellwigs häufig neu aufgelegtem *Hundertjährigen Kalender*[319] das Wort „Kassenschlager"[320] zu verwenden.

316 Wittmann (1999), S. 100 f.
317 Ebd.
318 Wittmann (1999), S. 128 f.
319 Zu Hellwigs Lebzeiten hat es ein rundes Dutzend Ausgaben gegeben.
320 Sander (1998), S. 18.

b Christoph Hellwigs Latein

Das umfangreiche Werk Christoph Hellwigs ist überwiegend in Deutsch verfasst – keine Selbstverständlichkeit zu Beginn des 18. Jahrhunderts, als der Sprachwechsel zwar im Gange war, die akademisch ausgebildeten Ärzte aber immer noch in der Regel in der Sprache der Universitäten, dem Latein, schrieben. Die Wahl der Volkssprache hängt natürlich mit der Mittlerfunktion zusammen, in der sich Hellwig sah: Er wolle die lateinischen Observationes eines verstorbenen berühmten Mannes übersetzen und herausgeben, „darmit auch die/ welche der Lateinischen Sprache unerfahren/ ihr Vergnügen finden können/ indeme wahrhafftig die Klugheit nicht allemahl an Sprachen/ [...]/ sondern auch an guter Vernunfft lieget/ [...]" schrieb er zum Beispiel in der Vorrede zu den *Anmerkungen zu medizinischen Dingen* (1711). Und an anderer Stelle: Sprache sei nur ein „Vehiculum", „von dem oder jenem einige Nachricht zu geben" (Vorrede zu den *Philosophischen Schriften vom Stein der Weisen*, 1719).

Hellwig bediente sich aber auch in Kontexten der deutschen Sprache, in denen Latein angemessen gewesen wäre. Unter den Widmungsgedichten zum Druck der Disputation *De mutatione aeris alieni medica* (1717) zum Beispiel, die der ‚Practicus' Christian Abraham Klemm gegen den Erfurter Medizinprofessor Johann Friedrich de Pré verteidigt hatte, ist Hellwigs Beitrag der einzige in Deutsch.

Eher, als das Unvermögen, sich in lateinischer Sprache auszudrücken – wofür es allerdings auch eine Reihe von Beispielen gibt – scheint hinter der Entscheidung für die Landessprache eine bewusste Stellungnahme Hellwigs für das Deutsche zu stehen. In der Vorrede der *Grund- und Lehrsätze der Medizin* (1715) verteidigte er zum Beispiel den Verzicht auf Latein mit „Majestät und Reichthum unserer teutschen Helden-Sprache".

Übersetzen von Fachliteratur aus einer Expertensprache – diesfalls dem Latein – in eine Gemeinsprache bedeutete eine „Umarbeitung aus einem überwiegend der Sacherschließung dienenden Darstellungstyp in einen publikumsorientierten".[321] Wie erwähnt, kann man die Adressaten von Hellwigs Übersetzungen im Kreis der „Curiosi", der an außergewöhnlichen Themen interessierten Laien, suchen. Eine Darstellung, die nicht den Experten, sondern den interessierten Laien im Blick hat, folgt im Idealfall den Forderungen nach einer „geringen Frequenz des Spezialwortschatzes, der konnotativen und polysemantischen Wortsprache, des geringen Abstraktionsgrades, der hohen Redundanz und

---

321 Pörksen (1986), S. 39.

verstreuten Informationen".[322] Zu einem gewissen Grad müsste das auch eine Übersetzung verwirklichen, die einen vorgefundenen Text bearbeitet.

Blickt man auf Hellwigs Übersetzung der *Nova Medicina Spirituum* Sebastian Wirdigs, muss man festhalten: Ihm gelingt eine solche „publikumsorientierte" Bearbeitung nur in ganz ungenügendem Maße. Tatsächlich erweist sich Hellwig als Übersetzer dem Wirdigschen Text nicht gewachsen. Ein Vergleich ausgewählter Textstellen zeigt, dass er den Leser bei der Erklärung komplexer, abstrakter Sachverhalte im Stich lässt.

So übersetzt Hellwig zum Beispiel über die Wirkung von Giftpflanzen:

> Die Gifte derer vegebilien [!]/ vegetabilium venena ita dicta die verleschen/ theils das Licht oder leuchtende Feuer/ spiritum luminosum mit ihren Spiritibus, mit ihrem kalten/ dicken/ und finstern Feuer/ als da sind die schlafmachende Dinge soporifera, narcotica, papaverina, opiata, intobacea, cichoracea, uud [!] fast alle die milchicht sind lactescentia als cicuta hyosciamus, solanum mandragro tatura, theils oder tödten sie und bringen um/ wegen ihrer excession feurigen bißweilen auch wegen ihrer salinischen/ corrosivisosen [!] u. colliquefactivischen Kraft/ welche gleichfalß feurig ist/ und resolviren verändern das fett- und ölichte/ solvinische Wesen derspirituum [!] und machen solches zu Schleim/ inferositates resolvunt & in liquamen & putrilaginem, transmutant, wie die purgirenden Mittel purgantia, zuthun pflegen. (Teil 2, S. 79).

Auch wenn man von sinnentstellenden Satzfehlern und Setzung von Satzzeichen absieht, lässt sich Hellwigs Übersetzung kaum verstehen – einem Lateinkundigen wäre mit Wirdigs Original besser gedient gewesen:

> Vegetabilium venena, ita dicta, partim lumen, ignem lucidum, in quo vita consistit, Spiritibus suis & igne frigido, spisso, tenebricoso, extingvunt [!], qvalia sunt soporifera, narcotica, papaverina, opiata, intybacea, cichoracea, omniaque fermè, quae sunt lactescentia, cicuta, hyosciamus, solanum, mandragora, tatura; partim excessivâ, suâ igneâ, salinâ interdum, corrosiva, & colliquefactiva facultate, quae etiam ignea est, Spirituum pingue, oleosum, sulphureum in ferositates resolvunt, & in liquamen & putrilaginem transmutant, qualia sunt purgantia. (Ausgabe 1688, Zweiter Teil, S. 67).

Nur an wenigen Stellen gelingt Hellwig in der Übersetzung der *Nova Medicina Spirituum* eine anschauliche Übertragung des lateinischen Textes:

> Sal illud fermentale separat a cibis acritudine sua alimentorum compagem et ligaturas, Spiritus fugat, iisdemque; ansam praebet, imo januam aperit fugiendi, servitutis jugum excutiendi, et libertatem capescendi. (Ausgabe 1673, Bd. 1, S. 110).

322 Pörksen (1986), S. 15.

> Dasselbe Sal fermentale separiret mit seiner Schärffe/ von denen Speisen/ ihre ligaturas, und löset so zureden die Fessel/ daß die particulae Spirituosae los kommen/ es macht die Spiritus flüchtig/ und volatilisch/ giebet ihnen Gelegenheit und sperret ihnen Thor und Thür Angelweit auf/ um vom Joch los zu kommen und Freyheit zuerlangen. (Ausgabe 1706, S. 107).

In den weitaus meisten Abschnitten arbeitet Hellwig mit Zwillingsformeln[323], was auf eine tiefgehende Unsicherheit über die Qualität der eigenen Übersetzung schließen läßt. Hellwig überlässt es dem Leser, seinen Übersetzungsvorschlag anhand des lateinischen Textes zu überprüfen[324]:

> Spirituum cognitio et doctrina exhaurit omnem Physices et Medicinarum scientiam et abyssum, nullius enim actionis naturalis et praeternaturalis solide et genuina reddi potest causa, nisi ex Spirituum essentia, naturali et praeternaturali eorundem constitutione, eoque nomine doctrinam hanc Medicis aeque ac Physicis pronunciavi utilissimam. (Ausgabe1673, Bd. 1 S. 4v-5r).
> Die Erkäntniß und Lehre der Spirituum, übertrift/ gleichsam/ jede Wissenschaft der Physic, und Medicin, et exhaurit omnem Physices et Medicinarum scientiam et abyssum; massen keiner actionis naturalis et praeternaturalis tüchtige Ursache kan gegeben werden/ ohne ex Spirituum essentia, ihrer natürlichen und widernatürlichen Constitution; Und dahero hat man/ von diesem Tractat billich/ im Titel/ alsbald/ gesaget/ daß er/ sonderlich den Medicis und Physicis, nützlich zulesen. (Ausgabe 1706, S. 6).

Schließlich tritt nicht selten der Fall auf, dass Hellwig ganze Passagen unübersetzt lässt, wobei die Gründe dafür im Dunkeln bleiben, denn diese Textpassagen bergen kaum einen größeren Schwierigkeitsgrad, als die übersetzten Teile:

> Das grosse und weite Meer ziehet sich/ ad occursum Lunae, et ejusdem radios frigidos, gleichfals zusammen/ et ob compressionem, seu potius fugam limites suos littora transgreditur in fluxu maris. Ea forsan ratio est, qvod terra sub polis, seu potius Mare glaciale, Oceanus hyperboreus acuminatus sit et ovalis, propter fugam Aqvarum, et a frigoribus constrictionem. (Teil 1, S. 35).

Es fällt schwer, für Hellwigs Art der Übersetzung von Sebastian Wirdigs *Nova Medicina Spirituum* andere Gründe als grundlegende Unsicherheit in der Fachsprache zu finden. Doch in welcher der beiden Fachsprachen? Wäre Hellwigs Übersetzung 150 Jahre früher entstanden, hätte die Vermutung nahegelegen, dass er ein sich in der lateinischen Sprache bewegender Gelehrter wäre, dem wohl

323 Von Polenz (1994), S. 349.

324 Das ist, zusammen mit dem größeren Schriftgrad, der Grund dafür, dass die Oktav-Ausgabe von Hellwigs Übersetzung einen annähernd so großen Seitenumfang hat, wie die Duodez-Ausgabe von Sebastian Wirdigs lateinischem Text.

die lateinischen Begriffe geläufig, die deutschen jedoch ungeläufig waren[325] – in frühen Übersetzungen lateinischer Sachtexte in die Landessprache sahen sich Übersetzer vor dem Problem, dass bestimmte Begriffe in der Landessprache noch fehlten, so dass „die gewachsene Begrifflichkeit des internationalen Gelehrtenlateins mit den vielfach nur ad hoc gebildeten, schnell wieder verschwindenden bzw. miteinander synonymisch konkurrierenden Wortbildungen nur ungenau wiedergegeben werden konnte".[326]

Die Kenntnis des Werkes von Hellwig (auch der wenigen frühen akademischen Schriften in Latein), legt hingegen eine andere Begründung für diese Art der Übersetzung nahe: Hellwig hatte, als ‚Practicus', dem die lateinische Begrifflichkeit schon entfremdet war, keine exakte Vorstellung von der lateinischen Terminologie. Er erkannte wohl den ungefähren Sinn der Vorlage, ihm fehlte jedoch die – im Deutschen mittlerweile sehr wohl vorhandene – exakte beziehungsweise weitgehend übereinstimmende Entsprechung eines deutschen mit einem lateinischen Begriff; und er verzichtet darauf, sich, möglicherweise wegen des zeitlichen Drucks, unter dem die Übersetzung entstand, über unklare Begriffe aufzuklären.

Hellwig griff stattdessen zu zwei Möglichkeiten der Übersetzung: Er übersetzte nicht, beziehungsweise nur die Syntax der Vorlage und ließ die Begriffe in der Ausgangssprache stehen:

> Derer Spirituum natürliche affectiones sind [...] (2) Subtilitas, Tenuitas, Penetrabilitas, Pernicitas, Homogeneitas [!], Simplicitas, Puritas, Serenitas. (3) Caliditas, Igneitas, Lumen, Luminositas, Pellucitas, Claritas, Radiatio, Illuminatio. (4) Mobilitas, Levitas, Circulatio, Irridatio, Velocitas, Influxus, Extensio, Robur, Activitas, (5) Humiditas, dulcedo. (Teil 1, S. 5).

Oder er übersetzte und fügte als Korrektiv den lateinischen Ausgangsbegriff beziehungsweise -satz ein: „Die Erkäntniß und Lehre der Spirituum, übertrift/ gleichsam/ jede Wissenschafft der Physic, und Medicin, & exhaurit omnem Physices & Medicinarum scientiam & abyssum; [...]. (Teil 1, S. 6).

---

325 Habermann (2002) hat die sprachlich-terminologischen Schwierigkeiten bei der Vermittlung lateinischer Fachtexte des 16. Jahrhunderts in die Volkssprache ins Zentrum ihrer Arbeit gestellt und dabei als ein Ergebnis (bei der Betrachtung der Register von Pflanzenbüchern) festgehalten: „Die Wahl des lateinischen Terminus als Leitform in deutschen Werken ist durch eine Reihe von Faktoren begünstigt: In einigen Fällen fehlt ein volkssprachiges Äquivalent, oder die Identifikation des Bezeichneten mit volkssprachigen Äquivalenten ist nicht eindeutig, bzw. es mangelt an einer überregionalen volkssprachigen Bezeichnung, [...]." (S. 509).

326 von Polenz (1994), S. 349.

Hellwigs mangelnde Qualifikation als Übersetzer wurde später, 1716, sogar „aktenkundig": Er hatte 1713 eine Übersetzung von Georg Franck von Franckenaus „Flora Francica, sive Lexicon Plantarum hactenus usualium", ein Pflanzenbuch, das 1683 in Heidelberg erstmals erschienen war, für den Verleger Johann Christian Martin in Leipzig geliefert, der es in diesem Jahr in einer hohen Auflage (1500 Exemplare) herausbrachte. Sie war schnell vergriffen, so dass drei Jahre später bereits eine weitere Ausgabe folgte. Diese nun wurde von dem Arzt Johann Gottfried Thilo betreut. Der Verleger Martini stellte in der Vorrede zur Ausgabe von 1716 Christoph Hellwig, dem Übersetzer der Erstausgabe, kein allzu gutes Zeugnis aus. Es seien bei der ersten Ausgabe „einige Tittul ausen gelassen und viele herrliche Effectus vergessen worden", „ingleichen eines und das andere nicht so ordentlich, wie es wohl hätte seyn können, angebracht worden, welches im Schreiben nicht so leichte, als wenns gedruckt ist, in die Augen fället". Deshalb habe der Leipziger Arzt Thilo die Neuausgabe nicht nur revidiert, „sondern auch gar bey nahe eine gantz andere Übersetzung auf sich genommen", „Unordnungen" der Hellwigschen Übersetzung verbessert und die Ausgabe um gelehrte Anmerkungen vermehrt.

Ein Vergleich der drei Ausgaben (1705, 1713 und 1716) zeigt allerdings, dass diese Kritik zurecht moderat ausgefallen ist, denn Hellwigs Übersetzung kann zwar nicht mit der späteren von Thilo konkurrieren, lässt auch einige Passagen weg, offenbar hatten sich aber seine übersetzerischen Fähigkeiten verbessert oder es stand ihm für die Übersetzung mehr Zeit zur Verfügung, als bei der *Nova Medicina Spirituum*. Ein Beispiel soll das verdeutlichen, der Vergleich der Artikel zu den „Matricaria" (Kamillenarten):

> Matricaria, Artemisia tenuifolia s. nostras, Parthenium, Amaracus Gal. Crispula Manardi, Metram/ Mäter/ Mutter- Feber- Mäler-kraut/ fol. fl. odorem habet gravem, aromaticum, saporem v. acrem & ingratum, qui salivam prolit, & linguam mordendo calefacit, cujus acrimonia cum aliqua siccitate diu in lingua manet, hinc ob sal volatile aromaticum C. 3. S. 2. adte. incic. dd aff. uteri frigidos & flatul. obstr. mens. de lochiorum, impotent. Vener. hydropem, febb. putrid. calc. Renum, vertig. Extra in balneo vaporoso ad duritiem ac inflammationem matricis. Manibus gestata fuga ictus apum & pulicum. ad suffocat. Uteri, mammas duras, aestum febril. dolores arthrit. aq. still. ad obstructiones mensium, asthma, aff. uteri, phlegma, vermes, fet. mort. Melancholiam. Pulv. herbae siccae purgat febricitantes feminas, quae uteri frigidoris. Sirub. Extr. Sal è cinere in hydrope & aff. uteri, ol. dest. ad aff. frig. stomach. uter. colic. partum pellit illitum. (Franck von Franckenau, 1705, S. 169).
> Matricaria, Artemisia tenuifolia s. nostras, Parthenium, Amaracus Gal. Crispula Manardi, Metram/ Mäter/ Mutter- Feber- Möler-Krant [!]/ Mägeblum. So wohl die Blätter und Blumen haben einen starcken aromatischen Geruch, allein der Geschmack ist scharff und widerlich. Macht Speichel, salivam prolicit, das Gewächs erhitzet mit seiner schärffe die Zunge, und machet solche trocken/ und zwar dessen Blätter und Blüte. Dahero warm im dritten und trocken im andern Grad, wegen seines flüchtigen und aromatischen Geruchs. Zer-

theilet, und dienet wider kalte Zufälle der Mutter, wie auch wider Blöhungen, Verstopffung der Monaths-Zeit, und lochiorum, oder, was nach der Geburth gehet, wider impotentiam Virilem, Wassersucht, febb. putridas, Stein der Nieren/ Schwindel etc. Euserlich ists gut in balneo vaporoso, in Behungen wider die Härte und Entzündungen der Mutter, der Brüste. Wenn mans in Händen träget, gehen die Bienen und Flöhe weg; das destillirte Wasser ist wider die Verstopffung der Monats-Zeit/ Engbrüstigkeit/ kurtzen Athem/ Mutter-Zufälle/ Würme/ todte Frucht/ Melancholie. Das Pulver von gedörreten oder getrockneten Kraute/ purgiret die Weibergen/ welche das Fieber haben/ zumahl solche/ welche kalter Natur sind. Die Apotheker geben her den Sirup davon/ Extract und Saltz von gebrandten Kraute/ welche sehr gut in der Wassersucht/ und Mutter-Beschwehrungen. Das destillirte Oel dienet den kalten Magen, Mutter, und nutzet in der Colic. Treibet die Frucht, euserlich in Nabel gestrichen, oder in den Unter-Leib. (Hellwig, 1713, S. 221 f.).

Matricaria, Artemisia tenuifolia s. nostras, Parthenium, Amaracus Gal. Crispula Manard. Marella, Solis oculus, Psevdoparthenium, Matronella, Matronaria, Herba uterina, Herba virginea, Herba febrifufa, Metram/ Mäter/ Mutter-Kraut/ Feber-Kraut/ Mäler-Kraut/ Metter/ Mettram/ Matron-Kraut/ Metterich/ Magdeblum/ Fieber-Kraut. Die Blätter und Blumen haben einen scharff aromatischen Geruch/ auch scharffen/ unangenehmen Geschmack/ welcher Speichel erwecket/ und durch sein beissend aromatisch und flüchtiges Saltz einige Schärffe und Trockenheit auf der Zunge zurück lässet. Es ist dieses Kraut warm im dritten, und trocken im andern Grad/ verdünnet/ schneidet ein/ curiret die kalten und blehenden Mutter-Kranckheiten/ Verstopffung des Monat-Flusses und der Reinigung nach der geburt/ das Männliche Unvermögen/ Frantzosen/ Wassersucht/ faule Fieber/ Nieren-Stein und Schwindel. Aeusserlich machet man von der Matricaria ein Dunst-Bad/ so in Verhärtung und Entzündung der Mutter gut thut. Wenn man es in Händen träget/ so weichen Bienen und Flöhe; Es dienet wider Mutter-Beschwerungen/ verhärtete Brüste/ febrilische Hitze und Gicht-Schmertzen. Das destillirte Wasser kann man in Verstopffungen der Monatlichen Reinigung/ Engbrüstigkeit/ allerhand Zufällen der Mutter/ Wassersucht/ Würmen/ todten Frucht und Melancholey brauchen. Das Pulver des gestossenen Krautes/ reiniget die an Fieber laborirende Frauenzimmer/ welche eine kalte Mutter haben. Man hat hiervon unterschiedene Praeparata, als den Syrup, das Extract und Saltz/ welches letztere aus der Asche bestehet/ und in der Wasser-Sucht auch Zufällen der Mutter pfleget verordnet zu werden. Das destillirte Oel wird in Erkältung des Magens/ der Mutter/ der Colica und die Frucht zu treiben, aufgestrichen. (Thilo, 1716, S. 359 f.).

c Der Hundertjährige Kalender als „offener Text"

Gerhard Eis hat in seiner Übersicht über die „Mittelalterliche Fachliteratur" seinen Forschungsgegenstand als „alles nichtdichterische Schrifttum geistlichen und weltlichen Inhalts"[327] definiert und die Fachliteratur weltlichen Inhalts weitgehend mit der volkssprachlichen Artesliteratur übereinstimmen lassen. Als

327 Eis (1967), S. 1.

Kennzeichen dieses Literaturzweigs benannte er ihren sprachlichen Reichtum und ihre weite Verbreitung sowie die besonderen literarischen Formen (Rezept, Traktat, Dialog, Schreizettel usw.). Peter Assion[328] wies in seiner der Eis'schen grundsätzlich gleichgerichteten Arbeit auf eine Besonderheit der Fachliteratur hin: „Fachliteratur war in besonderem Maße gesellschaftliche Literatur: [...] im Sinne kollektiver Partizipation am literarischen Betrieb im Nehmen sowohl als im Geben. Was der einzelne ‚Verfasser' mit seinem Namen deckt, ist vielfach nur Exzerpt aus älteren Schriften, Kompilation aus Bewährtem und Erprobtem, ergänzt um die Aufzeichnung mündlichen Erfahrungsgutes und – selten genug – eigenen Beobachtungen."[329] Assion schlug aufgrund dieses Sachverhaltes vor, der „Biographie einzelner Stoffe"[330] mehr Beachtung zu schenken, als der Biographie ihrer Vermittler.

In späteren Artikeln in Fachlexika wurde dieser Ansatz nicht aufgegriffen: Christa Baufeld begnügte sich mit der Feststellung, dass die Fachtexte „[...] immer wieder abgeschrieben, teils verkürzt, teils erweitert, mit anderen Texten kompiliert und/oder später gedruckt [...]"[331] wurden. Udo Friedrich wies darauf hin, dass in Fachprosa „Prozesse der Anpassung von Bildungswissen an spezifische Rezeptionsinteressen und der Organisation volkssprachlicher Schriftlichkeit"[332] sichtbar würden.

Wer immer sich etwas näher mit Fachliteratur – und damit sei nicht nur die mittelalterliche Fachliteratur gemeint, die bei allen bisher zitierten Autoren im Zentrum der Betrachtung steht, sondern auch die der Frühen Neuzeit, also „vorwissenschaftliche" Fachliteratur – beschäftigt, wird die formale Besonderheit feststellen, die der Literaturwissenschaftler Hans Fromm bei einer Ausstellungseröffnung so beschrieb:

> Man lernte [...] in den Texten, die man aus Handschriften hob, einen neuen Überlieferungstypus kennen und beschreiben: den bereits kurz nach seiner Entstehung unfesten Text, der nicht durch ein Autorbewußtsein in der Tradierung konsistent gehalten wird, der ein- und umgebaut, verkürzt und erweitert wird, zersetzt durch Sammelhandschriften und Hausbücher wandert und von den jeweiligen Traditionen und Lesern allein nach seiner erbaulichen Funktion beurteilt und behandelt wird.[333]

328 Assion (1973).
329 Assion (1973), S. 18.
330 Ebd.
331 Baufeld (1992), S. 45.
332 Friedrich (2007), S. 561.
333 Fromm (1989), S. 361.

Das Phänomen, das Fromm als „unfesten Text" bezeichnet,[334] scheint ein formales Merkmal vieler fachliterarischer Texte zu sein. Im folgenden soll dieses Merkmal an einem Text, dem *Hundertjährigen Kalender*, der über 100 Jahre (1700 bis ca. 1815) unter dem Namen Christoph Hellwigs verbreitet wurde, näher betrachtet werden, wobei statt des Begriffes „unfester Text" der Begriff „offener Text" gewählt wurde.

Der Begriff „offener Text" im erwähnten Sinnzusammenhang wird gelegentlich in der Literaturwissenschaft verwendet (nicht zu verwechseln mit der „offenen Form", von der insbesondere in der modernen Dramentheorie als Gegensatz der „geschlossenen Form" gehandelt wird[335]) und hier vornehmlich in der Mediävistik (die Verwendung des Begriffes „offener Text" zum Beispiel bei Umberto Eco[336] – in einem rezeptionsästhetischen Sinn – oder bei Helmut Heißenbüttel[337] – in poetologischem Zusammenhang – seien hier nicht weiter betrachtet).

So stellte Paul-Gerhard Völker bei der Betrachtung von Karfreitagsspielen fest, dass Abweichungen in Handschriften keine Textverschlechterung darstellten, sondern gewollte Änderung waren und somit „jede Handschrift ... Zeuge eines im Moment der Aufführung als endgültig konzipierten Textes"[338] war. Danielle Jourant schrieb über die „offenen Texte" bei mittelalterlichen Überlieferungen, in denen die „dynamische Auffassung eines werdenden, stets neuen Einwirkungen ausgesetzten Ganzen"[339] sichtbar werde.

Am deutlichsten übte Jürgen Kühnel Kritik am „starren philologischen Begriff von der einmaligen und unveränderlichen Textgestalt eines Werkes".[340] Er gab der „begrenzt variable(n) Textgestalt der volkssprachigen Texte des Mittelalters" die Bezeichnung „offener Text"[341] und entwickelte dazu eine kleine Systematik der „iterierenden" und „gattungsspezifischen" Varianten.[342]

Es bietet sich an, den *Hundertjährigen Kalender* – eigentlich ein ‚Immerwährender Kalender' – unter dem Blickwinkel des „offenen Textes" zu betrachten, denn proteushaft hat er in den reichlich 100 Jahren, in denen er unter dem

334 Ähnlich bei Baufeld (2007), die von einer „äußerst unfesten" Überlieferung der Texte der Artesliteratur schreibt (S. 152).
335 Klotz (1960).
336 Eco (1987).
337 Heißenbüttel (1977).
338 Völker (1968), S. 161.
339 Jourant (1995), S. 279.
340 Kühnel (1976), S. 312.
341 Kühnel (1976), S. 314.
342 Kühnel (1976), S. 314 f.

Namen Hellwigs erschien, seine Textmasse von Ausgabe zu Ausgabe verändert, teilweise wurde er gravierend umgearbeitet und formal immer wieder revidiert.

Der *Hundertjährige Kalender* war das weitaus erfolgreichste Buch Christoph Hellwigs, was die Zahl der Ausgaben betrifft. Er war nicht nur eine der meistverbreiteten Schriften im 18. Jahrhundert im deutschsprachigen Raum – „Neben der Bibel und der Nachfolge Christi von Thomas a Kempis hat kein anderes deutsches Buch eine so große Zahl von Auflagen aufzuweisen“[343] – sondern seine Wirkung dauert bis zum heutigen Tag an. Angesichts dieser außergewöhnlichen Wirkung des *Hundertjährigen Kalenders* über einen langen Zeitraum hinweg und angesichts der Tatsache, dass er als „ein richtiges Volksbuch eine gewisse kulturhistorische Rolle“[344] spielte, verwundert es, dass dem Werk nur gelegentlich Aufmerksamkeit in der Literaturwissenschaft und der Wissenschaftsgeschichte geschenkt wurde und dass immer noch solche Kurzcharakteristiken möglich sind: „Hundertjährige Kalender gibt es seit 1701. Außer einer Vorschau auf Wochentage und bewegliche Feste der kommenden Jahre bringen sie Wettervorhersagen, die Auf [!] Astrologie und Bauernweisheiten beruhen.“[345] An dieser Aussage ist fast alles falsch: Weder stimmt die Jahreszahl der Erstausgabe,[346] noch enthält der Hundertjährige Kalender ein regelrechtes Kalendarium; und schon gar nicht beruhen die Wetterprophezeiungen des Kalenders auf Bauernweisheiten.[347]

Verfasser des Prototyps des *Hundertjährigen Kalenders* war der Zisterzienserabt Moritz/Mauritius Knauer (1613–1664). Sein „Calendarium oeconomicum et perpetuum“ beruhte auf mehrjährigen Wetterbeobachtungen in der Stern- und Wetterwarte des Klosters Langheim. Knauer war Anhänger der Vorstellung vom Jahresregiment der Planeten. Er stand der Auffassung nahe, dass sich das Wetter in bestimmten Zeitabständen wiederholt, abhängig davon, unter welchem Planeteneinfluss das Jahr stand.

---

343 Hellmann (1922), S. 26.

344 Hellmann (1922), S. 15.

345 Wiedemann (1984), S. 13.

346 Die Manuskriptfassung stammt aus der Zeit vor 1665 (Hellmann, 1922, S. 16, geht von einem Entstehungsjahr 1655 aus, Heimeran, 1952, S. 86, vertritt die Ansicht, dass das Manuskript nicht vor 1658 abgeschlossen gewesen sein kann), der erste Druck erschien im Jahr 1700 (Heimeran, 1952, kannte diesen Druck allerdings nicht, denn er ging von 1701 als Jahr des Erstdrucks aus).

347 Moritz Knauer wandte sich ausdrücklich gegen Bauernweisheiten, wie zum Beispiel jene, dass aus den zwölf Rauhnächten auf die Witterung der kommenden zwölf Monate geschlossen werden könne (Heimeran, 1952, S. 21).

Die erste Druckfassung auf der Basis eines der zahlreich kursierenden Manuskripte Knauers besorgte im Jahr 1700 Christoph Hellwig.[348] In ihrem Aufbau richtete sich die 74 Seiten umfassende Schrift an Knauers Manuskript aus. Hellwig schrieb in seiner Vorrede, er habe das „Calendarium Perpetuum" vor etlichen Jahren als „altes Manuscript" erhalten. Es sei vor „hundert Jahren von einem vornehmen Abt gestellet" worden.[349]

Allerdings unterliefen Hellwig bei der Aufbereitung des Manuskripts zum Druck gravierende Fehler: „Die im Besitz Hellwigs befindliche Handschrift scheint schwer leserlich gewesen zu sein, oder Hellwig hat flüchtig gearbeitet; denn es haben sich in den Druck allerhand Fehler eingeschlichen."[350] Ein Vergleich der Manuskripte von Knauer mit Hellwigs Druckfassung zeigt, dass an einigen Stellen durch Auslassungen und Hinzufügungen gegenteilige Aussagen wie bei Knauer getroffen wurden.[351]

Im Mittelpunkt des Textes steht die Darstellung der Planeten (S. 1–61). Folgender Aufbau wurde für die einzelnen Artikel gewählt: Jahre der Regierung des beschriebenen Planeten, Charakteristik des Planeten, Menschen unter dem Einfluss des Planeten, Charakteristik des Jahres und der Jahreszeiten unter dem Einfluss des Planeten mit Anbauempfehlungen für die Bauern und Hinweisen auf Unwetter, Ungeziefer, Fische und Krankheiten, und schließlich Partikularwitterung nach Monaten, beginnend Mitte März (Frühlingsanfang). Darauf folgt eine Abhandlung über die Tageslängen (S. 61–65). Wohl um die letzte Lage zu füllen, fügte Hellwig einige kleinere Zusätze an (die sich dann in den späteren Ausgaben erhalten haben): Nach den Planetenartikeln folgten der Einschub eines ‚Traktats' (S. 65–69) – Andreas Goldmeyers ‚astrologische Meinung' – und ein Hinweis (S. 69) auf Hochwasser und Schafsterben im Jahr 1698. Danach (S. 70–73) schließen sich zwei Tafeln an, eine der Jahre 1700 bis 1800 und durch welche Planeten sie regiert werden, eine der Planeten und welche Jahre sie regieren. Den Abschluss bildet eine Notiz („Nota", S. 74) für den Nutzer: er solle den Sternenlauf beobachten, weil davon die Lebensdauer der Kälber abhänge. Außerdem

---

348 In Planung oder in Arbeit war die Schrift schon im Jahr zuvor, wie Hellwig in seinem „Sendschreiben vom Honigtau" (1699) schrieb: Die ‚mercurialischen' Krankheiten im Jahr 1699 seien schlimmer als gewöhnlich, „weil jetziges Jahr Saturnisch ist/ welches künfftig/ geliebts Gott/ im Calendariô perpetuô, zu sehen/ [...]".

349 Diese irrtümliche Angabe bezieht sich auf die Tatsache, dass Knauers Kalendarium im Jahr 1600 beginnt.

350 Hellmann (1922), S. 17.

351 Heimeran (1952) hat die Fehllesungen oder Flüchtigkeitsfehler in den Fußnoten seiner Ausgabe dokumentiert. Für sein Urteil, Hellwig habe Knauers Text sträflich verkürzt und bedenkenlos vereinfacht (S. 15), finden sich allerdings keine Hinweise und Beweise.

wird über das Wachstum in Zeiten der Sonnenfinsternis unterrichtet. Schon diese Zusätze verleihen der Erstausgabe des *Hundertjährigen Kalenders* den Charakter eines „offenen Textes".

Bereits diese erste Ausgabe war mit Illustrationen ausgestattet, die sich durch eine große Zahl von Neuausgaben weiter schleppten. Die sieben Planeten sind in sehr einfachen Holzschnitten, jeweils mit ihrem astrologischen Zeichen, dargestellt: Saturnus als Landmann mit Sense, Beinstumpf und ein nacktes Kind mit einer Hand hochhaltend; Jupiter als Krieger mit Schwert; Mars ebenfalls als Krieger mit Lanze und Schild; Sol als König mit Zepter, auf ein Schild mit Sonnendarstellung gestützt; Venus als nackte Frau mit Apfel und Pfeil; Mercurius mit Flügelhelm und Heroldsstab; Luna mit Mondsichel und Lanze.

Eine Besonderheit dieser ersten Ausgabe, die nur noch von der Ausgabe 1705 – dort ist der *Hundertjährige Kalender* Teil eines durchgehend paginierten Sammelbandes mit Werken astronomisch-kalendarischen Inhalts – aufgegriffen wurde, stellt die Errechnung der Daten sowohl nach dem alten (julianischen) als auch nach dem neuen (gregorianischen) Kalender dar. Ab 1701 (auf dem Regensburger Reichstag war in diesem Jahr die Kalenderreform auch für die evangelischen Territorien beschlossen worden) verzichteten die Ausgaben auf Angaben nach dem „alten Stil".

Kernbestand des *Hundertjährigen Kalenders* (bis zur Revision durch Christian Friedrich Rüdiger im Jahr 1786) war die so genannte ‚Partikularwitterung'. Dieser von den meisten Lesern als unverzichtbar empfundene Teil des Kalenders geht von der Vorstellung aus, dass auch die Tage und Stunden von einzelnen Planeten „regiert" werden: Aus dem Abgleich von Jahres- und Tages/Stundenregenten meinte schon Knauer, eine auf den Tag genaue Wettervorhersage erhalten zu haben.

Schon die ein Jahr später erscheinende Neuausgabe von Hellwigs Kalender erfuhr eine wesentliche Erweiterung, nämlich eine Beschreibung der Metalle und Mineralien und ihrer Beziehung zu den Planeten – diesen Textteil nahm Hellwig auch in seine 1702 erschienenen *Anmutigen Berg-Historien* auf, in denen auf den „Curiösen Calender" (S. 31) verwiesen wird.

Ein weitere, sehr umfangreiche Erweiterung findet sich dann in der Ausgabe von 1707: Hellwig hängte eine nach Monaten und innerhalb der Monate nach Alphabet geordnete Kräuterkunde an, die beinahe doppelt so groß war, wie der eigentliche Kalendertext einschließlich der Beschreibung der Metalle.

Diese Ausgabe ist auch insofern bemerkenswert, als Hellwig seine Adressaten benannte: An die neue Ausgabe – notwendig, weil die früheren Ausgaben vergriffen seien – habe er „etwas" von Metallen, Mineralien und Kräutern angehängt. Er wende sich damit sowohl an „Gelehrte als Ungelehrte", an Medizinstudenten und Nichtakademiker, die das Büchlein quasi als Nachschlagewerk beim

Gang durch die Natur mittragen könnten. Aus diesem Grund schlug er auch vor, das Exemplar durchschießen zu lassen, um Platz für eigene Notizen zu haben.

Eine weitere Ausweitung folgte im Kalender, der 1743 erschien, als an diese Zusätze ein Anhang mit „Nützliche[n] Haus- und Wirtschaffts-Regeln", ein nach Monaten geordneter Ratgeber, was jeweils in Haushalt und Hof, Garten und Feld zu berücksichtigen ist, angehängt wurde, außerdem ein Ratgeber über die Nutztiere in Haus und Hof, wobei insbesondere die Pferdekrankheiten und Medikamente einen breiten Raum einnahmen. Dieser Zusatz wurde in der Ausgabe von 1757 von den gleichen Verlegern (Johann Christoph und Johann David Stößel) im ansonsten inhaltlich identischen Text wieder entfernt.

Bei der Betrachtung der Textgeschichte muss berücksichtigt werden, dass der mit dem Namen Hellwigs verbundene *Hundertjährige Kalender* insbesondere nach dem Tod Hellwigs (1722) von konkurrierenden Verlagen mit unterschiedlichen inhaltlichen Schwerpunkten verbreitet wurde. So füllten die ‚Haushaltungskünste' im Kalender aus dem Verlag Christian Friedrich Geßners lediglich 20 Seiten, in den Kalendern der Stößel-Bruder hingegen rund 200 Seiten.

In den Geßner-Ausgaben sind dagegen Kapitel über astronomische Fragen enthalten und 1751 kam ein Kapitel über die Bienenpflege hinzu sowie ein „Traumbuch", in dem die Bedeutung der Träume alphabetisch nach Sachbegriffen geordnet erklärt werden.

Die Textgeschichte des *Hundertjährigen Kalenders* kennt nicht nur Erweiterungen, sondern auch Kürzungen, zum Beispiel den erwähnten Wegfall der „Haus- und Wirtschaffts-Regeln" in der Ausgabe von 1757.

War bis in die 1780er Jahre der Kern des Hundertjährigen Kalenders in den verschiedenen Druckfassungen nicht angetastet worden, so erschien 1786 eine von dem Leipziger Astronomen Christian Friedrich Rüdiger[352] „neue ganz veränderte Auflage", in der der ursprüngliche Text Hellwigs fast gänzlich aufgegeben ist. Rüdiger verbesserte nach eigenen Angaben im Vorwort die Zeittafeln, beschrieb die Sternbilder ausführlich, fügte eine physikalische Beschreibung der Erde an sowie Angaben zur richtigen Wetterbeobachtung. Während Rüdiger selbst die ersten drei Hauptteile bearbeitete, arbeitete ein ungenannter Experte für Landwirtschaft den Hellwigschen Text in diesem Bereich gänzlich um. Weggelassen wurde aus den vorhergehenden Ausgaben die Teile mit astrologischen Angaben und das Traumbuch.

Der Geist der Aufklärung durchweht auch den eigentlichen Text, in dem Rüdiger mit allen ‚abergläubischen' Vorstellungen, zum Beispiel über den Einfluss der Kometen auf das Weltgeschehen, rigoros brach. Der erste Abschnitt

352 Zu Rüdiger siehe Günther (1889).

brachte einen Kalender für die Jahre 1785 bis 1800 (S. 1–98), wobei der Bearbeiter Angaben zum Eintritt der kirchlichen Feste, Anfänge der Jahreszeiten, Sonnen- und Mondauf- und -untergänge, Mondstände, Sonnen- und Mondfinsternisse verzeichnete und großen Wert darauf legt, dass der Leser diese Daten durch Berechnungen selbst gewinnen könne. Der zweite Abschnitt stellte eine astronomische Beschreibung des Sternenhimmels (wobei das Planetensystem bereits den 1781 entdeckten Uranus verzeichnet) und des Aufbaues des Weltgebäudes (S. 99–254) vor. Der dritte Abschritt (S. 255–296) befasste sich mit der Erde, ihrer Größe und Gestalt, sowie Gewässern, Lufterscheinungen und Witterung. Im vierten Abschnitt (S. 297–442) wurden Wetterbeobachtungen erklärt und Anweisungen für Bauern zur Bestellung ihres Hauswesens gegeben, geordnet nach Monaten mit zum Beispiel Angaben zur Viehzucht, zu Getreidesorten, Schafschur, Aussaatzeitpunkten, Vorarbeiten usw.

Der Kreis der potentiellen Leser hatte sich offenbar verändert. Rüdiger nannte das „bessere Publikum", das den Verlag entschädigen sollte für den Schaden, den er „wahrscheinlich durch die rühmliche Absicht, schädliche Volksbücher auszurotten und statt deren bessere zu verbreiten, wohl noch einige Zeitlang leiden wird".

Diese Ausgabe hat im Grunde mit den von Christoph Hellwig bearbeiteten nichts mehr gemein, obwohl sie noch seinen Namen im Titel trägt. Das gleiche gilt für spätere, in „Grätz" (i.e. Graz) erschienene Kalender, die sich an Rüdigers Bearbeitung anlehnen, teilweise aber auch andere Wege gehen. Der Herausgeber des Kalenders von 1801 (textidentisch in mehreren Augaben bis 1816 erneut erschienen) entfernte ‚abergläubische' Vorstellungen, auch in diesem Sinne geistesverwandt mit Rüdiger. Im Gegensatz zu Rüdigers Ausgabe ist der landwirtschaftliche Teil verkümmert und enthält wenig mehr als ein Sammelsurium an Einzelbeobachtungen. Neu sind die nächsten drei Teile, wobei der letzte, die Heilmittel gegen einzelne Krankheiten, offensichtlich aufgenommen wurde, um die Lage zu füllen.

Dieser Überblick, der die parallel herausgegebenen Ausgaben, die nur den Namen Mauritius Knauers im Titel tragen, überhaupt nicht berücksichtigt, zeigt eines deutlich: In ihm begegnet alles andere als ein „einmaliger" Text; vielmehr ist die Textmasse und Textgestalt nicht festgelegt.

Der *Hundertjährige Kalender* mit seiner relativ langen Textgeschichte und seinen häufigen Neuausgaben kann exemplarisch für den „offenen Text" angesehen werden. Nach einer weitgehend vollständigen Erfassung der Textüberlieferung der Hellwigschen Ausgaben und einer genaueren Untersuchung der Unterschiede steht das Ergebnis, dass die Offenheit des Textes von Faktoren wie Textvorlage, aktuellem Wissensstand, Verfügbarkeit von weiteren Texten und Lesererwartung, auch von der Notwendigkeit, sich jedes Jahr gegen eine große

Zahl von konkurrierenden Kalendern durchzusetzen – Kalendern, deren Inhalte zunehmend „volksaufklärerischen“ Zielen folgten –,[353] bestimmt wurde. Es ist vorstellbar, dass das Phänomen des „offenen Textes“ als Beschreibungskriterium für die Fachliteratur allgemein fruchtbar gemacht werden kann.

d Additive Textkonstitution

Die Schriften Hellwigs zeichnet eine – aus heutiger Sicht – Sorglosigkeit in der Umsetzung seiner medizintheoretischen Vorstellungen aus, die selbst allerdings auch schon ganz Unterschiedliches in sich begreifen. So geht, wie man exemplarisch in der Vorrede zum *Physicalisch-medizinischen Lexikon* (1713) lesen kann, die Vorstellung vom „dreyfachen Natur-Reich“ einher mit aus dem Paracelsismus kommenden Lehren („[...] ein jedes Reich, und die in jedem Reiche befindlichen Dinge und Stücke [bestehen] aus einem dreyfachen Principio, nemlich ex Sale, Sulphure, & Spiritu [...]“), in denen der Mediziner aber ganz im galenischen Sinne ergründen müsse, „was jedes Ding vor ein Temperament habe, ob es hitzig, trocken, feucht oder kalt sey [...]“.

In dieses eklektische Medizinkonzept passten aber auch noch mühelos magische Vorstellungen. Im *Rezeptbuch für Männerkrankheiten* (1715) geht Hellwig – im Eingangskapitel über die „Impotentia virili“ – davon aus, dass Ursache für „Unvermöglichkeit/ Ohnmacht und Schwachheit zum Ehelichen Werke“ neben Schwachheit der Geister auch der Einfluss von Hexen und Zauberern sein könne. Dagegen hülfen Medikamente nur, wenn Gott den Segen dazu gebe. Ansonsten sei eine nicht-medizinische Vorgehensweise angebracht: „Darbey suche man fleißig/ oder lasse suchen/ in allen Winckeln des Hauses/ unter den Thür- und Thor-Schwellen/ Betten/ Stroh/ etc. (wo man insgemein hingehet/ oder sich auffhält/) ob man etwas eingegraben finde/ weil die gottlosen Zauberer und Zauberinnen/ gemeiniglich solches thun/ findet man nun was/ verbrennet mans und verändert das Bette und Bett-Stroh.“ (S. 4). Eine ganze Reihe von Maßnahmen, die Kräuterarzneien mit magischen Praktiken verbinden, empfiehlt Hellwig gegen „einen/ der dir die Mannheit genommen“ (S. 6 f.).

Magische Heilmittel stehen immer wieder ganz unvermittelt zwischen chymischen und Kräuter-Arzneien, wie in der *Haus- und Reiseapotheke* (1712): „Ein Tuch/ damit man Todten-Schweiß abgewischet/ oder/ ein Stück von einem Todten-Hemd oder Leibgen/ welches ausgegraben worden/ getrocknet/ und zu Pulver verbrennet“, helfe „wenn der Mastdarm außgehet.“ (S. 51 f.).

---

353 Siehe dazu Böning (2005).

Die Leser von Hellwigs Schriften scheinen sich an solchen vermeintlichen Brüchen nicht gestört zu haben und auch Hellwig, der sich ja als Anhänger der Spiritus-Medizin und des Spätparacelsismus (im Sinne seines Bruders Johann Otto) bezeichnete, empfahl gleichermaßen unterschiedlos und ohne zu hierarchisieren ‚chymische', galenische und magisch-sympathetische Medikamente. Überdies fügte er in späteren „verbesserten" Ausgaben neue Arzneien ein, ohne sie mit dem vorhandene Text abzustimmen oder zu harmonisieren. Sowohl bei der Zusammenstellung der Schriften als auch bei der eventuellen Erweiterung bei Neuausgaben scheint also die bloße Addition das Prinzip der Textkonstitution gewesen zu sein. Im erwähnten *Rezeptbuch für Männerkrankheiten* (1715) kommt der Autor/Kompilator zum Beispiel, nachdem die „Impotentia virili" Seiten zuvor abgehandelt zu sein scheint (S. 1–5), noch einmal darauf zurück: „Wir wollen doch noch etliche gute Mittel/ so wohl von der Impotentia virili, Oder Unvermögen zum Ehlichen Wercke/ [...] anbey setzen/ weil denenjenigen/ welche mit dergleichen Maladien beladen/ gar viel an Wiedergenesung gelegen [...]" (S. 13).

Diese Darstellungsweise mit formalem Unvermögen zu erklären, würde zu kurz greifen. Vielmehr scheinen Hellwigs Schriften literarische Entsprechungen seiner medizinischen Eklektik gewesen zu sein. Eklektik durfte sich durch das Bibelwort „Prüfet alles und das Gute behaltet" (1. Thessalonicher 5, 21) abgesichert fühlen – wobei allerdings wohl weder Hellwig noch sein Lesepublikum die theoretisch-philosophischen Grundlagen für seine Eklektik reflektierten.[354]

354 Albrecht (1994) ist für die eklektische Methode Sennerts zu einem ähnlichen Ergebnis gekommen. Sennert habe die Auswahl von Lehrmeinungen aus verschiedenen Bereichen „nur praktiziert, nicht reflektiert" (S. 156).

E Verfasserfragen

1 Bemerkungen zu Valentin Kräutermann, Caspar Schröter und Constans Alitophilus Herzberger

Mit den Namen Christoph Hellwig, Valentin Kräutermann und Caspar Schröter verbindet sich ein umfängliches Corpus gedruckter Schriften. In den Katalogen der Bibliotheken werden die beiden letzteren Namen gewöhnlich als Pseudonyme des Erfurter Arztes Christoph Hellwig gewertet, unter den Autorennamen Kräutermann und Schröter erschienene Werke gewöhnlich unter Christoph Hellwig geführt.

Die bibliothekarische Praxis folgt damit einer Gleichsetzung, die schon von den frühen Biographen Hellwigs vorgenommen wurde. Trotz offensichtlicher stilistischer Unterschiede der Bücher von Kräutermann, Hellwig und Schröter wurde erst in jüngster Zeit die These bezweifelt, die drei Namen stünden für eine Person (Telle, Strein). Bei der Analyse der Vorreden von Hellwig-, Kräutermann- und Schröter-Büchern lässt sich zweifelsfrei nachweisen, dass es sich bei Valentin Kräutermann keineswegs um ein Pseudonym Christoph von Hellwigs handelt, wohl aber bei Caspar Schröter.

Die Verfasserfrage stellt sich allerdings nicht nur bei den Kräutermann- und Schröter-Büchern. Selbst bei den unter dem Namen Christoph Hellwig erschienenen Werken muss nach dem Anteil des Stadtphysicus von Tennstedt, bzw. Erfurter Mediziners gefragt werden. Eine Einzelanalyse der Werke ergab eine weite Bandbreite des Anteils Hellwigs beim Entstehen der Texte: vom beinahe unveränderten Nachdruck bereits vorliegender Werke unter dem eigenen Namen, über Kompilationen mit und ohne Nennung der Vorlagen, formalen und inhaltlichen Plagiaten bis zu eigenständigen Publikationen. Noch komplizierter wird die Frage des Verfassers Hellwigscher Veröffentlichungen, wenn man berücksichtigt, dass spätere Ausgaben durch vom Verleger beauftragte Personen redigiert wurden und dass nach Hellwigs Tod im Jahr 1721 weitere Werke erschienen, die sich offensichtlich den guten Namen des Sachbuchautors Hellwig zu eigen machten.

Es gibt eine eindeutige Quelle für die Meinung, Hellwig, Kräutermann und Schröter seien ein und dieselbe Person: die Sammlung von Bio-Bibliographien bedeutender Literaten Erfurts, die der Professor der Philosophie Just Christoph Motschmann 1529 bis 1534 unter dem Titel *Erfordia literata* in mehreren Bänden herausbrachte. In dem Artikel über Christoph von Hellwig heißt es dort:

> Es gehöret aber unser Autor mit guten Rechte unter die Polygraphos, massen er binnen 20. Jahren eine ziemliche Anzahl Schrifften in die gelehrte Welt geschicket hat, die man in die, so er unter seinem eignen Namen, und die, so er unter fremden Namen heraus gegeben,

DOI 10.1515/9783110536447-005

eintheilen kan, welchen noch diejenigen Schrifften beyzufügen sind, die er entweder mit Vorreden versehen, oder nur aus dem lateinischen übersetzet hat."[355]

Später wird spezifiziert, was unter den „fremden Namen" zu verstehen sei: „In der andern Classe sind enthalten die Schrifften, die er unter dem Namen Schröders und Kräutermanns herausgegeben, ..."[356]

Diese frühe Quelle über Hellwigs Leben wirkte mächtig, so dass spätere biographische Notizen Motschmanns Angaben nicht mehr in Frage stellten. Motschmann war immerhin Zeitgenosse Hellwigs gewesen und er hatte seiner eigenen Angabe zufolge die biographischen Angaben aus dem Programm zu einer Disputation Hellwigs genommen, „das übrige aber aus Privat-Nachrichten ergäntzet".[357] Zu denken wäre hier an Hellwigs Sohn Johann Gottlob als Auskunftgeber.

Zumindest mit den „fremden Namen" ist Motschmann allerdings einem Irrtum aufgesessen. Eine aufmerksame Lektüre der noch zu Lebzeiten Hellwigs herausgegebenen Kräutermann-Schriften hätte diesen Irrtum aufklären können. Denn in dem Artikel über den Achat im Kapitel über Edelsteine des 1717 erschienenen *Regnum minerale* weist „Kräutermann" auf das „Blumen- und Kräuterbuch/Regnum vegetabile" hin und schreibt weiter: „weil solches aber ein anderer Autor unter Händen genommen/ gleichfals unter dem Namen Kräutermann/ wie beim Regno Animali, so kan vor diesesmahl dem geneigten Leser nicht willfahren/ wird sich derowegen derselbe an denen Stücken in Regno Vegetabili, so der Herr Autor communiciret/ ergetzen." (S. 204).

Korrigiert wurde Motschmann vollends im Jahr 1730 von dem Verfasser/Kompilator des unter dem Namen Kräutermanns erschienenen *Lexicon Exoticorum*. Dort heißt es in der Vorrede: „Es hat sich zwar der Herr Autor des Gelehrten Erffurths bereden lassen/ als habe der seel. Lic. de Hellwig solche drei Regna [Regnum Minerale, Teutsch- und Lateinisches Blumen- Und Kräuter-Buch, Regnum Animale] verfertiget/ so aber grund-falsch/ und er unter diesem Namen nichts/ als das Regnum animale geschrieben/ welches aber/ auf Begehren des Verlegers/ von mir um die Helffte vermehret worden."

In manchen frühen Kräutermann-Büchern wird Christoph Hellwig allerdings, auch wenn er nicht der Verfasser/Kompilator war, durchaus als Autorität – in unterschiedlicher Wertung – erwähnt: Der Verfasser des *Lexicon exoticorum* hatte demnach keine gute Meinung von Hellwig. Er nennt ihn schlichtweg einen Plagiator ohne großes eigenes Wissen: Nicht nur habe er, der Verfasser, selbst –

355 Motschmann (1729), S. 140.
356 Motschmann (1729), S. 154.
357 Motschmann (1729), S. 161.

wie erwähnt – die von Hellwig stammende Kräutermann-Schrift vom *Regnum animale* (1716) „um die Helffte vermehret“ (unfol. Vorrede).

> Die letzt-edirten Heimlichkeiten [Heimlichkeiten des Frauenzimmers, vermutlich 1725] sind zwar von einem Cand. Med. in Arnstadt [...] in bessere Ordnung gebracht/ keines weges aber/ wie man vorgiebet/ mit vielen Obscoenis vermehret worden. Gestalten solcher Irrthum bereits anno 1711. [?; die Erstausgabe der *Heimlichkeiten der Frauenzimmer* erschien 1515!] dem seel. Herrn Lic. de Hellwig in einem selbst-eigenhändigen Sendschreiben zur Genüge remonstriret/ und er auf Musitani, Venette und anderer berühmter Medicorum und Physicorum Schrifften gewiesen worden/ als aus welchen man ein und andere Passagen excerpiret/ welche gelehrte Männer blosse Naturalia et Physica tractiret/ u. mag dieser Candidat. in einem Viertel-Jahre leicht mehrere Praxin haben/ als der seel. Lic. de Hellwig die Zeit seines Aufenthalts in Erffurth gehabt. (Ebd.).

Hingegen stellt der Verfasser der Kräutermannschen *Heimlichkeiten des Frauenzimmers* (1721) Hellwig ein positives Zeugnis aus:

> Ingleichen sind auch Hr. L. Christoph Helwigs, Med. Pr. in Erffurt seine entdeckte Heimlichkeiten des Frauenzimmers in großer Consideration, welches Buch in Wahrheit ein feines Werck ist, massen darinnen, so viel die Enge des Raums zulassen wollen, alles auf das accurateste abgehandelt ist. Wie nun bekannt, daß man in einem Werck nicht alles nach jedes Gusto fassen kann, auch ietzt berührte Consilia Secreta des Frauenzimmers in etlichen Stücken einigen noch zu kurtz scheinen, so bin von vielen ersuchet worden, zu fernerm Vergnügen des Frauenzimmers und deren Nutzen, die Feder zu ergreiffen und mit Beyhülffe vieler derer gelehrtesten Herren Medicorum Schrifften, über obberührte L. Helwigs Heimlichkeiten noch einen besondern Tractat von dieser materie heraus zu geben [...].

Hinzu kommen in einigen wenigen Kräutermann-Büchern Erwähnungen von Schriften, die eindeutig Hellwig zuzuordnen sind – angesichts der Tatsache, dass Kräutermann mit Angaben über Vorlagen und Quellen geizt, allerdings keine vernachlässigbare Größe.

Da nun sicher scheint, dass Kräutermann nicht identisch ist mit Christoph Hellwig und dass sich hinter dem Namen Kräutermann kein einziger, sondern eine Reihe von Autoren/Kompilatoren verbirgt, stellt sich die Frage nach deren Identität. Nur in einem Fall, dem *Akkuraten Scheider* (1717) gibt es eine Erwähnung bei Motschmann (1731), der Verfasser sei Johann Ephraim Oßwald (ein Verwandter Hellwigs).[358] Die Texte lassen hingegen den Suchenden im Stich. Denn im Gegensatz zu Hellwig-Texten, die von persönlich-beruflichen Anmerkungen nicht nur in Widmungen und Vorreden durchsetzt sind, sind die meisten Kräutermann-Bücher in einem sehr unpersönlichen Stil gehalten. Wenn tatsächlich

358 Motschmann (1731), S. 594.

persönliche Bemerkungen eingeflochten sind, dann reichen sie bei weitem nicht, eine Identifikation des Verfassers vorzunehmen.

Eine Liste soll dies verdeutlichen: Im *Blumen- und Kräuterbuch* (1716) wird „mein sehr guter Freund Jacobus Ludeen, Med. Doct. und Physic. Ordin. in West-Gothland"[359] erwähnt (S. 84). Im *Reich der Minerale* (1717) nennt der Verfasser einen „Herrn M. Bütner/ Priester in Querfurt," der einen großen Vorrat von Halbedelsteinen besitze (S. 247) und es wird von einem Starstecher „Nikolaus Bütner/ zu Tänstädt in Thüringen" berichtet. Im *Akkuraten Scheider* (1717) empfiehlt der Verfasser dem Leser, sich nicht so sehr „um den Auctorem dieses Werckgens/ als um das von Ihm geschriebene/ zu bekümmern [...]" (Vorrede). Er berichtet weiter von einem eigenen Besuch in einer Quecksilbergrube „nahe bey einem Dorffe/ wenn man von Göritz/ einer Sclavonischen Stadt/ nach Lubiana, der Haupt-Stadt in Crainten reiset" (S. 56).

Völlig aus dem Rahmen fallen die späteren „Kräutermann"-Veröffentlichungen. Die *Residenz der Vernunft* (1745) widmet der unbekannte Verfasser Adam Levin von Witzleben, wobei er in seiner französischen Dedikation sich selbst als Anfänger der Schriftstellerei bezeichnet: „[...] je lui présente [...] mon premier essai". Darauf folgt in einer sehr langen Vorrede ein Lehrgedicht, in dem der Arzt mit einem Troupier verglichen wird. Im *Bienenwirt* (1762) offenbart sich der Verfasser als ein intimer Kenner der Bienen und der Bibel, vielleicht ein (protestantischer) Geistlicher, der sein Buch mit einer Reihe von kleinen Histörchen aus der eigenen Imker-Praxis und einem Schatz an Bibelzitaten und Bauernweisheiten würzt.

Vielversprechender scheint, die Kräutermann-Bücher in Verbindung mit dem Verlagshaus von Ernst Ludwig Niedt beziehungsweise seinem Nachfolger Johann Jacob Beumelburg in Arnstadt zu sehen. Denn alle Kräutermann-Schriften erschienen in diesem Verlag – von 1716 bis 1734 bei Niedt beziehungsweise seiner Witwe, anschließend bei Beumelburg.[360] Es liegt auf der Hand, dass der Verleger Initiator der Kräutermann-Bücher war, dass er eine Sachbuch-Reihe konzipierte, sie unter dem Namen Kräutermann vermarktete und sich dazu Autoren mit Expertenwissen in den jeweiligen zu behandelnden Bereichen aussuchte – wobei die

---

359 Jacobus Ludeen wird in den „Memoirs of literature", London 1722, als Doktor der Medizin aus der Provinz Skaraborg bezeichnet (S. 64). Von ihm ist eine Schrift De lithogenesia macro- et microcosmi exercitatio physico-medica [...]. Leiden: Conrad Wishoff 1713 bekannt.

360 Die naheliegende Annahme, Beumelburg habe die Witwe des 1732 verstorbenen Niedt geheiratet, trifft in diesem Falle nicht zu (Schmalfuß, 1998, S. 75). Wie der Übergang der Druckerei und der Verlagsrechte von der Witwe auf Beumelburg geschah, ist nicht bekannt.

Autoren durchaus auf allen Stufen der Skala von Kenntnisreichtum (zum Beispiel der *Akkurate Scheider*) bis Dilettantismus (*Residenz der Vernunft*) zu finden sind.

Es fällt auf, dass die Kräutermann-Bücher nicht nur die Themen der Hellwig-Bücher aufgreifen, sondern sie, häufig unter dem gleichen Haupt-Titel, plagiieren. Von Hellwig gibt es einen *Neuen Tiergarten* (1703), von Kräutermann das *Regnum animale* (1716). Hellwig veröffentlichte *Beschreibungen ausländischer Dinge/Exotica curiosa* (1711 und 1719), Kräutermann ein *Lexicon exoticorum* (1730). Hellwig schrieb eine *Medicina renunciatoria/Von tödlichen Wunden* (1713), Kräutermann ein gleichnamiges umfangreicheres Werk (1726). *Consilia secreta*, also Sachbücher über Frauenkrankheiten veröffentlichten beide in mehreren Ausgaben. Ebenso gibt es eine *Praxis medica/Medizinische Praxis* (1710) von Hellwig und von Kräutermann (1734).

Das lässt den Schluss zu, dass sich die Kräutermann-Reihe von Niedt/Beumelburg in ihrem Programm an dem erfolgreichen Sachbuch-Autor Hellwig orientierte.

Anders als bei Kräutermann liegt die Sache bei Caspar Schröter:[361] Zu diesem Pseudonym bekannte sich Hellwig ganz offen, als er zum Beispiel in der Schrift *Von tödlichen Wunden* (1713) im Verzeichnis der Schriften, die er seit 1700 herausgegeben hatte, „C. Schröders allzeit fertiger Hauß-Verwalter" erwähnte (S. 171). In den *Grund- und Lehrsätzen der Medizin* (1715) zählte er zu den eigenen Werken „C. S. wohlpractizirter Feld-Scheerer" (S. 508). Im *Geheimen Medicus* (1715) verwies er auf Angaben in zwei eigenen Werken, wie „auch bei dem Schröder" (S. 235). In der unter Schröters Namen erschienenen *Jungfern-, Weiber- und Kinder-Apotheke* (1721) wurde „Conrad. Kuhnrad. in Medull. destill. welches Buch ich vermehret" erwähnt, was auf die von Hellwig besorgte Khunrath-Ausgabe von 1706/1707 verweist. In der zweiten Ausgabe des *Chirurgischen Lexicons* (1722) wird auf ein Hellwig-Werk verwiesen: „Vid. Mein Hauß- und Reise-Apoteckchen." (S. 241).

Aber auch dort, wo die Verwandtschaft der beiden Autoren nicht ausdrücklich bezeugt ist, kann man teilweise vom gleichen Verfasser Hellwig ausgehen. So weisen beispielsweise Artikel in Caspar Schröters *Chiurgischem Lexikon* (1713) und Hellwigs *Apotheker-Lexikon* (dritte Ausgabe 1714) weitgehende inhaltliche und sprachliche Übereinstimmungen auf. In der *Frauenzimmerapotheke* Hellwigs (1700) wird „Wider Sonnenbrand" empfohlen: „Sich alsobald mit Eßig gewaschen." (S. 34). In Schröters *Jungfern-, Weiber- und Kinderapotheke* (1721) heißt

---

361 Hellwig benutzte sowohl die Namensform Schröter, als auch Schröder. Letztere ist leicht verwechselbar mit dem Namen Johann Schröder, dem Verfasser einer von Hellwig reichlich für das eigene Werk ausgeschlachteten Pharmakopöe; aus diesem Grund wird hier grundsätzlich die Namensform Caspar Schröter verwendet.

es zum selben Thema: „Wider Sonnenbrand. Sich alsbald mit Eßig gewaschen.“ (S. 134). Überhaupt sind die Seiten 34–41 in Hellwigs Schrift weitgehend – auch in den Formulierungen – identisch mit den Seiten 175–179 bei Schröter.

Andererseits ist in der erwähnten Literaturliste in der Schrift *Von tödlichern Wunden* zum Beispiel der 1709 erschienene *Englische Hausarzt* nicht enthalten. Es fällt auch schwer, Hellwigs Autorschaft bei den nichtmedizinischen Texten Schröters – zum Beispiel seiner *Neuen Jagd-Kunst* (1717, 1723 u.ö.) – anzunehmen, die sich stilistisch und inhaltlich von den Werken Hellwigs entfernen.

Wahrscheinlich war auch bei den Schröter-Büchern, ähnlich wie bei Kräutermann, der Verleger die treibende Kraft. Alle Schröter-Bücher erschienen bei Hieronymus Philipp Ritschel in Frankfurt und Leipzig. Trotz der erwähnten Zweifel in Einzelfällen ist Hellwigs Anteil nicht zu übersehen. Der Grund dafür, Bücher unter eigenem Namen und dem von Caspar Schröter zu veröffentlichen, liegt vermutlich in dem unterschiedlichen angesprochenen Leserkreis. Hellwig legt Wert darauf, an erster Stelle seiner Adressaten angehende Mediziner, Praktiker, Vertreter der handwerklichen Medizin und ‚Curiosi‘ zu nennen, dann erst den gemeinen Mann. In den meisten seiner Werke verbietet sogar der Hinweis, bei bestimmten Schriftstellern könne man weiteres zum Thema erfahren, von einem Text zu Selbstmedikation auszugehen. Anders bei Schröter. Hier wird auf gelehrtes (Erwähnung von Autoritäten) ebenso wie auf buchkünstlerisches Beiwerk völlig verzichtet. Caspar Schröter schrieb seine medizinischen Sachbücher für den gemeinen Mann, den Hausvater und die Hausmutter, denen er Grundlagen für die Selbstmedikation an die Hand geben wollte.

Man kann also mit einigen guten Gründen zusammenfassen: Die Namen Valentin Kräutermann und Caspar Schröter stehen für Reihen von Sachbuch-Titeln, die von den Verlegern Niedt/Beumelburg beziehungsweise Ritschel initiiert wurden und in denen der Anteil Christoph Hellwigs minimal – bei Kräutermann – bis bedeutend, wenn nicht gar ausschließlich – bei Caspar Schröter – war.

Ergänzend sei noch einmal die Kontroverse im Anschluss an Hellwigs Erstausgabe des *Hundertjährigen Kalenders* (1700) zwischen ihm und dem Leipziger Professor Jacob Caspar Posner erwähnt, wobei Hellwig in der *Siegenden Wetterlehre* (1703) das Pseudonym Constans Alitophilus Hertzberger verwendete – Posner hatte das nicht sehr einfallsreiche Pseudonym Ianus Cassius Posernius verwendet –, wobei Hellwigs Autorschaft allerdings außer Zweifel steht – und auch für die Zeitgenossen stand.

2 Leben und Werke der Söhne Theodor Andreas und Johann Gottlob von Hellwig

Christoph Hellwig und seine Ehefrau Christina Regina Kratzenstein[362] hatten zwei Söhne, die das Kindesalter überlebten, Theodor Andreas und Johann Gottlob. Beide waren Mediziner und beide betätigten sich schriftstellerisch. Es scheint so, dass der ältere, Theodor Andreas, von seinem Vater unterstützt wurde, ähnlich wie er selbst auf dem Gebiet der popularisierenden Sachliteratur tätig zu werden.

Theodor Andreas Hellwig[363] wurde am 12. Mai 1694 in Frankenhausen geboren. In Tennstedt ging er zur Schule (Motschmann nennt den Rektor Saul und den Konrektor Wygand als Lehrer). Nach dem Umzug der Eltern nach Erfurt wurde Theodor Andreas Hellwig in die Matrikel der Erfurter Universität eingeschrieben (1712). Wie schon sein Vater studierte er anfangs an der philosophischen Fakultät bei den Professoren Volkmar Wilhelm Stenger, Johann Christoph Hübler und Georg Heinrich Büchner (Bruder des bekannteren Andreas Elias Büchner). Beim anschließenden Studium an der medizinischen Fakultät besuchte er Vorlesungen bei Professoren, die schon während des Studiums seines Vaters amtiert hatten: Georg Christoph Petri von Hartenfels, Justus Vesti und Johann Philipp Eysel (in der Vorrede zu *Nosce te ipsum*, 1716, als „Mein grosser Patron/ und hochgeehrtester Hr. Vetter" bezeichnet). Seine erste Schrift, die *Beschreibung der drei beseelten Naturreiche* (1718) nennt ihn in der am 1. September 1717 datierten Vorrede einen „Medicinae Studiosus".

Als medizinischer Praktiker scheint Theodor Andreas Hellwig vor seinem frühen Tod nicht gearbeitet zu haben.[364] Am 22. August 1720 heiratete er Christiane Maria Fischer, Witwe eines Advokaten und Tochter eines Amtmanns in Waldeck. Kurz vor seinem Vater starb Theodor Andreas Hellwig während einer Fleckfieber-Epidemie in Erfurt am 21. März 1721.

Von Theodor Andreas Hellwig haben sich zwei eigenständige Schriften erhalten. Einem interessierten Lesepublikum wurde sein Name allerdings erstmals als Verfasser der Vorrede zur Schrift *Nosce te ipsum* seines Vaters bekannt. Er

---

362 Von ihr konnten außer der Hochzeit (1688) keine Daten ermittel werden. Sie wird um oder kurz nach 1665 als ältestes Kind von Heinrich Kratzenstein und Regina Weise (Hochzeit 1665) geboren worden sein. Beim Umzug Christoph Hellwigs nach Erfurt (1712) lebte sie noch (Motschmann, 1730, S. 309).

363 Die Lebensdaten sind Motschmann (1730), S. 309 f., entnommen.

364 „[...] als er eben nach vollendeten Studiis zum Zwecke schreiten wollte, überfiel ihn ein Fleckfieber [...]" (Motschmann, 1730, S. 310). In der Vorrede zur zweiten Ausgabe von „Nosce te ipsum" (1720), datiert am 17. Mai 1720, bezeichnet sich Theodor Andreas Hellwig als Medic[inae] Dedit[us].

schildert darin, wie er an der Sektion eines Leichnams im anatomischen Collegium des Professors Johann Philipp Eysel teilnahm. Zuhause habe er sich weiter kundig gemacht und zur eigenen ‚Exercitatio' „eine Anatomische Invention, aus einem gewissen alten Autore, so jetzo gar nicht mehr zu bekommen, auch sehr rar und kostbar, gezeichnet" (unfol. Vorrede) – bei dem „alten Autore" handelt es sich um Johannes Remmelin, dessen CATOPTRUM MICROCOSMICUM von den beiden Hellwig formal und inhaltlich plagiiert wurde. Verschiedene Bekannte seines Vaters, vor allem aber sein Korrespondent Maximilian Joseph von Mintzenried, hätten den Vater zur Herausgabe der ‚Invention' gebeten.

1718 (Vorrede datiert am 1. September 1717) kam bei Hieronymus Philipp Ritschel die Schrift *Beschreibung der drei beseelten Naturreiche* heraus, in der Theodor Andreas Hellwig aus der ‚Lebensgeister'-Medizin Wirdigs sowie den Tier-, Pflanzen- und Mineralienbüchern seines Vaters schöpfte. Dieser hatte in der Vorrede des schmalen Bandes[365] geschrieben, inhaltlich folge die Schrift den ‚Principia' von Johann Otto Baron von Hellwig und „des hochgelehrten Würdichs" (i.e. Wirdig), „so ihm gleichsam von Jugend auf/ eingeflösset worden".

1721 folgte der *Kluge und lustige Medicus*, veröffentlicht unter dem Pseudonym „T. A. v. Hiatrophilo", eine wie ein medizinisches ‚Collegium' an der Universität aufgebaute Schrift, in der ein Professor einen angehenden Medizinstudenten – Philander – „discurirend" in die Bereiche der Medizin einführt, ein medizinisches Lehrbuch, das auf leichte Weise seinen Stoff vermittelt. Der *Kluge und lustige Medicus* solle den Gefallen des Anfängers an der Medizin erwecken mittels „artigen Historien, lächerlichen Curen, curiösen Begebenheiten". Der Schrift liegt die Vorstellung eines angenehmen, anstrengungslosen Transfers von akademischem Wissen zugrunde:

> Da denn bey jedweden [Collegia] ein gewisser Professor und anfangender Studiosus Medicinae discurirend eingeführet werden; also daß unter verschiedenen anmuthigen Discursen, auch lustigen Medicinischen Begebenheiten, dennoch jede Disciplin mit allen angehörigen Stücken ordentlich tractiret, also daß, wer einmahl drinne zu lesen anfangen wird, wegen derer vielen lustigen Abwechslungen immer mehr und mehr Lust nachzudencken bekommet, und will versichern, daß wer nur ein baar mahl ein Collegium von diesem Werckgen durchsiehet, zu der Disciplin kommen kann, daß er selbst nicht wissen wird, wie er dazu kommet, und wird, so zu reden, spielend solche Disciplin erlangen. (unfol. Vorrede).

Theodor Andreas Hellwig bediente sich erneut in den Schriften und der Lebensgeister-Vorstellung seines Vaters. Insbesondere dessen Bekenntnis zur Eklektik

365 Motschmann (1730) schreibt abfällig von „Tractätlein" (S. 310).

(zum Beispiel in den *Grund- und Lehrsätzen der Medizin*, 1715) wiederholt er teilweise fast wörtlich:

> Die beste Secte ist, die jetzo am meisten floriret, die Secta Dogmatico-Hermetica, diese verwirfft, wie die Dogmatica, auch das geringste Hauß-Mittelgen nicht, doch judiciret sie die Umstände wie es gebraucht wird, steckt auch nach Anleitung der Sectae Hermeticae die Hand in die Kohlen, und erfindet manch schön Medicament, von welchem sie, ehe sie es experimentiret, wohl judiciret, ob dem Patienten nicht etwa der Tod vor das Leben hierdurch gegeben werde. (S. 17).

Motschmann machte darauf aufmerksam, dass im „erdichteten Namen [des Verfassers T. A. v. Hiatrophilus] die Initial-Buchstaben seines wahrhaften Namens [Theodor Andreas von Hellwig]“[366] stecken und dass das Attribut „verbessert“ bei der zweiten Auflage 1728 falsch ist, „theils weil da der Autor schon eine geraume Zeit verstorben, theils weil überhaupt nichts dazu gethan ist“.[367]

Das Pseudonym „Hiatrophilus“ wurde in der Folge ausschließlich mit dem Namen von Theodor Andreas von Hellwig in Verbindung gebracht, so dass eine 1702 bei Groschuff in Leipzig erschienene Schrift unter dem Namen „Hiatrophilus“, *Der curiöse Patiente*, in den Bibliothekskatalogen umstandslos Theodor Andreas von Hellwig zugeschrieben wurde. Es ist offensichtlich, dass dieser nicht der Verfasser sein konnte: Er war beim Erscheinen des Buches acht Jahre alt. In der Schrift wird der Verfasser/Kompilator/Herausgeber nicht namentlich fassbar.

Von Johann Gottlob von Hellwig, der sich selbst „Medicinae Practicus“ nennt, scheinen nur wenige Lebensdaten erhalten. Er wurde um den 1. Oktober 1702 in Tennstedt geboren. Über seine universitäre Ausbildung ist nichts bekannt, ebenso wenig über seine Verhältnisse nach dem Tod von Bruder und Vater (1721). Ein Datum ist greifbar: Er hatte sich am 24. Oktober 1720 – zum gleichen Datum wie sein älterer Bruder – in das Stammbuch von Johann Christoph Gebhard eingetragen.

Johann Gottlob von Hellwig scheint Informant von Just Christoph Motschmann für dessen Artikel über Christoph Hellwig im ersten Band des *Gelehrten Erfurt* (1729) gewesen zu sein.[368]

366 Motschmann (1730), S. 311.
367 Motschmann (1730), S. 312.
368 „Den Anfang dieser Lebens-Beschreibung habe genommen aus dem Programmate, mit welchen der Decanus Facultatis Medicae zu Hellwigs Disputation eingeladen; das übrige aber aus Privat-Nachrichten ergäntzet, massen kein Leichen-Programma bey seinem Todte gemacht worden ist.“ (Motschmann, 1729, S. 161)

Johann Gottlob von Hellwig gab 1730 eine Sammlung von Schriften seines Vaters, die *Haus-, Reise- und Armenapotheke* (1730), heraus. Laut Angabe auf dem Titelblatt stammt der zehnseitige „Anhang Etlicher bewährter Artzeneyen" von ihm, eine Zusammenstellung von Arzneien ohne übergreifendes Thema.

In der Neuausgabe von *Nosce te ipsum* 1744 – auf deren Titelblatt ein Porträt Johann Gottlob Hellwigs gestochen ist – berichtet er in der ersten der beiden Vorreden (datiert am 17. April 1744), dass er den Text der Schrift seines Vaters in aller Eile – es blieb nicht einmal die Zeit zum Korrekturlesen – umgeschrieben und ergänzt habe. Trotzdem sei der ursprüngliche Veröffentlichungstermin nicht zu halten gewesen, da das Ausschneiden und Einsetzen der „etliche 100" Kupfer „mehrentheils durch meine Hände" habe gehen müssen.

Über weitere Lebensdaten von Johann Gottlob von Hellwig ist nichts mehr bekannt.

Teil 2

Bibliographie raisonnée

Das folgende kommentierte Werkverzeichnis unterscheidet nach Schriften, die unter den Namen

A. Christoph (von) Hellwig,
B. Valentin Kräutermann,
C. Caspar Schröter erschienen sind, sowie
D. Ausgaben des Hundertjährigen Kalenders,
E. Werken anderer Autoren, die von Hellwig übersetzt, ergänzt oder neu herausgegeben wurden, sowie
F. Werken der Söhne Christoph von Hellwigs.

Die unter den einzelnen Namen verzeichneten Werke sind chronologisch geordnet, wobei spätere Ausgaben an die Beschreibung der Erstausgabe angefügt wurden. Da in einer Reihe von Jahren jeweils mehrere Werke erschienen, wurde versucht, anhand der Datierungen der Vorreden dieses chronologische Prinzip beizubehalten; wo das nicht möglich ist, muss die Reihenfolge notgedrungen willkürlich sein.

Die Werke werden nach einem einheitlichen Schema verzeichnet: Kopfzeile, Titel, Format und Umfang, Bildbeigaben, Widmungen, Vorrede, Inhalt, Textbeigaben, Erwähnungen in der Forschungsliteratur und Exemplarnachweis.

Kopfzeile: Jeder Text erhält als Kopfzeile einen normalisierten Kurztitel, bei den Werken unter E zusätzlich mit Autorangabe.

Titelaufnahme: Die Titelaufnahme erfolgt für die jeweilige Erstausgabe als diplomatisch-zeichengetreue Wiedergabe des Titelblattes; für das Werk nicht relevante Angaben werden weggelassen (durch [...] gekennzeichnet). Bei späteren Ausgaben werden nur die Abweichungen gegenüber dem Titelblatt der Erstausgabe aufgenommen; die Auslassungen werden durch [...] gekennzeichnet. Nicht berücksichtigt werden unterschiedliche Schriftgrößen, Rubrizierungen und unterschiedliche Schriftarten (Fraktur und Antiqua). Versalschreibung wird beibehalten. Auf eine Unterscheidung der unterschiedlichen Formen von r und s wird verzichtet, hochgestelltes e bei Umlauten erscheint als Trema, Ligaturen werden aufgelöst. Graphische Elemente (Druckersignets usw.) werden nicht verzeichnet. Verlagsort, Drucker/Verleger und Jahreszahl erscheinen in normalisierter Angabe. Virgeln und Kommata werden ohne Leerzeichen an das vorausgehende Wort angefügt.

DOI 10.1515/9783110536447-006

Kollation: Bei der Kollation der Schrift werden Format und Umfang angegeben (die vor der Seitenzählung stehenden Teile in Folio-, danach in Seitenzählung; die Zahl der nichtfoliierten Blätter bzw. nichtpaginierten Seiten erscheint in eckigen Klammern; die durch Folio- bzw. Seitenzählung gekennzeichneten Textteile werden durch Schrägstriche getrennt). Da Hellwig überwiegend in Deutsch schrieb, wird die Verwendung der deutschen Sprache nicht ausdrücklich erwähnt. Vermerkt wird lediglich die ausschließliche oder teilweise Verwendung einer anderen Sprache (Latein).

Bildbeigabe: Der Titelkupfer sowie eventuelle Bildbeigaben im Text werden beschrieben. Der Urheber des Bildes wird nach Möglichkeit angegeben. Keine Erwähnung des Urhebers bedeutet, dass das Bild keine Urheberangaben enthält.

Widmung: Bei den Widmungen wird versucht, für den Adressaten Lebensdaten, evtl. Funktion im Dienste des beziehungsweise Verhältnis zum Widmenden zu ermitteln.

Vorrede/Inhalt: In einem Kommentarteil werden Vorrede und eigentlicher Text – auf den inhaltlichen Kern reduziert – vorgestellt und bewertet mit Verweisen auf Vorlagen und weitere Ausgaben.

Weitere Textbeigaben: Widmungsgedichte, beigefügte Texte (Sendschreiben, Briefe, evtl. zum Auffüllen der Lage), die nicht vom Autor stammen, werden verzeichnet.

Literatur: Erwähnungen des kollationierten Textes in der Forschungsliteratur.

Exemplarnachweis: Nachweis des verwendeten Exemplars mit Bibliotheksort, Bibliothek und Standortsignatur. Eingesehene Exemplare werden durch Asterisk gekennzeichnet.

Werke Christoph von Hellwigs

Über das Rezeptschreiben

1685

DISPUTATIO MEDICA DE MEDICAMENTORUM FORMULIS CONSCRIBENDIS, QVAM [...] IN PERANTIQVA ACADEMIA GERANA SUB PRAESIDIO D[OMI]N[I] JUSTI VESTI, MED[icinae] DOCT[oris] ANATOM[iae] CHIRURG[iae] ET BOTAN[icae] PROF[fessoris] PUBL[icae] ejusque FACULTATIS ASSESSORIS Publico Eruditorum examini submissit CHRISTOPHORUS HELBIGIUS Cölledâ-Thuringus, ad diem [leer] August[i]. Anno M.DC.LXXXV. [...] Erfurt: Johann Heinrich Groschuff 1685.

Format und Umfang: 4°. 20 Seiten. Der Text ist lateinisch.

Inhalt: Hellwig stellt in der Disputatio 38 Thesen auf über die Herstellung (Ingredienzien, Maßangaben usw.) der Medikamente. In den ‚Corollaria' wird gegen diejenigen polemisiert, die lateinische Medizinbücher verdeutschen, um sie Badern und Bartscherern („a balneatoribus et barbitonsoribus") zugänglich zu machen. „Solche seynd rechte Schmier=Flegel" heißt es im 4. Corollarium auf deutsch.

Weitere Textbeigaben: Lateinische Widmungsgedichte von Justus Vesti, Magister Heinrich Cratzenstein und Magister Hieronymus Boccius.

Exemplar: *London, British Library T 619.

1707

REGULAE DE FORMULIS MEDICAMENTORUM CONSCRIBENDIS, Das ist: Vom Recept-Schreiben/ [...] EDITAE a L[icentiato] CHRISTOPHORO HELLWIGIO, Thuringo, P[oetae] L[aureati] Caes[arei] Phys[ici] Tenstadiens[i]. Frankfurt/Leipzig: Johann Christoph Stößel 1707.

Format und Umfang: 8°. 76 Seiten. Der Text ist lateinisch mit gelegentlichen deutschen Einsprengseln.

Inhalt: Lateinische Anleitung in 36 Kapiteln zum Ausschreiben von Rezepten, wobei die Anwendung für den Patienten auf deutsch formuliert ist.

Exemplar: *Göttingen Niedersächsische Staats- und Universitätsbibliothek, 8. Med. Pract. 8/47. *Dresden, Sächsische Landes- und Universitätsbibliothek Pharmacol. Gen. 533.

DOI 10.1515/9783110536447-007

1712

REGULAE DE FORMULIS MEDICAMENTORUM CONSCRIBENDIS, Das ist: Vom Recept-Schreiben/ [...] EDITAE ET AVCTAE a L[icentiato] CHRISTOPHORO HELLWIGIO [...].Frankfurt/Leipzig: Johann Christoph Stößel 1712.

Format und Umfang: 8°. 157 Seiten. Der Text ist lateinisch mit deutschen Einsprengseln.

Inhalt: An den Text der Erstausgabe von 1707, der unverändert erhalten bleibt, werden an den entsprechenden Stellen neue Rezepte angehängt.

Exemplar: *Erlangen, Universitätsbibliothek H 61/Trew E* 805.

1715

DE FORMULIS MEDICAMENTORUM CONSCRIBENDIS, VOM RECEPT-SCHREIBEN.

Umfang: S. 357–363 in der Schrift *Grund- und Lehrsätze der Medizin* (1715).

Inhalt: Zusammenfassung der Ausgabe 1712, auf die *ferner nachzuschlagen/ zumahl/ was die Formulen/ oder Recepte/ solche zusetzen/ anbetrifft* (S. 357) verwiesen wird.

Vom Alkahest

1685

[...] DISSERTATIO INAUGURALIS MEDICA De ALKAHEST, Qvam ANNUENTE SUPREMO NUMINE, CONSENTIENTE GRATIOSISSIMO SENATU ASCLEPIADEO, IN CELEBERRIMA AC PERANTIQVA HIERANA. Pro LICENTIA SUMMOS IN FORO MEDICO HONORES AC PRIVILEGIA DOCTORALIA SOLENNI RITU CONSEQVENDI, Publico Philiatrorum Examini sistit JOHANNES CASPARUS Wedekind/ Keulâ-Swarzburgico-Thuringus, RESPONDENTE CHRISTOPHORO Helbigk/ Cölledâ-Thuringo, [...] Die 2. Septembr[is] Anno 1685. Erfurt: Johann Heinrich Groschuff [1685].

Format und Umfang: 8°. 20 Seiten. Der Text ist lateinisch mit ganz wenigen deutschen Einsprengseln.

Inhalt: Auf der Basis von Texten meist in der Tradition von Paracelsus stehender Autoren (unter anderen Helmont, Becher, Johann Otto von Hellwig) diskutiert der Text Fragen der Existenz des Alkahest (Kapitel 1), der Definition des Alkahest (Kapitel 2), seiner Zubereitung (Kapitel 3) und seiner Anwendung (Kapitel 4).

Exemplar: *Tübingen, Universitätsbibliothek Ji I 168.4.

Anti-Cartesius

1686

D[octoris] ECCARDI LEICHNERI ANTI-CARTESIUS, Sive De NATURA REDIVIVA per VINDICATIONEM ab INTERNECINIS CARTESII, ejusque hyperaspistarum, ANTONII le GRAND, JACOBI ROHAULTI etc[eterae] COMMENTIS EXERCITATIONES SEX: Qvibus examussim palàm fit: Commenta ea omninò esse anti-Philosophica, praesertim autem anti-Physica. Tractatus omnium Facultatum, praecipuè verò Medicinae Studiosis hodieque lectu necessarius pariter atque perutilis. Erfurt: Johann Heinrich Groschuff 1686.

Format und Umfang: 4°. [5] Bl. / 132 Seiten.

Widmung: Das Werk ist dem mainzischen Erzbischof Anselm Franz von Ingelheim gewidmet.

Vorrede: An den Leser gerichtet, wohl von Leichner verfasst.

Inhalt: Die Auseinandersetzung mit der ‚Physic' des Cartesius geschieht in sechs ‚Exercitationes', die wiederum in mehrere Unterabschnitte, diese wieder in Paragraphen unterteilt sein können.

Beiträger: Als Respondenten werden Joachim Arnold Wichmann aus Hildesheim, Christoph Hellwig (‚Helbig') aus Cölleda und Johannes Melchior Thilo aus Lubin in der Lausitz genannt.

Exemplar: *Weimar, Herzogin Anna Amalia-Bibliothek 31,4:180.

Die Jungfernkrankheit

1693

[...] DISPUTATIO MEDICA INAUGURALIS VIRGINEM CHLOROSI, Quae vulgò dicitur Die Jungfer Kranckheit/ Liebes-Farbe/ LiebesFieber/ etc[etera]. LABORANTEM EXHIBENS, Quam CONSENSU ET AUTORITATE AMPLISSIMAE FACULTATIS MEDICAE In Perantiqua et Illustri Universitate Erfurtensi, PRAESIDE DOMINO GEORG[io] CHRISTOPH[oro] PETRI ab Hartenfelß/ [...]PRO LICENTIA Summos in ARTE MEDICA HONORES, PRIVILEGIA atque INSIGNIA DOCTORALIA legitimè et solenniter consequendi, publico examini submittit CHRISTOPH[orus] HELWIG, Colledâ-Thuringus, Practicus Francohusanus, P[oeta] L[aureatus] C[aesareus]. Ad diem 28. Jun[ii] 1693. [...] Erfurt: Johann Heinrich Groschuff [1693].

Format und Umfang: 4°. [10] Blätter. Der Text ist lateinisch.

Widmung: Das Werk ist Johann Otto von Hellwig, dem Bruder Christoph Hellwigs, gewidmet.

Vorrede: In der Vorrede (‚Prooemium') schreibt Hellwig über die Auswirkung der Bleichsucht auf die Schönheit der Frauen. Diese lateinische Vorrede verwendete er – übersetzt und geringfügig erweitert – in der Ausgabe 1702 des Bandes „Von der Jungfernkrankheit" erneut.

Inhalt: Der Text besteht aus der Darlegung des ‚Casus', der ‚Resolutio' in 36 Thesen, in denen die Einnahmevorschriften der Rezepte häufig in deutsch geschrieben sind, und den in zehn Abschnitte gegliederten ‚Corollaria'.

Weitere Textbeigaben: Lateinische Widmungsgedichte der Professoren Johann Heinrich Meier, Georg Christoph Petri von Hartenfels, Justus Vesti, Johann Philipp Eysel, Johann Melchior Kniphof(f) sowie deutsche Widmungsgedichte von Johann G. Culand und „von etlichen nechsten Anverwandten", nämlich Hellwigs jüngerem Bruder Christian Hellwig, und von den ‚Vettern' Johann Christian Otto und Johann Christoph Schäffer beschließen den Band.

Exemplare: *London, British Library T. 543; *Gotha, Studienbibliothek Diss. Med. 163 (51).

1702

De CHLOROSI, oder von der Jungfer-Kranckheit/ Liebes-Fieber/ bleiche Sucht und Mißfarbe/ wie solche zuerkennen und zu curiren/ Nebst einer kurtzen Vorrede vom Lobe des Frauen-Zimmers/ auffgesetzet von L[icentiato] CHRISTOPH HELLWIG, P[oetae] L[aureato] C[aesareo] p[ro] t[empore] Stadt-Physico zu Tännstädt. Leipzig: Johann Heinrich Groschuff 1702.

Format und Umfang: 12°. [30] Blätter. Der Text ist deutsch.

Widmung: Die Schrift ist dem „Hoch- und Wohl-Löblichen Frauen-Zimmer" gewidmet.

Vorrede: Hellwig schreibt über die Auswirkungen der Bleichsucht (die als ‚Affectus' bezeichnet wird) auf die Schönheit der Frauen.

Inhalt: Im Textteil werden zuerst die unterschiedlichen Namen der Krankheit erklärt, danach die Ursachen der Krankheit, schließlich, unter Angabe zahlreicher Rezepte, Möglichkeiten der Heilung. Hellwig schließt eine Warnung vor

„Schmierern“ aus Apotheken, Barbier- und Badstuben, vor „faule(n) Weiber(n)“ und anderem „liederliche(n) Manns- und Weibs-Geschmeiß“ sowie „Störern“ an. Schließlich gibt er Verhaltensmaßregeln nach dem Schema der sex res non naturales.

Weitere Textbeigaben: Im Anhang sind die bei Groschuff vorrätigen Bücher verzeichnet, darunter Hellwigs *Frauenzimmer- und Kinder-Apotheke*.

Exemplar: *Berlin, Staatsbibliothek Stiftung Preußischer Kulturbesitz Iv 3532.

1709

De chlorosi, oder von der Jungfer-Kranckheit [...] 1709.

[Enthalten in der Ausgabe 1712 der Frauenzimmer-Apotheke mit eigenem, 1709 datiertem Titelblatt; Angaben nach dem Katalog der NLM; keine Autopsie].

Exemplar: Bethesda, United States National Library of Medicine 2681426R.

1720

De CHLOROSI, Oder Von der Jungfer-Kranckheit, [...] von L[icentiato] CHRISTOPH[oro] HELLWIG, [...] Leipzig: Jacob Schuster 1720.

Format und Umfang: 12°. Seiten 92–130 in dem Sammelband „Frauenzimmerapotheke“ (1720).

Widmung/Vorrede/Inhalt: Identisch mit der Ausgabe 1702.

Exemplar: *London, British Library 1175. a. 32.

Sendschreiben vom Honigtau

1699

L[icentiati] Christoph[ori] Hellwig, P[oetae] L[aureati] Caes[arei] Stadt-Physic[i] zu Tännstädt/ Kurtzes Send-Schreiben/ wegen des so genanndten Honig-Taues/ Welcher sich am heurigen Korn sehen lassen/ und die großen schwartzen Körner (ins gemein Mutter-Korn genanndt/) hervor bracht/ was davon zu halten/ wovon es entstanden/ und/ ob es nützlich/ oder schädlich sey; An einen guten Freund/ auf Begehren/ überschicket. Langensalza: Johann Caspar Bachmann 1699.

Format und Umfang: 4°. [4] Blätter (4v frei).

[Vorrede]: Das Sendschreiben, datiert am 22. Juli 1699 in Tennstedt, ist an einen ungenannt bleibenden Adressaten gerichtet, von dem Hellwig schreibt, er habe mit ihm anlässlich eines Besuches unter anderem über das Auftreten von Honigtau auf Getreide in diesem Jahr gesprochen und sei von ihm aufgefordert worden, seine Überlegungen dazu auszusprechen.

Inhalt: Zum Auftreten der süßen Tropfen am Korn (hier: Roggen) schreibt Hellwig, er halte sie nicht für Honigtau. Vielmehr sei, aufgrund der Witterung in diesem Jahr, einem „lunarischen Jahr", die Harmonie von Merkur und Vitriol (verdünnende und verdickende Kraft) in den Ähren gestört. Das durch diese Verhältnisse entstandene Mutterkorn hält Hellwig bei Genuss für schädlich. Er gibt eine Liste ‚merkurialischer' Krankheiten an, die durch den Genuss von Mutterkorn entstehen können.

Exemplar: *Erlangen, Universitätsbibliothek, H 61/ NTG 42.

1714

Kurtzes Send-Schreiben/ wegen des so genandten Honig-Thaues/ welcher sich 1699. an dem Korn sehen lassen/ und die schwartzen Körner (insgemein Mutter-Korn genandt/) hervor bracht/ was davon zu halten/ wovon es entstanden/ und ob es nützlich oder schädlich sey. An einen guten Freund/ auf Begehren/ überschickt.

Format und Umfang: 8°. 9 Seiten (134–142 in der Ausgabe der CURIOSA PHYSICA, 1714).

Inhalt: Der Text ist weitgehend identisch mit der Ausgabe 1699.

1771

Kurtzes Sendschreiben wegen des sogenannten Honigthaues, welcher sich am heurigen Korn sehen lassen, [...]. An einen guten Freund auf Verlangen überschicket. [Leipzig: Johann Gottfried Müller 1771]

Format und Umfang: 8°. 10 S. [S. 75–84 in dem Sammelband S[amuel] A[uguste] D[avid] Tissot: NACHRICHT VON DER KRIEBELKRANKHEIT, Leipzig: Johann Müller 1771].

Vorrede: Der ungenannte Herausgeber des Bandes verteidigt die Aufnahme des über 70 Jahre alten Textes von Hellwig, da er „nicht überflüssig" sei und – obwohl das Sendschreiben „nicht in einer solchen Schreibart abgefaßt ist, die dem heutigen Geschmack gemäß wäre“ (S. [10 f.])– „ganz artige Bemerkungen“ enthalte.

Inhalt: Der Text ist inhaltlich identisch mit dem von 1699, die Orthographie wurde nach dem Gebrauch der Zeit normalisiert.

Weitere Textbeigaben: Weiterer Beiträger ist neben Tissot – der mit seinem Beitrag dem Buch den Titel gab – und Hellwig ein Ausschnitt aus der Leipziger Zeitung vom 26. September 1770 und zwei aus dem Lateinischen übersetzte Traktate von Samuel Theodor Quellmalz (von „verfälschten Weinen“ und vom „Brode“).

Exemplar: *Tübingen, Universitätsbibliothek JF II 41 d.

Frauenzimmer-Apotheke

1700

Frauenzimmer-Apotheckgen/ Darinnen Bewährte Artzneyen wider die Kranckheiten so wohl lediger als verheyratheter Weibes-Personen zu finden/ und welche meistentheils vom Frauen- Zimmer selbst mit leichter Mühe und wenigen Kosten praepariret werden können/ Nebst etlichen leichten und netten Stückgen zur äusserlichen Zierde und Schönheit/ wie auch einem Anhange der Tincturae vitae und Pulv[eris] Solaris nebst ihren Tugenden und Gebrauch zumahl in Unfruchtbarkeit und harten Geburten/ wohlmeinend angerichtet durch L[icentiatum] CHRISTOPH[orum] HELLWIG, Colled[am] Thur[ingensium] P[oetam] L[aureatam] C[aesaream] Stadt-Physico zu Tännstädt. Leipzig: Friedrich Groschuff 1700.

Format und Umfang: 12°. [10] Blätter / 60 Seiten.

Motto: Das Motto zu dem Band entnahm Hellwig der Bibel, Sirach 38, in Form eines Gedichtes: „DEs Höchsten Wunder-Hand läst Artzeneyen blühen/ Und durch des Artztes Kunst die beste Krafft ausziehen; Drum wer vernünfftig ist/ verachtet solche nicht/ Er folgt des Artztes Rath/ wenn die Gesundheit bricht.“

Widmung: Das Buch ist Katharina Sophie von Münchhausen, geborene von Selmnitz (1665 – 1735) gewidmet.

Vorrede: In der Vorrede wendet sich Hellwig gegen die nicht zugelassenen Heiler – „Störer“, „in der Medicin (und sonsten) halb-Gelehrten/ [...] Apotheckern / Wund-Aertzten / u[nd] Oculisten“ – sowie gegen die Medizin treibenden „Vieh- und Gänse-Hirten/ oder ihre Weiber/ und andere alte Bettel-Leute und vertriebenes gemeines Volck“. Er fordert die Obrigkeit auf, gegen diese Quacksalber vorzugehen.

Bildbeigabe: Titelkupfer; eine Frau in einem Zimmer vor einem Tisch, auf dem ein (Apotheken-)Kästchen steht. Sie hält eine kleine Flasche in der Hand und schaut auf ein Hündchen, das rechts neben ihr sitzt. Als Urheber ist „Boucher [?]" vermerkt.

Inhalt: Der Text (S. 1–48) besteht zum großen Teil aus Rezepten für Frauen bei Monatsbeschwerden, während und nach der Geburt, bei Kindbettfieber und Brustentzündungen. Ebenfalls enthalten sind kosmetische Rezepte sowie die Beschreibung zweier von Hellwig vertriebener Arzneien, einer Tinctura vitae, und eines Pulveris solaris.

Weitere Textbeigaben: [...] [V]or Die Lecker-Mäuler/ [...] welches das Manns-Zimmer oder die so genannten MESSIEURS auch nicht ausschlagen werden. – Der Text bietet eine Anweisung zum Zubereiten von Gebäck (S. 49–60).

Literatur: Szász (1997), S. 97–99.

Exemplar: *Dresden, Sächsische Landesbibliothek Diaet. 550.

1707

Curieuses und nützliches Frauen-Zimmer und Kinder-Apotheckgen [...]. Leipzig: 1707.

Umfang: 108 Seiten.

Exemplar: Bethesda, National Library of Medicine 2681425R [Angaben laut Katalog der NLM; keine Autopsie].

1712

Curieuses und nützliches Frauenzimmer-Apotheckgen [...] Ferner Kinder-Apothecken [!] Ingleichen Von der Jungfer-Kranckheit [...]. Leipzig: [...] 1712.

Umfang: 161 Seiten.

Weitere Textbeigabe: De chlorosi, oder von der Jungfer-Kranckheit mit einem eigenen, 1709 datierten Titelblatt [Angaben nach dem Katalog der NLM; keine Autopsie]

Exemplar: Bethesda, United States National Library of Medicine 2681426R.

1720

CHRISTOPH HELLWIGS, Stadt-Physici zu Tänstadt, Curieuses und nützliches Frauenzimmer-Apotheckgen, [...] Ferner Kinder-Apotheckgen [...] Ingleichen Von der Jungfer-Kranckheit, [...]. Leipzig: Jacob Schuster 1720.

Format und Umfang: 12°. [12] Seiten / 131 Seiten.

Motto: Wie Ausgabe 1700.

Vorrede: Weitgehend identisch mit der Ausgabe 1700.

Bildbeigabe: Wie Ausgabe 1700.

Inhalt: Seite 1–39 des Sammelbandes. Diese weitgehend identisch mit der Ausgabe 1700.

Weitere Textbeigaben: *Kinder-Apotheckgen* (S. 40–79 des Sammelbandes); *Des galanten Frauen-Zimmers Nasch-Schränckgen für die Lecker-Mäuler* (Seite 80–91 des Sammelbandes; inhaltlich identisch mit dem Teil „Vor die Leckermäuler" von 1700); De CHLOROSI, *Oder Von der Jungfer-Kranckheit* (Inhaltlich identisch mit der Ausgabe 1702; Seite 92–130 des Sammelbandes); Hinweise auf Bücher aus der *Offizin Schusters* (Seite 131).

Exemplar: *London, British Library 1175. a. 32.

1730

Nutzbares und compendiöses Frauenzimmer- und Kinder-Apotheckgen, Bestehend In allerhand sowohl der Gesundheit als Schönheit des Frauenzimmers zu statten kommenden Remediis, Samt unterschiedenen denen Kindern dienenden Artzeneyen, wie auch Einem Anhang Etlicher heilsamen Recepte, [...] Frankfurt/ Leipzig: Hieronymus Philipp Ritschel 1730.

Format und Umfang: 8°. [1] Blatt / 58 Seiten. (S. 185–242 in dem Sammelband „Haus-, Reise- und Armenapotheke", 1730).

Inhalt: Der Text orientiert sich an den Ausgaben der Frauenzimmer- und der Kinderapotheke (erstmals 1700 erschienen). Die Frauenzimmer-Apotheke erstreckt sich von S. 185–212, die Kinderapotheke von 213–230. Der Text ist mit einem Anhang „Etlicher bewährter Artzeneyen" (S. 231–242) versehen, einem Bauchladen der unterschiedlichsten Medikamente.

Kinder-Apotheke

1700

Kinder-Apotheckgen Darinnen Leichte und doch bewährte Mittel/ die Kranckheiten der Kinder zu curiren, angewiesen werden von L[icentiato] CHRISTOPHORO HELWIG, Coll[edae] Thur[ingense] P[oetae] L[aureato] Caes[araeo] Stadt-Physico zu Tännstädt. Leipzig: Friedrich Groschuff 1700.

Format und Umfang: 12°. 48 Seiten.

Motto: Als Motto ist folgendes Gedicht vorangestellt: „Vom Anfang unsers Seyns ist Jammer/ Angst/ u. Klagen/ Es hat ein junges Bluth schon unterschied'ne Plagen/ Doch zeigt des Höchsten Hand/ weil seine Güte treu/ Wie man/ durch Mittel/ kan offt werden Kranckheits-frey."

Widmung: Gewidmet ist das Buch Maria Clara von Buttlar, geborene von Heldorff, der Frau des anhaltinischen ‚Jägermeisters' Carl Friedrich von Buttlar.

Vorrede: In der Vorrede zu dem Werk gibt Hellwig an, der elende Zustand der Kinder habe ihn zur Abfassung des Buches veranlasst. Er denke dabei vor allem an die Kinder auf dem Land, für die kein Mediziner schnell zur Hand sei.

Inhalt: Im Text stellt Hellwig eine Reihe von Rezepten und Anweisungen für die Behandlung von Neugeborenen und Kleinkindern sowie zur Heilung von Kinderkrankheiten vor. Er habe sie selbst, so versichert er, in seiner Praxis erprobt.

Exemplar: *Dresden, Sächsische Landesbibliothek Diaet. 550.

1707

[...] Kinder-Apotheckgen [...]. Leipzig: 1707.

Exemplar: Bethesda, National Library of Medicine 2681425R [Angaben laut Katalog der NLM; keine Autopsie; die Ausgabe ist auch in Hellwigs „Medizinischer Praxis" (1710) erwähnt (S. 664)].

1712

[...] Ferner Kinder-Apothecken [...]. Leipzig: [...] 1712.

Exemplar: Bethesda, United States National Library of Medicine 2681426R [Angaben nach dem Katalog der NLM; keine Autopsie].

1720

Kinder-Apotheckgen Darinnen Leichte und doch bewährte Mittel, die Kranckheiten der Kinder zu curiren, angewiesen werden.

Format und Umfang: 12°. Seite 40–79 der *Frauenzimmerapotheke* von 1720.
Motto/Vorrede/Inhalt: Identisch mit der Ausgabe 1700; die Widmung fehlt.

1730

[...] Von denen Zufällen derer Kinder [...].

Format und Umfang: 8°. 18 Seiten. (S. 213–230 in dem Sammelband HAUS-, REISE- UND ARMENAPOTHEKE, 1730).

Sendschreiben vom Stein der Weisen

1701

L[icientati] CHRISTOPH HELLVVIG, ietziger Zeit/ Stadt-Physici zu Tännstädt in Thüringen/ Send-Schreiben/ vom Lapide Philosophorum, bey gegebener Gelegenheit/ des/ durch die Goth- und Jenischen Zeitungen bekandt-gemachten Exempels eines Apotecker-Gesellens/ welcher zu Berlin etliche Zwey-Groschen-Stücke/ vor wenigen Wochen in Beyseyn etlicher Gräfl[icher] Personen/ in gut Gold verwandelt. An einen guten Freund überschicket. o.O. [Mühlhausen]: Michael Kayser 1701.

Format und Umfang: 8°. 15 Seiten.
Motto: Dem Text vorangestellt ist das Motto: „Arduum est, qvod qvaerimus, sed possibile."
Inhalt: Das am 20. Dezember 1701 in Tennstedt an einen ungenannten Adressaten datierte Schreiben beantwortet die Frage dieses Adressaten: „Was die Materie des Meisterstücks der Weisen, nemlich des Lapid. Philosophorum sey und wie sie müsse bereitet werden?" Auslöser der Frage war ein Goldmacherexperiment eines Apothekergesellen in Berlin, der aus (Silber-)Groschen Gold bereitet habe. Im Zentrum des Sendschreibens steht die Beschreibung zweier Experimente zur Gewinnung kleiner, subtiler Goldpartikelchen und zur Auflösung des Goldes in Wein, um es Kranken als Medizin zu trinken zu geben.

Exemplar: *Dresden, Sächsische Landesbibliotkek Chem. 400,34.

1702

L[icentiati] CHRISTOPH HELLWIG [...] Send-Schreiben/ Vom Lapide Philosophorum [...]. An einen guten Freund überschicket. [Zwischentitelblatt ohne Angabe von Ort, Drucker und Jahr [Jena: Johann Bielcke 1702]]

Format und Umfang: 8°. 15 Seiten (S. 33–47 in *Vom wahren Trinkgold*, 1702).
Inhalt: Identisch mit der Ausgabe 1701.

1711

Sendschreiben Vom Lapide philosophorum.

Format und Umfang: 8°. 9 Seiten (S. 311–319 in den *Anmerkungen zu medizinischen Dingen*, 1711).
Inhalt: Weitgehend identisch mit der Ausgabe von 1701.

1714

Send-Schreiben vom LAPIDE PHILOSOPHORUM, oder vom Stein der Weisen.

Format und Umfang: 8°. 12 Seiten (S. 143–154 in der Ausgabe der *Curiosa physica* von 1714).
Inhalt: Identisch mit dem *Sendschreiben vom Stein der Weisen* von 1701.

Sendschreiben von einem Vielfraß

1702

L[icentiati] CHRISTOPH[ori] HELLVVIG, ietziger Zeit Stadt-Physici zu Tännstädt in Thüringen/ Send-Schreiben/ von dem Vielfraß/ oder vielfräßigem Menschen/ welcher aus Böhmen bürtig/ und sich/ eine Zeit/ zu Leipzig/ und Berlin aufgehalten/ An einen guten Freund überschicket. Mühlhausen: Michael Kayser 1702.

Format und Umfang: 8°. 16 Seiten.

Inhalt: In dem am 12. Januar 1702 in Tennstedt an einen ungenannten Korrespondenten datierten Brief beschreibt Hellwig die von Sebastian Wirdig vertretene Vorstellung einer Medizin der ‚Lebensgeister'; „agile" „Spiritus" seien die Voraussetzung dafür, dass ein Mensch viel verdauen könne. Die Mutter des böhmischen Vielfraßes habe in der Schwangerschaft von einem Wolf gegessen, und dessen ‚Spiritus' hätten sich mit der Frucht im Mutterleib vereinigt. An diese Überlegungen zu den Grundlagen der Medizin schließt Hellwig eine Reihe von Historien von Vielessern an.

Exemplar: *Dresden, Sächsische Landesbibliothek Physiol. 658.

Vom wahren Trinkgold

1702

L[icentiati] CHRISTOPH[ori] HELLWIG[i] Cölledâ-Thur[ensis] P[oetae] L[aureati] Caes[arei] u[nd] i[etziger] z[eit] Stadt-Physic[i] zu Tännstädt in Thüringen. De VERA SOLUTIONE AURI Oder: Bericht Von der wahren Solutione Auri, Daß solche/ mit kleiner Mühe/ und Kosten/ in kurtzer Zeit/ gantz ohne Feur/ allenthalben/ zu Wasser und Lande / Winters/ und Sommers/ zu machen/ und/ daß man Animam Auri extrahiren/ und ein so genandtes Aurum potabile, leichtlich/ zu einer hohen Medicin, haben könne; aus der Erfahrung beschrieben. Nebst einem Sendschreiben/ Vom Lapid[e] Philosophorum. Jena: Johann Bielcke 1702.

Format und Umfang: 8°. 47 Seiten.

Widmung: Das Werk ist Christian Dietrich Ackenhusen (um 1630–1706), Preußischem Hofrat und Präsidenten der Stadt Magdeburg, und D[r. Friedrich Wilhelm] Leyser (1658–1720), Preußischem Rat und Justitiar zu Wolmirstedt, gewidmet. Die Dedikation ist datiert am 8. März 1702 in Tennstädt.

Vorrede: In der Vorrede erklärt Hellwig, dass er einen Prozess gefunden habe, die Heilkräfte des Goldes aufzuschließen.

Inhalt: Hellwig erläutert Eigenschaft und Vorkommen des Goldes und die Möglichkeit, seine Kräfte mittels ‚Processen' – er nennt zwei ihm ‚communicirte' und seinen eigenen – für Arzneien ‚aufzuschließen'. Hellwigs ‚Process' zur Herstellung des Arkanums unterscheidet sich von den anderen dadurch, dass er die Kräfte des Goldes ohne Feuer und Korrosion „gelinde" und mit einem Mittel hergestellt wird, das überall ohne Kosten zu bekommen ist [menschliche Ausscheidungen?]. Er beschreibt den Einsatz des Trinkgoldes als Medikament (S. 9–32).

Weitere Textbeigaben: Daran schließt sich ein Abdruck des *Sendschreibens vom Stein der Weisen* an (S. 33–47).

Exemplar: *Dresden, Sächsische Landesbibliothek Chem. 586, VI.

1714

Wie mit leichter Mühe und schlechten Kosten/ ohne Feuer/ und Corrosiv, das Gold zu solviren/ und in eine herliche Medicin, durch Gottes Seegen/ zuverwandeln.

Format und Umfang: 8°. 26 Seiten (S. 104–129) in der Ausgabe der *Curiosa physica* von 1714).

Vorrede/Inhalt: Identisch mit der Ausgabe von 1702.

Anmutige Berg-Historien

1702

Anmuthige Berg-Historien/ Worinnen Die Eigenschafften und Nutz der Metallen, Mineralien, Erden/ Edel- und andern Steinen beschrieben/ nebst Curiösen Relationen, Was vor denckwürdige Sachen an unterschiedlichen Orten/ über und unter der Erden/ vornehmlich in der Baumanns-Höhle und Brockels-Berge zu sehen/ [...] von L[icentiato] Christoph Hellwig, Colled[a] Thur[ingenso] P[oetae] L[aureato] Caes[areo] Phys[ico] zu Tännstädt. Leipzig: Friedrich Groschuff 1702.

Format und Umfang: 12°. 8 Blätter, 136 Seiten.

Widmung: Das Bändchen ist Herzog Johann Ernst [III.] von Sachsen-Weimar gewidmet mit dem Dank für eine nicht näher bezeichnete „hohe Gnade“. Die Dedikation schließt mit einem Preisgedicht auf das Haus Sachsen:

Du Weltberühmtestes Hauß zu Sachsen steh’ in Seegen/
Der Höchste sey bey Dir uff allen Deinen Wegen/
Der HErr erhöre Dich/ behüte Dich vor Noth/
Gewaltig schütze Dich der grosse Zebaoth.
Er sende Hülffe Dir/ und stärcke Dich von Oben/
Auff daß/ in stoltzer Ruh’ Du Deinen GOtt kanst loben/
Er dencke Deiner stets/ ja/ was Dein Hertz begehrt/
Erfülle GOttes Macht; Es werde Dir gewährt.
Es müsse Seegens-Tau auff Dich/ wie Nectar, fliessen/
Es wolle GOttes Hand mit Ambra Dich begiessen.

GOtt laß Dich/ Hohes Hauß/ uff Wohl und Rosen stehn/
Und das/ was Unruh' macht/ gleich plötzlich untergehn!

Vorrede: In der Vorrede an den Leser vertritt Hellwig die Ansicht, dass Metalle, Steine und Mineralien wachsen wie Pflanzen und dabei nach einem vollkommenen Zustand streben. Seine Darstellung der Welt der Metalle beruht auf der von Paracelsus herrührenden Tria-Principia-Lehre, wonach die Stoffe aus drei Grundprinzipen, Merkur, Schwefel und Salz, bestehen.

Bildbeigabe: Das Buch ist mit einem Titelkupfer ausgestattet: Im Vordergrund einer Felsenlandschaft sitzt ein Mann in Bergmannstracht und schreibt mit einer Feder auf ein Blatt Papier; auf dem linken Felsen steht ein Mann an einem Kohlenbecken; durch die Luft reiten sechs Personen auf Gabeln.

Inhalt: Im ersten Teil behandelt Hellwig die sieben Metalle, wobei er über Art, Zusammensetzung und Gewinnung des Metalls und die Anwendung als Heilmittel berichtet. Diese Darstellung dehnt er auf Metallverbindungen („recrementa metallica"), Erden, Mineralien und Steine aus (S. 1–77). Im zweiten Teil Beschreibung von Höhlen in der Grafschaft Stolberg und dem Brocken, die Hellwig bei einer oder mehreren Reisen kennenlernte (S. 78–115). Anhang: ‚Zueignungen' der sieben Planeten zu Metallen, Mineralien und Erden (S. 134–136).

Weitere Textbeigabe Hellwigs: Hellwig schließt mit einem weiteren Gedicht:
GOttes Allmacht findet sich über/ auff/ und in der Erden/
Darum sol auch seine Krafft alleweg gepriesen werden.
Schauet nur/ wohin ihr wollet/ so ists GOttes Wunderthun;
GOTT/ das Höchst- und wahre Gut/ würcket immer sonder Ruhn (S. 134).

Weitere Textbeigabe: An den Text ist eine ‚Relation' von Bernhard Varen(ius) über eine Besteigung des Großvatergebirges in den Karpaten angehängt (S. 115–133).

Literatur: Ferguson, S. 376.

Exemplar: *Stuttgart, Landesbibliothek Gew. oct. 2453.

Sendschreiben vom Opium

1703

L[icentiati] CHRISTOPH HELLWIG, i[etziger] z[eit] PHYSICUS zu Tännstädt In Thüringen/ Send-Schreiben vom OPIO, An Einen guten Freund Uberschicket Zu finden beym Autor. o.O.: o.D. [1703].

Format und Umfang: 8°. 8 Bl.

Inhalt: In der Form eines Briefes, datiert am 11. Juni 1703, schildert Hellwig einem ungenannten Adressaten zuerst den Fall eines 60-jährigen Mannes, der an einer Überdosis Opium starb. Er beschreibt dann das Opium: was für eine Art Pflanze es sei, woher es komme und welchen Nutzen oder Schaden es bewirke. Danach führt er Präparate mit Opiat-Inhalten an – wobei er feststellt, dass Opium bei ihm selbst bei der Einnahme oder beim daran Riechen zu Angstzuständen führe. Der Sendbrief endete mit der Schilderung ‚curioser' Fälle in Zusammenhang mit Opium.

Exemplar: *Leipzig, Universitätsbibliothek Mat. med. 2330.

1711

Sendschreiben vom Opio.

Format und Umfang: 8°. 9 Seiten (238 [recte 328]–336 in den *Anmerkungen zu medizinischen Dingen*, 1711).

Inhalt: Der Text ist weitgehend identisch mit dem *Sendschreiben vom Opium* (1703).

Neuer Tiergarten

1703

Neu angelegter curiöser/ und zur edlen Medicin kurtz-verfaster Thier-Garten/ oder Beschreibung der Thiere/ Eigenschaften/ wie auch Artzeneyen/ so wohl von geflügelten/ vierfüßigen/ Wasser- und krichenden/ zahmen/ u[nd] wilden Thieren/ wie selbige zu des Menschen Gesundheit mit grossen Nutzen können bereitet werden; Nebst einem Anhang/ von lebendigen und todten Menschen/ und derer Medicamenten/ so von selbigen kommen/ mit einem vollständigen auf die Menschlichen Kranckheiten gerichteten Register. [...] von L[icentiato] Christoph[oro] Hellwig/ P[oetae] L[aureato] Caes[areo] p[ro] t[empore] Phys[ico] zu Tänstädt. Frankfurt/Leipzig: Michael Kayser 1703.

Format und Umfang: 8°. [6] Blätter / 310 (recte 210; die Paginierung springt von Seite 99 auf Seite 200) Seiten / [18] Seiten.

Widmung: Das Buch ist dem sächsischen Kreishauptmann in Thüringen, Hans Friedrich von Werthern, für nicht näher spezifizierte „Gütigkeiten" gewidmet. Die Dedikation schließt mit folgendem Gedicht:

Laß/ Höchster Zebaoth/ die grossen Werthern leben
In unzerstörter Ruh/ laß tauen lauter Seegen/
Beschütze dieses Hauß vor Jammer/ Angst/ und Noth/
Halt Sie mit deiner Hand/ wann Ihnen Unglück droht.
Laß dieses Hohe Hauß/ mit* Löwen muhtig stehen/
Und diesen* starcken Ast/ vom Donner nicht vergehen/
Bewehe dieses Hauß/ mit Ros- und Ambra-Luft/
Deck's/ HErr/ mit deiner Hand/ wenn starres Unglück duft.
Du wollest/ Höchster GOtt/ mit Gnaden-Tau begiessen
Das wehrte Werther Hauß; Laß aus der Wurtzel schiessen
Noch viel und frische Zweig'/ und segne Ihre Zeit/
Laß Sie beglücket seyn/ hier/ und in Ewigkeit!
* Zielet auf der Herren von Werthern Wapen.

Vorrede: In der Vorrede an den Leser erklärt Hellwig das Buch zum dritten Teil einer Traktat-Trilogie über das dreifache Naturreich. Die beiden anderen Teile seien schon erschienen, nämlich eines vom Pflanzenreich („Nutz- und Lehrgarten", eine Ausgabe konnte nicht nachgewiesen werden; Hellwig hat allerdings später, 1721, einen „Nutz- und Lehrgarten" unter dem Titel *Monatliche Kräuterlust* veröffentlicht) und eines vom Mineralreich (*Anmutige Berg-Historien*, 1702). Er vertritt die Auffassung, dass aus allen drei Reichen wirksame Stoffe kommen, die aber durch Bearbeitung mithilfe der Arzneikunst erst zu Heilmitteln gemacht würden.

Bildbeigabe: Titelkupfer von einem nicht bekannten Urheber. Der Kupferstich zeigt den Erdkreis mit Menschen in der Mitte und Tieren aller Gattungen um sie herum. Oben im Kreis steht in hebräischen Buchstaben in einem Strahlenkranz der Name Gottes. Von allen vier Seiten blasen Kinder-(=Engels-)Köpfe in den Erdkreis. Der Kupferstich zeigt folgende Schrift: oben im Kreis die Worte „L. Christoph Hellwigs ThierBuch", in einer Leiste unterhalb des Bildes den Zweizeiler „Alles Gute kömpt von Gott auf die Menschen rab gefloßen; Drum, ô Menschen, dancket Ihm, seyd zum Lobe nicht verdroßen." mit der weiteren Angabe „Mühlhaußen/ verlegts Michael Käyßer, 1703."

Inhalt: Lexikon der Tiere, das innerhalb der Einzelbereiche Vögel, vierfüßige Tiere, Wassertiere und Ungeziefer alphabetisch geordnet ist. Die einzelnen Artikel folgen dem von Konrad Gessner in seiner HISTORIA ANIMALIUM vorgegebenen Schema: Name des Tieres in deutsch (die deutsche Bezeichnung bildet das Ordnungsprinzip in der alphabetischen Ordnung), lateinisch und griechisch, Beschreibung des Tieres, seines Lebensraumes und seiner Gegner, Teile des Tieres als Nahrungsmittel, als Medizin, Historien und Curiositäten in Zusammenhang mit dem Tier. Stark von Mercklein „Thierbuch" (Georg Abraham Merckl(e) in: NEU AUSSGEFERTIGTES HISTORISCH-MEDICINISCHES THIER-BUCH, Nürnberg: Zieger 1686) abhängig. Im Anhang Beschreibung von Medikamenten, die vom menschlichen Körper gewonnen werden, unterteilt in Medikamente vom lebenden und vom toten Körper. – Sachregister der Krankheiten und ein Inhaltsverzeichnis.

Literatur: Streckner (1997).

Exemplar: *Dresden, Sächsische Landesbibliothek Pharm. spec. 581,I.

1705

Neu angelegter curiöser/ und zur edlen Medicin kurtz-verfaster Thier-Garten [...] Frankfurt/Leipzig: Michael Kayser 1705.

Format, Umfang, Titelblatt, Widmung, Vorrede, Inhalt mit Register: Identisch mit der Ausgabe 1703. Wahrscheinlich Titelausgabe, da unter anderem die Fehlpaginierung nicht verändert wurde.

Exemplar: *London, British Library 778. e. 57.

Von der Universalmedizin

1704

[Von der Universalmedizin]

Format und Umfang: 8°. 12 Seiten (S. 40–51 in: *Vom Theriak und Mithridat*, 1704).

Inhalt: Orientiert an der Lebensgeister-Vorstellung von Sebastian Wirdig – der Lapis philosophorum dient zur Süßmachung der sauren Geister – schreibt Hellwig über die Bereitung der Universalmedizin aus den edelsten Erscheinungen der drei Naturreiche, dem Gold im Reich der Mineralien, dem Wein im Reich der Pflanzen und dem Menschen im Tierreich.

Exemplar: *Dresden, Sächsische Landesbibliothek Pharm. Spec. 581, II.

1711

[Von der Medicina universali]

Format und Umfang: 8°. 9 Seiten (S. 319–327 in den *Anmerkungen zu medizinischen Dingen*, 1711).

Inhalt: Der Text ist weitgehend identisch mit der Ausgabe 1704.

Beschreibung seltener und schöner Dinge

1704

CURIÖSE Beschreibung Unterschiedlicher rarer und schöner PHYSIC[alischer] MEDICINischer/ Chymischer und Oeconomischer Dinge/ [...] von L[icentiato] CHRISTOPH[oro] HELLWIG, Colledâ-Thur[ingenso] P[oetae] L[aureato] Caes[areo] Physic[o] in Tännstedt. Frankfurt/Leipzig: Johann Gabriel Ehrt 1704.

Format und Umfang: 12°. [8] Blätter/ 119 Seiten.

Vorwort: Im undatierten Vorwort schreibt Hellwig, er löse mit der Herausgabe der vorliegenden Texte ein Versprechen aus seinen früheren Traktaten ein.

Inhalt: Das Buch besteht aus kleinen bis kleinsten Abschnitten – 134 auf 119 Seiten – über chemische Prozesse, pflanzliche Vorgänge, Medikamente (Rezepte) und nützliche Angaben für einen Hausvater; es beginnt geordnet nach den drei Naturreichen, diese Ordnung wird später verlassen. Es verdankt offenbar sehr viele Beobachtungen dem Nachlass von Hellwigs Bruder Johann Otto von Hellwig, der auch mehrmals genannt wird. Den Abschluss des Buches bildet eine Überlegung zum Stein der Weisen (S. 82).

Literatur: von Bernus (1956), S. 82 f.

Exemplar: *Karlsruhe, Badische Landesbibliothek 87 B 76140 Bernus.

Vom Theriak und Mithridat

1704

Kurtze Beschreibung/ Lob/ Nutz und Gebrauch/ des Theriacs/ und Mithridats: Nebst einem Anhange/ von der MEDICINA UNIVERSALI, und woher solche zu kriegen/ etc[etera] [...] von L[icentiato] CHRISTOPH[oro] HELLVVIG, Cölledâ-Thur[ingenso] P[oetae] L[aureato] Caes[areo] ietziger Zeit/ Stadt-Physico zu Tännstädt in Thüringen. Mühlhausen: Michael Kayser 1704.

Format und Umfang: 8°. 54 paginierte Seiten.

Widmung: Der Text ist Johann Bernhard Rost (1653–1726), sachsen-weimarischem Rat und Amtmann zu Hardisleben und Großen-Brembach gewidmet. Datiert ist die Widmung am 28. August 1703 in Tännstedt.

Vorrede: In der Vorrede an den Leser schreibt Hellwig, er wolle die schon im Altertum bekannten Composita Theriak und Mithridat, ihre Bereitung, ihre Substanzen und ihre Wirkung, außerdem die Beschreibung einer Universalmedizin, eines „Trinkgoldes“, mitteilen.

Inhalt: Das ‚Sendschreiben‘ bietet eine ganz konventionelle Beschreibung der beiden Komposita Theriak und Mithridat und ihrer Wirkung.

Weitere Textbeigaben: Gereimtes Bittgedicht: Laß/ o grosser Zebaoth/ alles dir zu Lob geschehen. Gib/ daß wir/ durch deine Kraft/ deinen Segen mögen sehen; Treib weg/ was uns bitter ist/ ja zersteub’ es wie den Rauch. Segne/ HERR/ die Artzeney/ segne sie/ und den Gebrauch.

Angehängt ist die Beschreibung seiner Universalmedizin, die „gelinde“, „mit grosser Gedult/ und Glimpf/ ohne Tyrannei“ (S. 45) aus Gold gewonnen wird, ohne dieses mit Feuer oder scharfen Substanzen zu bearbeiten.

Ebenfalls angehängt das Schreiben eines Benutzers des Hellwigschen Menstruums (S. 52–54).

Exemplar: *Dresden, Sächsische Landesbibliothek Pharm. spec. 581, II.

1711

[Beschreibung von Theriac und Mithridat]

Format und Umfang: 8°. 22 Seiten (S. 65–87) in der „Haus- und Reise-Apotheke“ (1711).

Inhalt: Inhaltlich identisch mit der Ausgabe 1704, leicht gekürzt.

Exemplar: *Jena, Thüringische Universitäts- und Landesbibliothek 8 Med XXIII, 24.

1712

Kurtze Beschreibung/ Lob und Gebrauch des Theriacs und Mithridats.

Format und Umfang: 8°. 21 Seiten (S. 119–139) in der „Haus- und Reise-Apotheke“ (1712).

Inhalt: Inhaltlich identisch mit der Ausgabe 1704.

Exemplar: *Heidelberg, Deutsches Apothekenmuseum Lehmann 139.

1730

Vom Theriak und Mithridat [ohne eigenes Titelblatt]

Format und Umfang: 8°. 22 Seiten (S. 118–139 in dem Sammelband „Haus-, Reise- und Armenapotheke“, 1730).

Inhalt: Inhaltlich identisch mit der Ausgabe 1704.

Exemplar: *Erlangen Universitätsbibliothek, H 61 Trew L* 354 und L* 353.

Von kalten Fiebern und vom Merkurialgold

1704

L[icentiati]CHRISTOPH[ori] HELVVIG. Stadt-Physici zu Tännstädt/ in Thüringen/ zwey Sendschreiben/ das erste/ von den ietzigen starck-grassirenden so genanten Kalten Fiebern/ (Febb[res] intermitt[endes]) auch deren Curen/ das andere/ von AURO MERCURIALI, MERCURIO COAGULATO oder Mercurial-Golde/ und dessen Würckungen: Nebst etlichen merckwürdigen Curen/ welche auf dem Gebrauch seiner verae solutionis Auri glücklich erfolget; An einen wehrten Freund übersendet. Mühlhausen: Michael Kayser o.J. [1704].

Format und Umfang: 8°. [38] Seiten. Der Text ist deutsch mit zahlreichen lateinischen Einsprengseln.

Inhalt: Das Sendschreiben von den kalten Fiebern ist in der Form eines Briefes an einen ungenannten Adressaten geschrieben, datiert am 2. August 1704 in Tennstedt. Hellwig hält darin den Einfluss des Mercurius in diesem Jahr für den Auslöser der großen Zahl von Fiebererkrankungen. Das Schreiben ist so aufgebaut, dass auf die Ursachen des Fiebers Heilungsmöglichkeiten (mit Rezepten) folgen, dann Diätvorschläge und medizinische Möglichkeiten bei hartnäckiger Krankheit.

Das Sendschreiben vom Merkurialgold ist ebenfalls an einen ungenannten Adressaten gerichtet, datiert am 12. August 1704 in Tennstedt.

Exemplar: *Dresden, Sächsische Landesbibliothek Pharm. spec. 581,III.

Vom Merkurialgold

1704

L[icentiati] Christoph[ori] Hellwig/ Stadt-Physici, i[etziger] z[eit] zu Tännstädt in Thüringen/ Send-Schreiben vom Auro Mercuriali, oder/ Mercurial-Golde/ und dessen Wirckungen. Nebst Etlichen merckwürdigen Curen/ welche/ auf den Gebrauch der verae solutionis Auri, glücklich erfolget [...]. Jena: Johann Bielcke 1704.

Format und Umfang: 8°. [15] Blätter.

Inhalt: In dem Schreiben an einen ungenannten Adressaten beschreibt Hellwig den Einsatz von Merkurialgold (als „Amulet, das da euserlich gebrauchet/ und entweder als ein Ring/ angestecket/ oder/ als ein Blech/ aufgeleget/ oder/ zierlich ausgearbeitet/ und angehenget wird"), sowie seine eigene Art der Herstellung des Merkurialgoldes, das gegen Pest und ansteckende Krankheiten, Schlag, Gicht und Krämpfe vorbeuge. Im zweiten Teil des Sendschreibens gibt Hellwig Briefe von Patienten wieder, die gute Erfahrungen mit seinem Trinkgold gemacht haben. Ausführlich geht er auf seinen Versandhandel mit Medikamenten und ‚Berichten' zu ihrer Einnahme ein. – Das ‚Sendschreiben' unterscheidet sich in einigen markanten Punkten vom im selben Jahr erschienenen Abdruck als zweiter Teil im „Sendschreiben von kalten Fiebern". So wird hier zum Beispiel als Verfasser der „Medicina spirituum" „Windeck" (richtig Wirdick/Wirdig) angegeben. Das lässt darauf schließen, dass das „Sendschreiben" ohne Korrektur durch den Autor veröffentlicht wurde.

Exemplar: *Göttingen, Niedersächsische Staats- und Universitätsbibliothek 8 Phys I, 378 (10).

1704

Das [...] Sendschreiben vom Aurô Mercuriali, oder Mercurial-Golde/ und dessen Würckungen/ benebst etlichen guten Curen uf die ver[ae] solut[ionis] Aur[i] etc[etera].

Format und Umfang: 8°. [11] Blätter, fol. B1-C3 im „Sendschreiben von kalten Fiebern" (1704), Mühlhausen: Michael Kayser o.J. [1704].

Inhalt: Inhaltlich nahe an der Ausgabe 1704 (bei Bielcke), teilweise identisch. Diese Ausgabe vermeidet die offensichtlichen Fehler der Bielcke-Ausgabe, sie gewichtet die einzelnen Beispiele des Text anders; in der Regel wird ausführlicher berichtet.

Exemplar: *Dresden, Sächsische Landesbibliothek Pharm. spec. 581, III.

1710

L[icentiati] Christoph Hellwigs Stadt-Physici zu Tännstädt in Thüringen Sendschreiben vom AURO MERCURIALI, Mercurio coagulato oder Mercurial-Golde und dessen Würckungen: von welchem allerhand Galanterien als Ringe/ Ketten/ Armbänder/ Creutzgen und Anhängelgen gemachet und als ein Amulet sehr nützlich gebrauchet werden.

Format und Umfang: 8°. 28 Seiten, S. 67–94 in der Sammelschrift „Das von den Unverständigen übelverstandene und dannenhero vergeblich-verworffene Hellwigische Subjectum des Steins der Weisen: Welches hiermit Philosophicè gerettet und erkläret wird; Nebst Zweyen curiösen und nützlichen Schreiben vom Stein der Weisen", Leipzig: Groschuff 1710.

Inhalt: Inhaltlich identisch mit der Ausgabe 1704 (Michael Kayser).

Exemplar: *Hamburg, Staats- und Universitätsbibliothek A/47681.

Arznei der Armen

1708

MEDICINA PAUPERUM, Oder: Artzeney der Armen/ So wohl zu Hause als auf Reisen zu gebrauchen/ Durch GOttes Seegen von mir Untenbenennten ausgefunden; um ein Weniges zu haben bey [...] Herrn Adam Stengel/ vornehmen Materialisten zn [recte:zu] Leipzig in der Grimmischen Gasse/ an der Löwen-Apothecke wohnend/ wie auch bey mir Endsgesetzten. Worbey der Gebrauch und Dosis solcher Artzeney zu lesen. o.O.: o.D. 1708.

Format und Umfang: 4°. [6] Blätter.

Inhalt: Hellwig berichtet, er habe von Beginn seiner medizinischen Praxis an nach einem guten, aber billigen Medikament gesucht. Nach fleißiger Arbeit „in Micro- et Macrocosmo" und „starcke Correspondentzen/ hier und dar/ auch in weit entlegene Oerther und Länder" habe er aus Luft und Erde „durch ein gewisses Vinculum oder Band" ein Medikament gefunden, das außer für das ‚Vinculum' nichts koste. Für seine „Arznei der Armen" erstellt Hellwig eine lange Liste der Anwendungsgebiete, die dem Medikament geradezu den Charakter einer Universalarznei verleiht. Im Postskriptum gibt Hellwig spezielle Anwendungs- und Aufbewahrungs-Ratschläge. Die Schrift ist am 26. Oktober 1708 in Tennstedt datiert.

Weitere Textbeigaben: Gedicht auf dem Titelblatt: Zwar ist der Nahme schlecht bey dieser Artzeney/ Jedoch die Tugend gut; Sie macht die Kräffte neu/ Sie reinigt das Geblüt/ schlägt manche Kranckheit nieder/ Und giebt/ durch Gottes Macht/ uns die Gesundheit wieder.

In einem „Anhang. Von PULVERE SOLARIS, Oder von meinem Gold-Pulver" stellt Hellwig ein weiteres von ihm selbst hergestelltes Medikament vor, das zwar teuer zu stehen komme, aber auch „in der höchsten Noth/ und desparatissimus morbis" verwendet werden könne. Schließlich preist er noch eine „wenig-kostende Wurtzel" und ein grünes Kräuter-Pulver aus eigener Produktion an.

Literatur: Strein (2003).

Exemplar: *München, Bayerische Staatsbibliothek 4° Diss 2621, Beibd. 7.

Apotheker-Lexikon

1709

Neu eingerichtetes LEXICON PHARMACEVTICVM, Oder: Apothecker-LEXICON, Worinnen Teutsch-Lateinisch/ und Lateinisch-Teutsch/ beyde nach dem Alphabet, Die Stücke/ welche ex triplici Regnô, oder dreyfachem Natur-Reiche/ als Regnô Minerali, Vegetabili, & Animali, in der Medicin, Apothecke und Chirurgie gebräuchlich/ zu finden; Darbey auch die Praeparata, was von jedem Stück zu haben/ nicht weniger die Vires und Doses gesetzet worden/ umb sich desto besser und leichter darein zu richten/ Vor die jenigen/ welche der edlen Medicin, Apothecker-Kunst und Chirurgie zugethan/ nöthig; vor andere aber/ welche nicht dergleichen Profession, nützlich und annehmlich zu lesen/ und zu gebrauchen/ [...] von L[icentiato] Christoph Hellwigen/ Stadt-Physico zu Tännstädt in Thüringen. Frankfurt/Leipzig: Johann Christoph Stößel 1709.

Format und Umfang: 8°. [8] Blätter / 350 Seiten.

Titelkupfer: Eine Frau in Harnisch und Helm (Athene) mit einer überdimensionalen Schreibfeder anstelle einer Lanze sitzt schreibend an einem Tisch. Auf diesem stehen ein Korb mit Früchten und ein Miniaturpferd. Die Frau hat ihren Fuß auf einen nackten, mit dem Oberkörper unter dem Tisch hervorragenden liegenden Mann gesetzt. Der Mann mit einem schmerzverzerrten Gesicht hat die Hände über dem Kopf ausgebreitet. Am linken Bildrand im Vordergrund steht ein Mörser mit Stößel. Derselbe Kupferstich wurde in der zweiten Ausgabe des *Apotheker-Lexikons* (1714) und den Ausgaben des *Chymischen Lexicons* (1711 und 1718) erneut verwendet.

Widmung: Dem Bürger und Apotheker Johann Ludwig Möller in Tennstedt gewidmet, Hellwigs *Gevatter und vielgeliebten Freunde*.

Vorrede: In der Vorrede – datiert in Tennstädt am 8. März 1708 – schreibt Hellwig, das Lexikon wende sich nicht an gelehrte Ärzte und tüchtige Apotheker und Chirurgen, sondern an Anfänger in der Arzneikunst und an Praktiker, die darin Vergessenes nachschlagen wollen.

Inhalt: Das Lexikon ist zweigeteilt. Der erste Teil ist nach deutschen Stichworten alphabetisch geordnet. Der zweite Teil bringt ein mit einem eigenen Zwischentitelblatt eingeleitetes lateinisch-deutsches Wörterbuch, das nur bei den Begriffen, für die es keine deutschen Entsprechungen (zum Beispiel chymische Prozesse oder Laboreinrichtungen) gibt, auch Sachinformationen anfügt. Die alphabetische Ordnung unterscheidet nicht nach den drei Teilbereichen des Naturreiches (animalisch, vegetabilisch, mineralisch). Dem Kompendiencharakter entsprechend empfiehlt Hellwig, den Buchblock beim Binden für eigene Beobachtungen und Nachträge durchschießen zu lassen. Damit erklärt er auch die geraffte Form der Darstellung und das Oktav-Format des Buches, die es möglich machten, den Band zum Beispiel beim Herbarisieren mitzuführen. Die einzelnen Artikel des Lexikons haben einen schematisierten Aufbau: nach dem deutschen Leitbegriff folgen eventuell weitere deutsche Bezeichnungen, dann die lateinische Entsprechung. Danach folgt die Auflistung der in den Apotheken zur Heilmittelbereitung verwendeten Grundstoffe, deren Wirkkräfte werden erläutert und zum Schluss die daraus hergestellten Heilmittel – zum Teil in Rezeptform – angeführt. – Dem eigentlichen Text vorangestellt ist ein vierseitiges unpaginiertes Verzeichnis von Apothekerzeichen und -gewichten.

Quelle: Hauptquelle ist „Kotschwizij Pharmacop. Schroed., oder / wie diß Buch insgemein genennet wird / im Grossen Teutschen Schröder / fol."

Exemplare: *Freiburg, Universitätsbibliothek T 4694 d.; *Dresden, Sächsische Landesbibliothek Pharm. gen. 682.

1710

Neu eingerichtetes LEXICON PHARMACEVTICVM, Oder: Apothecker- LEXICON, [...] von [...] Christoph Hellwigen[...]. Frankfurt/Leipzig: Johann Christoph Stößel 1710.

Format und Umfang/Titelkupfer/Widmung/Vorrede/Inhalt: Identisch mit der Ausgabe von 1709 (keine Titelausgabe!).

Exemplar: *Schwäbisch Hall, Ratsbibliothek p. Oct. 931.

1714

Neu eingerichtetes LEXICON PHARMACEVTICVM, Oder: Apothecker-LEXICON, [...] anietzo zum Drittenmahle in Druck gegeben [...] von L[icentiato] Christoph Hellwigen/ P[oetae] L[aureato] C[aesareo] et Pract[ico] Erffurt[ensis]. Frankfurt/ Leipzig: Johann Christoph Stößels Erben 1714.

Format und Umfang/Titelkupfer/Widmung/Vorrede/Inhalt: Identisch mit der Ausgabe von 1709.

Exemplar: *Erlangen, Universitätsbibliothek H 61/ Trew P* 59.

Chirurgia in nuce

1709

CHIRURGIA IN NUCE, Oder: Kurtze Anweisung/ Wie ein Chirurgus, oder Wund-Artzt/ nechst Göttlicher Hülffe/ allerhand Schäden/ als Wunden/ Geschwüre/ Brüche/ etc[etera] mit wenigen/ doch guten/ Medicamenten in kurtzer Zeit heilen/ und so wol den Patienten als sich selbst glücklich machen könne; [...] von L[icentiato] Christoph[oro] Helwig, Stadt-Physic[o] zu Tännstädt in Thüringen. Mühlhausen: Michael Kayser 1709.

Format und Umfang: 4°. 8 teilweise paginierte Seiten / 46 Seiten. Der Text ist deutsch mit vielen lateinischen Einsprengseln.

Widmung: Das Buch ist fünf Personen, teils Freunden des Autors, teils Verwandten, dediziert: dem Pfarrer zu Kutzleben, Wipert Brandis; dem Pfarrer zu Leubingen, Christoph Cuno; dem Pfarrer zu Schloß-Beichlingen, Johann Just Schütz; Magister Johann Christian Otto; und dem Diakon in Wiehe, Johann Christoph Schäffer. Die Widmung ist in „Tännstädt. Anno 1709“ datiert.

Vorrede: In der Vorrede schreibt Hellwig, die CHIRURGIA IN NUCE sei in „kurtzen Aphorismen“ dargestellt und als „Vade mecum“ für „Liebhaber“ gedacht.

Inhalt: Der Text ist, wie in der Vorrede angedeutet, ähnlich den Aphorismen des Hippocrates gegliedert. Hellwig vertritt dabei eine Medizin, die von der Humoralpatholgie ebenso wie von der Chemiatrie, vor allem aber von der Medizin der Lebensgeister Sebastian Wirdigs beeinflusst ist und selbst noch Reste magischer Medizin enthält. Die abschließenden beiden Seiten (45 f.) bilden Übersetzungen von einzelnen Aphorismen des Hippocrates. – Im *Anatomisch-Chirurgischen Lexicon* (1711), entschuldigt sich Hellwig dafür, *daß solches Tractätgen/ wiewohl ohne meine Schuld/ sehr falsch gedruckt sey [...]*, S. 486.

Weitere Textbeigabe: Weiterer Beiträger ist der Pastor von Guthmannshausen und Adjunkt der Superintendentur Buttstädt, Magister Johann Christian Otto, mit folgendem Epigramm: VIel Lesen machet sonst dem Leser viel Verdruß/ Die Noth erforderts offt/ daß mans will kürtzer haben: Herr Autor, Er beschreibt/ krafft seiner edlen gaben/ Die edle Chirurgi, daher/ in einer Nuß.

Exemplar: *Berlin, Bibliothek der Humboldt-Universität 4 Med. 300.

1718

CHIRURGIA IN NUCE, [...] Jetzo vermehret, und von vorigen Druckfehlern gesaubert. [...] von L[icentiato] Christoph Hellwig, Jetzo Med[ico] Privil[egiato] in Erffurdt. Mühlhausen: Michael Kayser 1718.

Format und Umfang: 4°. [4] Blätter / 51 Seiten. Der Text ist deutsch mit vielen lateinischen Einsprengseln.

Titelkupfer: Das Werk ist mit einem Titelkupfer ausgestattet. Er zeigt ein Brustbild Johann Otto von Hellwigs als Medaillon. Auf dem Sockel des Bildes sind folgende Zeilen zu lesen: „BARO DE HELLWIG, animo, qvis accumine mentis Socraticae fuerit! fons generosa docet Invisus multis, qvi artes odisse parati; Attumen à Claris gloria clara manet haecce in observantiae suae testimonium adjecit O. S. V." Den Kupferstich hat „Jacob Petrus" aus „Erffurth" angefertigt.

Widmung: Widmung wie 1709. Es fehlt der verstorbene Pastor von Guthmannshausen, Magister Johann Christian Otto. Die Widmung ist in „Erffurth 1718" datiert.

Vorrede: Wie 1709 mit dem Zusatz, diese Ausgabe sei von Druckfehlern „gesaubert" und erweitert worden, „iedoch so/ daß es dennoch nicht eben garzuweitläufftig/ damit es gleichwohl den Titul CHRIRURGIA IN NUCE mit Recht behalten könne".

Inhalt: Wie 1709.

Exemplar: *Erlangen, Universitätsbibliothek H 61/Trew H* 515.

1722

[Von chirurgischen Dingen]

Format und Umfang: 8°. 33 Seiten (S. 504–536 im *Leib- und Landarzt*, 1722).

Inhalt: Angelehnt an die *Chirurgia in Nuce* von 1709/1718. Angehängt sind *Etliche Aphorismi Hippocratis* (S. 535 f.).

Exemplar: * London, British Library 775. e. 19.

Medizinische Praxis

1710

PRAXIS MEDICA, Oder: Richtige Anweisung/ wie ein angehender PRACTICUS MEDICINAE, durch Göttlichen Beystand/ citò, tutò feliciter & jucundè, geschwinde/ sicher/ glücklich/ und annehmlich/ ohne theure Recepte, auch ohne grosse Kosten/ die Kranckheiten der menschlichen Leiber curiren/ solche auch/ und ihre Symptomata erkennen/ und die Ursachen/ woher sie entspringen/ ausfinden möge. Sowohl aus vortrefflicher und Welt-berühmter Männer Lehre/ als auch aus eigener Erfahrung und fast 20. jähriger Praxi, aufgeschrieben und notiret: wie auch/ daß die Kranckheiten leichtlich unter vier Classen könten gebracht werden. Nebst unterschiedlichen lesens- und merckwürdigen Dingen [...] von L[icentiato] Christoph Hellwig/ Physico zu Tännstadt in Thüringen. Leipzig: Friedrich Groschuff 1710.

Format und Umfang: 8°. [8] Blätter / 664 Seiten / [24] Seiten.

Titelkupfer: Ein kranker Mann liegt in seinem Bett in einem reich ausgestatteten Zimmer. Am Kopfende des Bettes steht eine Frau. Vor dem Bett sitzen zwei Männer auf Stühlen, ein dritter macht sich im Vordergrund auf einem Tisch, auf dem ärztliche Instrumente liegen, zu schaffen. Durch eine Tür im Hintergrund tritt ein Mann mit einem langen Stock ins Zimmer (ohne Urhebervermerk).

Widmung: Hellwig hat das Buch Joachim Corvinus, einem aus Bielefeld in Westfalen stammenden Kandidaten der Medizin, gewidmet. Corvin und er hätten vor fast drei Jahren brieflichen Kontakt aufgenommen und Corvinus sei nun „eine Zeit“ persönlich bei ihm als Hospitant. Seit dieser Zeit seien sie Freunde geworden. Die Widmung ist am 6. August 1709 in Tennstädt datiert. Corvinus ist möglicherweise identisch mit dem Verfasser einer 1712 in Utrecht abgehaltenen und dort veröffentlichten „Disputatio chymico-medica inauguralis De Menstruo universali microcosmico [...]“.

Vorrede: In der „Anrede“ an den Leser und dem „Eingang zu dieser Praxi Medica“ erklärt Hellwig als sein Ziel, mit dem Werk Heilmethoden „ohne grosse Weitläufftigkeit und theuren Medikamenten“ vorzustellen. Adressaten sind „sonderlich“ die angehenden medizinischen Praktiker.

Inhalt: Alle 102 Kapitel des Buches sind ähnlich aufgebaut: Hellwig beschreibt zuerst die behandelte Krankheit und ihre Varietäten, dann die Zeichen der Erkrankung beim Patienten, danach die Ursachen der Krankheit. In die Beschreibung der Heilungsmöglichkeiten sind sehr viele – meist lateinische – Rezepte aufgenommen. Den Abschluss bilden Angaben zu einer eventuellen Diät. Hellwig verfolgt bei der Beschreibung der Krankheiten die herkömmliche Ordnung a capite ad calcem. Zutaten zu und Zubereitung von Rezepten sind häufig ausschließlich in Latein beschrieben. Die Rezepte sind im übrigen nur ‚Modelle‘, die nach den Erfahrungen und Vorlieben des Zubereitenden ausgebaut werden können. Hellwig wirbt für eine Reihe von ihm hergestellter (und vertriebener) Medikamente.

Exemplare: *Erlangen, Universitätsbibliothek Med II, 232; *Erlangen, Universitätsbibliothek H 61 Trew, G* 530, *Marburg, Universitätsbibliothek XI J C 444.

Anmerkungen zu medizinischen Dingen

1711

CASUS ET OBSERVATIONES Medicinales, Anatomicae, Chymicae, Chirurgicae, Physicae, &c[etera] rariores, selectae & curiosae, Oder: Curieuse und nützliche Anmerckungen Von Allerhand raren und auserlesenen Medicinischen/ Anatomischen/ Chymischen/ Chirurgischen und physicalischen Dingen/ [...] Zu Nutz und Ergetzlichkeit/ so wohl denen Gelehrten/ als auch andern curiösen Gemüthern in 5. Theile auffgesetzet Von L[icentiato] Christoph[oro] Hellwig/ Stadt-Physico zu Tännstädt in Thüringen. Frankfurt/Leipzig: Hieronymus Philipp Ritschel 1711.

Format und Umfang: 8°. 342 Seiten, [8] Seiten.

Titelkupfer: Das Buch ist mit einem Titelkupfer und einzelnen Kupfern im Text ausgestattet. Der Titelkupfer zeigt einen Blick in eine Landschaft, der durch einen Vorhang links oben geöffnet ist. Eine Hand aus den Wolken schüttet ein Füllhorn mit Pflanzen auf die Erde. Dort sitzt eine gekrönte Frau, die nach oben blickt. Urhebervermerk: „J[acob] P[etrus] S[culpsit]“. Unter dem eigentlichen Bild ist ein vierzeiliges Gedicht gestochen: „Wie überflüßig sind des Höchsten wunderwercke/ Wie unbegreifflich auch deßelben Macht und Stärcke/ Voll lieb und weißheit/ ist des großen Gottes Thun/ Wohl wer in deßen Liecht / sucht hier und dort/ zuruhn. C[hristoph] H[ellwig]".

Widmung: Das Buch ist den Brüdern George, Damian und Dietrich Pflugk auf Heuckewalde gewidmet für die Wohltaten, die ihr Vater Bernhard (1637–1716), sächsischer Geheimrat und Hofrichter in Jena, Hellwig erwiesen hat.

Vorrede: In dem am 26. März 1710 in Tennstädt datierten „Vorbericht" an den Leser schreibt Hellwig, er habe seit Beginn seiner Tätigkeit als Arzt sonderbare medizinische Fälle und Beobachtungen aus dem Bereich der Naturkunde gesammelt. Teilweise handelt es sich dabei um eigene Beobachtungen, teilweise um Mitteilungen seiner Korrespondenten, teilweise um Übersetzungen lateinischer Autoren. Insbesondere habe er die lateinischen ‚Observationes' eines kürzlich verstorbenen hochberühmten Mannes übersetzt – vermutlich handelt es sich dabei um seinen Bruder Johann Otto von Hellwig. Er kündigt an, diese Beobachtungen bis an sein Lebensende in Einzellieferungen herauszugeben.

Inhalt: Es sind nur fünf Lieferungen erschienen, die hier durchpaginiert vorgelegt werden. Jede Lieferung hat ein mit den anderen Lieferungen identisches Titelblatt mit Ausnahme der Bezeichnung des Teils und – im Falle der ersten Lieferung – der Jahreszahl 1710 statt 1711 als Datum der Herausgabe. Ob die Beobachtungen tatsächlich in Einzellieferungen erschienen sind, lässt sich nicht mehr feststellen.

Die einzelnen Teile setzen sich aus vielen kleinen Textbausteinen zusammen. Im ersten Teil (S. 9–61), dem zweiten Teil (S. 63–121) und Abschnitten des dritten Teils (S. 123–184) stehen Betrachtungen zum Handwerkszeug des Arztes in der forensischen Medizin (Atteste bei Sektionen, Wundbeschauen etc.) im Mittelpunkt. Letzterer bringt außerdem Rezepte, Anleitungen zur Herstellung der Universaltinktur und allgemein chemischer Präparate, sowie die Beschreibung, wie der Oculist Nicolaus Brückner dem Büchsenschmied Lorenz Muth in Hellwigs Beisein 1710 den Star gestochen hat. Der vierte Teil (S. 185–246) beginnt mit einem Brief von „Polycarpus Chrysostomus", einem Hellwig „durch Correspondentzen bekandten Freunde" (S. 185) über die Bereitung des philosophischen Steins, ein Text, der auch in die CURIOSA PHYSICA von 1714 aufgenommen wurde. An ihn schließt sich Hellwigs Übersetzung der Fragen seines Bruders Johann Otto an die Rosenkreuzer an (S. 204–206, erstmals lateinisch 1680 unter dem Titel „Epistola [...] ad Fratres Roseae Crucis" erschienen). Weiter enthält dieser Teil die Beschreibung einer Tinktur, die Hellwig zugeschrieben wurde, die aber nicht von ihm stammt. Im fünften Teil (S. 249–342) schreibt Hellwig ausführlich über einen Mordfall mit Testaten und Jurisdicien. – Sachregister.

Weitere Textbeigaben: In den 5. Teil eingefügt sind drei bereits mehrfach veröffentlichte kürzere Texte Hellwigs: *das Sendschreiben vom Stein der Weisen* (erstmals 1701, S. 311–319), *der Traktat vom wahren Trinkgold* (erstmals 1702, S. 319–327) und *das Sendschreiben vom Opium* (erstmals 1703, S. 238 [recte 328])-336).

Exemplare: *Dresden, Sächsische Landesbibliothek Path. gen. 1269. *Weimar, Herzogin-Anna-Amalia-Bibliothek 8° XV 772.

Chymisches Lexicon

1711

Neu eingerichtetes LEXICON MEDICO CHYMICUM, Oder: Chymisches LEXICON, Worinnen Nicht alleine die Nahmen der nöthigsten Laborum Chymicorum, sondern auch die gebräuchlichsten Vasa, Oefen/ Instrumenta, &c[etera] benennet; nebst andern nützlichen Dingen. Worbey auch unterschiedliche Stücke/ was vor Composita daraus praepariret und laboriret werden/ und von deren Tugenden/ Kräfften/ Dosibus, &c[etera] zu finden. Lateinisch und Teutsch/ nach dem Alphabeth eingerichtet. Nebst einen Anhang etlicher Apothecker-Taxe/ als einer Zugabe [...] Von L[icentiato] Christoph Hellwig/ Phys[ico] Tenst[edtensis] Thur[ingensis]. Frankfurt/ Leipzig: Johann Christoph Stößels Erben 1711.

Format und Umfang: 8°. [4] Blätter / 488 Seiten.

Titelkupfer: Derselbe Kupferstich wie im 1709 bei Stößel erschienenen „Apotheker-Lexikon".

Widmung: Das Buch ist Sigismund Wilhelm Stieff, Freisassen zu Lengefeld gewidmet, Freund, ‚Gevatter' und Gönner Hellwigs und um die Jahrhundertwende Verfasser mehrerer kürzerer Texte mit Kuriositäten, unter anderem eines „Lust-Gärtleins" (1700). Die Dedikation ist, ebenso wie die Vorrede, am 19. März 1711 in Tennstädt datiert.

Vorrede: Hellwig schreibt, das Lexikon sei Teil eines umfassenderen Projektes. Bereits erschienen sind ein pharmazeutisches Lexicon (*Apotheker-Lexikon*, 1709) und ein anatomisches Lexikon (*Anatomisch-chirurgisches Lexikon*, 1711). Diese würden durch das *Chymische Lexikon* ergänzt.

Inhalt: Von seinem ursprünglichen Plan, ein deutsch-lateinisches und lateinisch-deutsches Wörterbuch zusammenzustellen, ist Hellwig abgerückt, da viele chymische ‚Kunstwörter' nur in lateinisch vorhanden sind. Nach dem Vorbild der „Flora Francica" hat er deshalb alle Begriffe, deutsche und lateinische, unter einem einzigen Alphabet versammelt. – Durch ein Zwischentitelblatt abgetrennt, folgt ein Vergleich der Apotheker-Taxen (Gebühren) von vier deutschen Städten, nämlich Wien, Frankfurt, Leipzig und Rindelen (Rinteln) (S. 305–488). Er strukturiert die in Apotheken verkauften Officinalia nach 52 Kapiteln. Die Materialien ordnet er innerhalb der Kapitel alphabetisch nach den lateinischen Bezeichnungen. Danach gibt er das Maß oder Gewicht des Stoffes an und anschließend unter den abgekürzten vier Städtenamen den Preis nach der an diesem Ort gültigen Münze.

Exemplar: *Dresden, Sächsische Landesbibliothek Chem. 525.

1718

Vermehrt und verbessertes Neu eingerichtetes LEXICON MEDICO CHYMICUM [...] durch L[icentiatum] Christoph von Hellwig, Itzo Med[icum] Pract[icum] in Erffurt. Frankfurt/Leipzig: Johann Christoph Stößels Erben 1718.

Format und Umfang, Titelkupfer, Vorrede (datiert Erfurt, 21. September 1718), Inhalt: wie 1711 (Fehlpaginierung: S. 28 statt 289).

Widmung: fehlt.

Weitere Textbeigabe: Auf Seite 304 – die in der Erstausgabe frei blieb – ist hier in Fließsatz ein Gedicht vom „Aurum potabile“ eingefügt:

> Der Wein, der Mensch und auch das Gold, Lieben sich sehr, und seynd sehr hold, Eins dem andern, doch g'hört hierzu, Verstand, Handgriff, und groß Unruh, Biß man die drey bereitet recht, Denn es nicht gehet zu so schlecht, Wie jemand ihm möcht bilden ein, Ein Beutel Geld muß auch da seyn. Gottsfurcht, Gedult und lange Zeit, Groß Fleiß, Nüchtern- und Mäßigkeit, Den Wein und Mensch vereinigt recht, So solvirn sie des Golds Geschlecht, Und machns subtil und trinckelich, Darum dancke Gott ewiglich.

Daran schließt sich ein Aphorismus über den „SULOB SVEBUR“ [Bolus rubeus] an: Id est lapis unus, & res una, haec colligitur caute cum gaudio, generatur fine omni pretio.

Exemplar: *Berlin, Staatsbibliothek Preußischer Kulturbesitz I l 1990a.

Apothekerschatz

1711

THESAURUS PHARMACEVTICUS oder Apothecker-Schatz/ worinnen nach dem lateinisch-teutschen/ und teutsch-lateinischen Alphabet diejenigen Stücke/ welche in denen Officinis Pharmacevticis, oder Apothecken vorkommen/ und im Gebrauch sind/ zufinden; nicht weniger auch/ was man vor Praeparata hat/ nebst denen beygefügten Kräfften/ Tugenden und Dosibus; Worzu noch der Tax eines jeden Stückes nach dem Leipziger Fuß eingerichtet beygefüget worden. Jedweden nützlich / sonderl[ich] aber denenjenigen nöthig/ welche der edlen Medicin, Apothecker- und Wundartzt-Kunst zugethan/ mit Fleiß in diese Ordnung gebracht von L[icentiato] Christoph Hellwig/ Physico zu Tännstädt in Thüringen. Leipzig: Friedrich Groschuff 1711.

Format und Umfang: 8°. [5] Blätter / 446 paginierte Seiten.

Titelkupfer: Der Titelkupfer zeigt einen Blick in das Gewölbe einer Apotheke. Im Rahmen sitzt oben links eine nackte Frau mit sieben Brüsten und einem Strauß (Heilkräutern?) in der Hand, oben rechts eine Frau mit Becher und Äskulapstab. In der Apotheke sieht man einen Apotheker, der einer Frau etwas abwiegt (Vordergrund). Ein weiterer ruft einem dritten, der mit Mörser und Krater arbeitet, zu: „Du mache fort"; jener antwortet „ja doch" (Mittelgrund). Im Hintergrund unterhalten sich zwei Männer.

Widmung: Das Buch ist in der in „Tännstädt 1711" datierten Dedikation dem Chirurgen Georg Svedt in Halle gewidmet, den Hellwig durch brieflichen und persönlichen Kontakt kennt (im Exemplar der NSUB Göttingen nach dem Titelblatt des Anatomisch-Chirurgischen Lexikons gebunden).

Vorrede: In der Vorrede beschreibt Hellwig das Aufbauprinzip des Lexikons: Namen der beschriebenen Begriffe, bei Exotica das Herkunftsland, Wirkung in der Medizin, Dosis beim Einsatz als Arznei und Wert nach der Leipziger Apotheker-Tax.

Inhalt: Der Text bringt den lateinisch-deutschen Teil (S. 1–406) mit der Beschreibung der Begriffe; danach einen deutsch-lateinischen Teil (S. 407–442), eine reine Übersetzungshilfe; schließlich eine Erklärung der in den Apotheken gebräuchlichen Zeichen.

Exemplare: *Erlangen Universitätsbibliothek H 61/ Trew G* 531. *Göttingen, Niedersächsische Staats- und Universitätsbibliothek DD2009 A 49 (1).

Anatomisch-Chirurgisches Lexikon

1711

Neu-eingerichtetes LEXICON ANATOMICO-CHIRURGICUM, worinnen die Lateinisch-Teutsch/ und Teutsch-Lateinisch/ beyde nach dem Alphabet Anatomisch- und Chirurgische Kunst-Wörter/ wie auch/ woher sie sonderlich aus der Griechischen Sprache ihren Ursprung/ und was sie vor Bedeutung haben/ nebst nöthiger Erklärung jedes Stückes/ und anderen Dingen zufinden. Vor diejenigen/ welche der edlen Medicin, Chirurgie, und Apothecker-Kunst zugethan/ nöthig;

vor andere Liebhaber aber nützlich und angenehm zu lesen. [...] von L[icentiato] Christoph Hellwig/ Physico zu Tännstädt in Thüringen. Leipzig: Friedrich Groschuff 1711.

Format und Umfang: 8°. [5] Blätter / 190 Seiten (Seiten 447–636 in dem Band, der den „Apothekerschatz“ (1711) und das „Anatomisch-Chirurgische Lexikon“ enthält und durchgehend paginiert ist).

Vorrede: In der Vorrede (in der benutzen Ausgabe der Erlanger Universitätsbibliothek vor der Vorrede des „Apothekerschatzes“ gebunden) stellt Hellwig das Buch als Wörterbuch für anatomische und chirurgische ‚Kunstwörter‘ vor.

Inhalt: Analog zum „Apothekerschatz“ bietet das Lexikon einen lateinisch-deutschen Teil (S. 447–604) mit Erklärungen; und ein reines deutsch-lateinisches Wörterbuch (S. 605–636).

Weiterer Beiträger: Der Band enthält ein lateinisches Widmungsgedicht von Johann Ephraim Oßwaldt (1684–1725), ein Akrostichon, das die Worte „en vobis thesaurus“ ergibt.

Exemplar: *Erlangen, Universitätsbibliothek H 61/ Trew G* 532.

Beschreibung ausländischer Dinge

1711

EXOTICA CURIOSA, Oder: Curiöse und nützliche Beschreibung Derer Ausländischen Dinge/ Welche Aus dem Dreyfachen Natur-Reich/ als Regno minerali, vegetabili & animali, in fremden Ländern gefunden/ und theils zum Nutz und Gebrauch/ theils nur zur Lust und Erfrischung des Gemüths an uns überbracht werden; Sampt ihrer Gestalt/ Ort/ Krafft und Würckung/ etc[etera]. Aus unterschiedlichen hochgelahrter Männer Schrifften und eigener Erfahrung nach dem Alphabet eingerichtet/ [...]Von L[icentiato] Christoph Hellwig/ Stadt-Physico zu Tänstädt in Thüringen. Frankfurt/Leipzig: Johann Christoph Stößels Erben 1711.

Format und Umfang: 8°. 151 Seiten.

Vorrede: In der undatierten Vorrede schreibt Hellwig, er habe die „Beschreibung“ schon vor einiger Zeit zusammengetragen. Vieles davon stamme aus Briefen und mündlichem Zeugnis seines verstorbenen Bruders Johann Otto von Hellwig, der einige Jahre als Arzt in Batavia praktiziert habe und fast 20 Jahre auf Reisen unterwegs gewesen sei.

Inhalt: Der Text bietet ein alphabetisch geordnetes Lexikon, dessen Begriffe nach Namen, Beschreibung von Gestalt und Herkunftsort, Historien, Wirkung in der Medizin und gegebenenfalls Auftreten in den Apotheken aufgebaut sind.

Exemplar: *Erlangen, Universitätsbibliothek H 61 Trew, H* 99.

1714

Exotica Curiosa Oder: Curiöse [...] Beschreibung Derer Ausländischen Dinge/ [...]. Von L[icentiato] Christoph Hellwig/ Stadt-Physico zu Tänstädt in Thüringen. Frankfurt/Leipzig: Johann Christoph Stößels Erben 1714.

Format und Umfang: 8°. 151 Seiten.

Exemplar: London, British Library 547.d.21.(1.) [Die Ausgabe ist lediglich im Katalog der British Library nachgewiesen; Angaben nach Curtis Schuh: Mineralogy & Crystallography: An Annotated Biobibliography of Books Published 1469 through 1919, Tucson/Arizona 2007, S. 687; keine Autopsie].

1719

EXOTICA CURIOSA, Oder: Curiöse und nützliche Beschreibung Derer Ausländ[ischen] Dinge, [...] zum andernmahl von L[icentiato] Christoph Hellwig. Frankfurt/Leipzig: Johann Christoph Stößels Erben 1719.

Format und Umfang/Vorrede/Inhalt: Identisch mit der Ausgabe 1711.

Exemplar: *Göttingen, Niedersächsische Staats- und Universitätsbibliothek 8 Chem I, 1597 (2).

Haus- und Reiseapotheke

1711

Curieuses Reise- und Hauß-Apotheckchen/ Worinnen zwar wenige/ jedoch bewährte Artzeneyen zufinden/ so mit leichter Mühe und Kosten/ ein jeder selbst praepariren und so wohl auf der Reise/ als zu Hause vielen Unpäßlichkeiten vorzukommen/ bey sich führen und anschaffen kan/ samt Kurtzem Bericht/ Wie sich in Diaet und sonsten nach beygefügten Reguln auf der Reise und zu Hause zu halten/ und vor vielen Kranckheiten zu praeserviren sey/ Nebst einer Zugabe derer zweyen Welt-berühmten Medicamenten/ dem THERIAC und MITHRIDAT/ deren herrlichen Nutzen/ Zubereitung und Gebrauch mit sonderbahrem Fleiß eingerichtet/ Von L[icentiato] Christoph[oro] Hellwig/ Cölleda-Thur[ingensis] P[oetae] L[aureato] C[aesaraeo] Physico anietzo zu Tennstädt. Frankfurt/Leipzig: Hieronymus Philipp Ritschel (Drucker Heinrich Andreas Meurer in Arnstadt) 1711.

Format und Umfang: 8°. [4] Blätter /102 [87 und 15] Seiten.

Vorrede: In der Vorrede benennt Hellwig als Adressatenkreis Reisende und auf dem Land Wohnende, die keinen Arzt in der Nähe haben. Der Verfasser empfiehlt, der Kranke solle auf jeden Fall nach der Selbstmedikation auf der Reise einen Arzt aufsuchen.

Inhalt: Aus mehreren Textbausteinen zusammengesetzt. Nach der Rechtfertigung des Vorhabens, einen Leitfaden für Reisende zu schreiben, gibt der Verfasser an, welche Medikamente und Hilfsmittel die Reiseapotheke enthalten solle (2f.). Es schließt sich die Beschreibung der Medikamente und Grundstoffe mit ihren ‚Kräften' an (S. 3–16). Danach folgt – a capite ad calcem – die Beschreibung von Krankheiten, die auf Reisen auftreten können, sowie die Arznei dagegen (Rezepte in Latein) (S. 16–58). Abschließend zwanzig Regeln allgemeiner Art für einen Reisenden (S. 59–63) und das Rezept der „Emanuels-Pillen" (S. 64). Es folgt die Beschreibung von Theriac und Mithridat, inhaltlich weitgehend identisch mit dem Hellwigschen Sendschreiben von 1704 (S. 65–87). Angehängt ist eine Schrift über die Medicina universalis in abweichender Paginierung (S. 40–54, im benutzten Exemplar wurde die Seite 40 auf die Seite 87 geklebt). Es handelt es sich dabei um – offensichtlich noch vorhandene – Lagen der Ausgabe 1704 der Schrift *Vom wahren Trinkgold*. Dem Text vorangestellt ist ein dreiseitiges Inhaltsverzeichnis, das mit dem Hinweis auf S. 64 endet.

Exemplar: *Jena, Thüringische Universitäts- und Landesbibliothek 8 Med XXIII, 24.

1712

L[icentiati] Christoph[ori] Hellwigs Neu-Vermehrtes Curieuses Hauß- und Reise-Apotheckgen, [...]. Frankfurt/Leipzig: Hieronymus Philipp Ritschel (Drucker Johann Michael Funck in Erfurt) 1712.

Format und Umfang: 8°. 4 Seiten / 139 Seiten / [13] Seiten.

Vorrede: Wie 1711. Die zweite Ausgabe sei „fast mit lauter Hauß-Mittelchen vermehret" (S. [4]).

Inhalt: Die Reise- und Haus-Apotheke umfasst die Seiten 1 bis 90. Darauf folgen 20 allgemeine – nicht nur medizinische – Regeln für Reisende (S. 91–94). Auf den Seiten 94 bis 119 gibt Hellwig eine Reihe von Heilmitteln und ihre Anwendungen wieder, die nicht mit dem Reisen zusammenhängen. – Alphabetisches Sachregister. – Vierseitige Liste der Medikamente, die bei Hellwig erworben werden können. – Als „versprochene Zugabe" folgt eine „Kurtze Beschreibung / Lob und Gebrauch des Theriacs und Mithridats" (S. 119–139), inhaltlich identisch mit dem Sendschreiben von 1704.

Exemplar: *Heidelberg, Deutsches Apothekenmuseum Lehmann 139.

1730

[Haus- und Reiseapotheke] [ohne eigenes Titelblatt]

Format und Umfang: 8°. 118 paginierte Seiten (S. 1–118 in dem Sammelband „Haus-, Reise- und Armenapotheke", 1730).

Inhalt: Das Werk ist inhaltlich identisch mit der Ausgabe von 1712 (S. 1–90), wobei die Textanordnung teilweise verändert wurde.

Exemplar: *Erlangen, Universitätsbibliothek H 61 Trew L* 354 und L* 353.

Philosophische Briefe

1712

L[icentiati] Christoph Hellwigs/ Stadt-Physici zu Tänstädt in Thüringen/ Philosophische Brieffe/ in welchen enthalten I. Was eigentlich der Lapis Philosophorum sey? II. Worinnen seine Materia bestehe/ und wie sie müsse bereitet werden? III. Was man von denen Laboranten/ Goldsuchern und insgemein von Alchimisten an Herren-Höfen halten soll? IV. Von denen Schrifften Duum Virorum Hermeticorum Foederatum. V. Vom Mercurial-Golde/ und dessen Würckungen. VI. Von etlichen sonderbaren Experimenten/ Als 1. Vom Mercurio vivô. 2. Von einem Gold-haltigen gelben Metall, beyde ohne Feuer/ Kosten und Mühe und viele Zeitverliehrung ex Microcosmo. 3. Von Antimonio und Pruina, woraus schöne durchsichtige Crystallen kommen sind. 4. Ex Fuligine oder Ruß ein herrlich Medicament zu haben / solchen weiß zu machen/ und eine Himmel-blaue Tinctur daraus zu ziehen. Welchen noch an statt der Vorrede/ das vergeblich verworffene nunmehro aber philosophicè gerettete Hellwigische Subjectum des Steins der Weisen beygefüget worden. Leipzig: Friedrich Groschuff 1712.

Format und Umfang: 8°. 78 Seiten [Seiten 1–64, 97–110].

Motto: Der Verfasser hat folgendes Motto vorangestellt: Qui audiunt, audita dicunt, Qui vident, plane sciunt.

Inhalt: Anstatt einer Vorrede beginnt das Buch mit einer Verteidigung Johann Otto von Hellwigs (S. 2–29), in der Christoph Hellwig schreibt, die Schriften seines Bruders Johann Otto seien vorschnell als einfach in die Tat umzusetzen angesehen worden. Danach folgt dessen „Gründliche Antwort auf die Frage: Was eigentlich der Lapis Philosophorum sey?" (S. 31–48), danach sein „Sendschreiben an die Duumviros" (S. 49–64). Nach einem Sprung in der Paginierung folgt ein „Sendschreiben von etlichen sonderbahren Experimenten" (S. 97–110). Dieser Teil des Bandes beschließt mit der Datierung „Tännstädt / den 31. Mart. 1710" und der Autorangabe „Hellwig". Der Sprung in der Paginierung, aber auch eine falsche Kustode auf S. 29 legen den Schluss nahe, dass in dem Band noch vorhandene Druckbogen zusammengeführt wurden.

Exemplar: *Erlangen Universitätsbibliothek H 61 Trew D* 168.

Von tödlichen Wunden

1713

L[icentiati] Christoph Hellwigs/ Pract[ici] Erff[urtensis] Compendium MEDICINAE RENUNCIATORIAE, Oder: Curiöser und nützlicher Begriff Von denen Tödtl[ichen] Wunden, Wie solche sollen erkennet/ und Bericht davon gegeben werden; Auch/ wie von denen Chirurgis, oder Wund-Aertzten/ die so genandten Wund-Zeddul einzurichten. Wie auch/ was davon zu halten/ wenn der verwundete den neundten Tag überlebet/ It[em] Unterricht von Schwängerungen/ Liebes-Tränken/ Tollheit/ Raserey. It[em] De Partu legitimô & illegitimô, It[em] De Virginitate, Kindermord/ Vergifftungen/ etc[etera]. Gleichfals: Wobey man mercken könne/ ob die Verwundungen/ so an einem Entleibten gefunden worden/ solchem noch im Leben, oder im Todte zugefüget sein. It[em] Ob derjenige, so in einem Wasser gefunden, also todt oder lebendig hinein geworffen, wie auch, ob einer lebendig oder todt sey ufgehangen worden. Und dann, worbey man spühren möge, ob der Mensch vom Strahl oder Blitz ertödtet sey. Nebst anderen zu diesem Tract[ament] dienenden Dingen. Ingleichen ein kurtz-gefastes Lexicon Chirurg[icum] und Feld-Kasten etc[etera]. [...] Frankfurt/Leipzig: Hieronymus Philipp Ritschel 1713.

Format und Umfang: 8°. [6] Blätter / 173 Seiten / [11] Seiten.

Titelkupfer: Das Buch ist mit einem Titelkupfer ausgestattet. Es zeigt das Porträt Hellwigs als Brustbild in einem Medaillon. Auf dem Sockel stehen die

Worte: „L. Christoph: Hellwig, Thüringensis/ P. L. Caes., Med. Pr. Erff.“ Urhebervermerk: „Jacob Petrus Sc. Erffurti 1713“.

Widmung: Das Buch ist dem mainzischen Statthalter in Erfurt und Rektor der Universität, Graf Philipp Wilhelm von Boineburg, gewidmet. Grund für die Widmung ist die Tatsache, dass das vorliegende Werk das erste von Hellwig in Erfurt verfertigte Buch ist und deshalb, so der Autor, der höchsten staatlichen Autorität in Erfurt gewidmet werden solle. Die Widmung ist ebenso wie die Vorrede am 2. Januar 1713 in Erfurt datiert.

Vorrede: In der Vorrede begründet Hellwig das Verfassen des Textes damit, insbesondere Wundärzte hätten gewünscht, dass ein kurzgefasstes deutschsprachiges Buch über die tödlichen Wunden erscheine. Hellwig habe das Werk aus verschiedenen Autoritäten exzerpiert und um eigene Beobachtungen aus 20-jähriger Praxis sowie Atteste und Berichte von ihm selbst und anderen Ärzte angereichert. Das Buch handle von Wunden, über die ein Arzt oder Wundarzt häufiger vor der Obrigkeit oder den Richtern Bericht erstatten müsse und es wende sich insbesondere an die jungen Mediziner und die Chirurgen, die Atteste oder Wund-Zettel ausfüllen müssen.

Inhalt: Im Text geht Hellwig zunächst auf die Frage ein, was tödliche Wunden (im Gegensatz zu unheilbaren Krankheiten) eigentlich seien und was die Neun-Tage-Frist bedeute. Danach folgt eine umfangreiche Beschreibung tödlicher Wunden a capite ad calcem; eine Erörterung der Frage, ob Wunden vor oder nach dem Tod beigebracht wurden; einige „curiöse Fragen“ (zum Beispiel, ob Ohrfeigen tödlich sein können), Abhandlungen über vorgetäuschte Krankheiten, Jungfernschaftsnachweis, eheliche oder uneheliche Geburt, chirurgische Fragen und Betrachtungen über vergiftete Tierwunden. – Sachregister.

Weitere Textbeigaben: Eine Anzahl ins Deutsche übersetzter Aphorismen des Hippocrates, ein Verzeichnis von Hellwigs Schriften, die zwischen 1700 und 1713 erschienen sind und eine Liste der bei Hellwig erhältlichen Medikamente.

Exemplar: *Dresden, Sächsische Landesbibliothek Med for. 226.

1722

L[icentiati] Christoph von Hellwigs / Pract[ici] Erff[urtensis] COMPENDIUM MEDICINAE RENUNCIATORIAE, Oder: Curiöser und nützlicher Begriff Von denen Tödtl[ichen] Wunden [...] Leipzig/ Erfurt: Hieronymus Philipp Ritschel 1722.

Format und Umfang: 8°. [1] Blatt / 136 Seiten (S. 369–504 im Sammelband „Haus- und Landarzt“, 1722).

Inhalt: Der Text ist inhaltlich identisch mit der Ausgabe von 1713.

Exemplare: *Wien, Österreichische Nationalbibliothek 69.X.33; *London British Library 775. e. 19.

Physikalisch-medizinisches Lexikon

1713

Vollkommenes Teutsch- und Lateinisches Physicalisch- und Medicinisches LEXICON, worinnen die Kunst-Wörter der Medicorum, Apothecker, Chirurgorum und Materialisten, Ingleichen Derer Gefäße und Arbeiten, Materialien, Stücke, Praeparata, Medicamenten, deroselben Compositionen, Doses, und dergleichen mehr, als auch Gründliche Nachricht wie iedes aussiehet, es sey von Kräutern, Thieren, ober- und unterirdischen Mineralien, und wie selbige Teutsch und Lateinisch genennet und zubereitet werden, Nebst einem Register der Kranckheiten und bewehrten Recepten der berühmtesten alten und neuen Medicorum mit grossen Fleiß etliche Jahr her zusammen getragen, und selber experimentiret von Christoph Hellwig, Licent[iato] und Medicinae Pract[ico] zu Erfurdt. Hannover: Nicolaus Förster 1713.

Format und Umfang: 4°. [4] Blätter / 1004 Seiten / [36] Seiten.

Titelkupfer: Das Buch ist mit einem Titelkupfer ausgestattet. Eine Frau mit entblößter Brust (die „Regina Tricoronata") sitzt unter einem Baum an einem Tisch, auf dem drei Kronen liegen. Sie zeigt mit der linken Hand in eine ideale Landschaft mit zahlreichen Pflanzen und Tieren, einem Fluss und Bergen im Hintergrund. Darunter in Zierschrift ein Gedicht: „Gottes Allmacht findet sich/ über/ auf/ und in der Erden/ Darum soll des Höchsten Krafft allweg gepriesen werden. Schauet nur/ wohin ihr wollt/ so ists Gottes Wunder-thun/ Gott/ das Höchst- und wahre Gut/ würcket immer sonder Ruhe."

Vorrede: In der Vorrede benennt Hellwig („L.C.H.") als Adressatenkreis Medizinstudenten, ausgebildete Mediziner, Apotheker und Chirurgen, aber auch andere „curiöse und kunstbegierige Gemüther".

Inhalt: Das umfangreiche Lexikon behandelt Stichworte aus dem Bereich von Medizin, ‚Physik' und Chemie. Der erste Hauptteil des Textes (S. 1–736) besteht aus einem nach deutschen Begriffen alphabetisch geordneten Lexikon. Teilweise sind die Artikel nur wenige Zeilen lang, teilweise umfassen sie viele Seiten (zum Beispiel „Biene" S. 58–85). Die Artikel sind immer gleich aufgebaut. Der deutsche Leitname einer Pflanze, eines Tiers oder eines Minerals bestimmt den Platz innerhalb des Lexikons. Darauf folgen die weiteren deutschen, lateinischen, griechischen, evtl. hebräischen Bezeichnungen. Der Autor beschreibt Aussehen, Wirksamkeit als Arznei und gibt Rezepte wieder, die in Zusammenhang mit dem behandelten Begriff stehen. Rezepte werden häufig lateinisch oder in einer lateinisch-deutschen Mischform wiedergegeben. Der zweite Hauptteil des Textes (S. 737–840), mit einem eigenen Zwischentitelblatt (S. 737) eingeleitet, ist ein nach den lateinischen Begriffen geordnetes Wörterbuch medizinischer, chemischer und physikalischer Begriffe mit Verweis auf die Darstellung im ersten Hauptteil. Der dritte Teil wird erneut durch ein Zwischentitelblatt (S. 841) eingeleitet: ein Lexikon der anatomischen und chirurgischen ‚Kunstwörter', lateinisch-deutsch nach Alphabet geordnet (S. 843–976) und – wieder mit einem Zwischentitelblatt (S. 977) – deutsch-lateinisch (S. 979–1004). – 36-seitiges Sachregister.

Exemplare: *Heidelberg, Deutsches Apothekenmuseum Hel 5.1.; *Dresden, Sächsische Landesbibliothek Encycl. med. 197 m.

Apotheker-Taxe

1714

L[icentiati] Christoph Hellwigs/ Med[icinae] Pract[ici] in Erffurt/ Dreyfacher Als Thüringisch-Meißnischer/ und Niedersächsischer Teutsch- und Lateinischer Apothecker-Tax/ Darinne der Werth aller und jeder/ so wohl einfachen als zusammen gesetzten Artzneyen zu finden; Samt Einer nöthigen und ausführlichen Vorrede/ Wie solches Werck Nicht nur alle Liebhaber der Medicin, der Artzney- und Wund-Artzney-Kunst Ergebene/ desgleichen die Materialisten/ Sondern auch Jedweder Hauß-Vater und Hauß-Mutter in Städten und Dörffern sehr nützlich gebrauchen können. Frankfurt/Leipzig: Hieronymus Philipp Ritschel 1714.

Format und Umfang: 4°. [5] Blätter / 127 Seiten.

Widmung: Das Buch ist Johann Friedrich Weyland gewidmet, ehemaligem Ratsherrn und Apotheker in Tennstädt, Hellwigs „Schwager, Gönner und Freund". Hellwig schreibt, er sei fast 17 Jahre Stadtphysicus in Tennstädt gewesen und habe dabei die Erfahrung gemacht, dass eine deutsch-lateinische Apotheker-Taxe als Hilfsmittel für lateinunkundige Apothekerlehrlinge und -gesellen wünschenswert wäre.

Vorrede: In der Vorrede erweitert Hellwig den Adressatenkreis seiner deutsch-lateinischen Apotheker-Taxe (normalerweise erschienen Apotheker-Taxen in Latein): neben Apothekerlehrlingen sei sie an Wundärzte und Hausväter bzw. -mütter gerichtet. Er habe drei Taxen zusammengenommen – die thüringische, meißnische und niedersächsische – wobei der Setzer in den ersten drei Bogen für

Nied[ersächsisch] Nürnb[ergisch] gesetzt habe. In einem Beispiel erläutert er den Gebrauch des Buches.

Inhalt: Der deutsch-lateinische Teil der Apotheker-Taxe (S. 1–97) ist alphabetisch geordnet. In Tabellen werden für die Materialien die Preise – bezogen auf bestimmte Gewichtsangaben – in den drei Gegenden angegeben. Der lateinisch-deutsche Teil (S. 98–125) ist als Wörterbuch aufgebaut, wobei bei denjenigen Medikamenten, für die es keine deutschen Bezeichnungen gibt, in Kurzform die Preisangaben in den drei Ländern verzeichnet sind. Den Abschluss des Textes machen kurze Angabe über den Preis für die Arbeitszeit des Apothekers (S. 126) und den Preis für die Apothekergefäße (S. 127).

Exemplar: *Wolfenbüttel, Herzog-August-Bibliothek Mx 241 (10).

Pestapotheke

1714

Das bey jetzigen Zeiten Neu-eingerichtete Pest-Apotheckgen, Darinnen Der Pest Ursprung/ Eigenschafft und Zeichen genau beschrieben; Samt einer deutlichen Anweisung/ Wie man sich mit schlechten und wenig kostenden/ jedoch von Alt- und Neuen Medicis an vielen Menschen bewärth erfundenen Hauß-Mitteln von denen jetzt hin und wieder grassirenden pestilentzialischen Fiebern und ansteckenden Seuchen durch GOTTes Beystand/ So wohl Vorsichtig praeserviren/ als auch glücklich curiren könne; Sonderlich Denen Armen und dem Land-Mann/ wie auch andern zum besten auffgesetzet; Von L[icentiato] Christoph Hellwig, Medic[inae] Practic[o] Erffurtens[is]. Frankfurt/Leipzig: Hieronymus Philipp Ritschel 1714.

Format und Umfang: 8°. [4] Blätter / 52 Seiten / [8] Seiten.

Vorrede: Das Büchlein wendet sich nicht an Mediziner und Barbiere, auch nicht an Menschen, die in Städten mit medizinischer Versorgung wohnen, sondern an den Landmann und die Dorfbewohner zur Selbstdiagnose und Selbstmedikation. Deshalb seien auch nur einfache und wenig kostende Arzneimittel angeführt, die, so die tägliche Erfahrung, genauso die erwünschte Hilfe bringen, wie teure Arzneien.

Inhalt: Im Text geht Hellwig auf die Erscheinungsform, die Ursachen und die Heilmöglichkeiten der Pest ein, wobei er nur drei Autoritäten (Galen, Athanasius Kircher und sich selbst) jeweils einmal zitiert. Fachlich verbindet er die seit dem späten Mittelalter geläufigen Vorstellungen von den Ursachen der Pest (Vergiftung der Luft durch „böse Dünste“, Einfluss der Gestirne, göttliche Strafe) mit Vorstellungen aus der ‚Lebensgeister'-Medizin Wirdigs. – Den Abschluss des Textteiles macht ein Verzeichnis der (sieben) Arzneien, die bei Hellwig erworben werden können. – Sachregister.

Weitere Textbeigaben: Der ‚Adjunkt' der Superintendentur Buttstädt und Pfarrer zu Guthmannshausen, Magister Johann Christian Otto, ein Poeta laureatus, setzte folgendes Widmungsgedicht bei: „Die Pest ist GOttes Pfeil/ Sie fleucht am hellen Tage/ Den Schaur der Nacht vergrößert diese Plage: Man sey bedacht Durch Artzeneyen sich zu schützen; Der Autor kann nicht müßig sitzen/ Er will nach seiner Art Bedrängte treulich lehren/ Wie man bey Zeit sich wohl verwahrt Gebeth und Glück zur Cur, wird Pest-Verderben wehren."

Exemplar: *Göttingen, Staats- und Universitätsbibliothek 8 MED MISC 240/5:2 (9).

1730

Neu-vermehrtes Pest-Apotheckgen, Darinnen Von Ursprung, Eigenschafft und Zeichen der Pest deutlich gehandelt, Und wie man solche nechst GOtt mit schlechten und wenig kostenden Mitteln heben, auch sich vor allerhand pestilentzialischen Fiebern und ansteckenden Seuchen praeserviren und solche glücklich curiren könne, angewiesen wird Denen Armen und dem Land-Mann zu Gefallen/ mit offt-bewährten Recepten versehen. Frankfurt/Leipzig: Hieronymus Philipp Ritschel 1730.

Format und Umfang: 8°. [1] Blatt / 48 Seiten (S. 137–184 in dem Sammelband HAUS-, REISE- UND ARMENAPOTHEKE, 1730).

Inhalt: Der Text ist inhaltlich identisch mit der Ausgabe der „Pestapotheke" von 1714.

Exemplar: *Erlangen, Universitätsbibliothek, H 61 Trew L* 354 und L* 353.

Grund- und Lehrsätze der Medizin

1715

CHRISTOPH HELLVVIGS, MEDIC[inae] LIC[ientiati] und vor itzo Practici zu Erffurt/ Grund- und Lehr-Sätze Der gantzen Edlen Medicin Oder Kurtze und deutliche Anleitung/ Wie so wohl Die Herren Studiosi Medicinae, Als auch ein jedweder/ ob er schon kein Medicus, Zu seiner Gesundheit und Lehre/ eine gute Wissenschaft von der Medicina Empirica, Dogmatica, seu Rationali, Methodica,

Hermetica, Spagyrica, Chymica vel Paracelsistica, und heut zu Tage florirenden Medicina Dogmatico-Hermetica sive Rationali, und deren Theilen/ Als Hygiene und Therapevtica, als auch Physiologia, Pathologia, Semiotica und Diaetetica, Anatomica, Chirurgica und Pharmacevtica, Kurtz und gut tractiren/ und bey Göttl[ichem] Seegen/ wohl und bald begreiffen möge; Wobey Unterschiedliche Arcana Medica, wie auch/ was vornemlich vor Medicinische Bücher zu lesen/ ingleichen/ wie/ sonderlich nach Art B.D.D.M., die Apothecken zu visitiren/ nebst einer Kunst sich selbst und auch andere zu characterisiren/ auch einer Kunst wider das Podagra, angewiesen werden. Aus der Erfahrung/ anfangs vor seinen Sohn/ etl[iche] Anverwandte und gute Freunde geschrieben/ [...]. Leipzig: Friedrich Groschuff 1715.

Format und Umfang: 8°. [7] Blätter / 702 Seiten / [46] Seiten.

Titelkupfer: Der Titelkupfer zeigt Aeskulap mit einem Buch auf einem Podest stehend, um ihn herum neun lesende Männer, davor ein Barockgarten; kein Urhebervermerk.

Widmung: Die „Grund- und Lehrsätze der Medizin“ sind Christian Lot von Weissenbach (1703 in Leipzig Respondent einer juristischen Dissertation, in der er als „Eqves Misnicus“ bezeichnet wird) für „viele Gnade und Gütigkeiten“ gewidmet, datiert am 16. Juli 1714.

Vorrede: In seiner Vorrede zielt Hellwig auf einen doppelten Rezipientenkreis: die Medizinstudenten, denen Hellwig ein Kompendium einschließlich Lektüreempfehlungen an die Hand geben will und die auf Selbstmedikation angewiesenen „vernünfftigen Leute“. Hellwig spricht sich für die deutsche Sprache beim Erlernen der Medizin aus und beruft sich dabei auf die Vorbilder Johann Hiskia Cardilucius und Christian Franz Paullini.

Inhalt: Hellwig hat die „Grund- und Lehrsätze“ als eine ‚Summa‘ seiner Kenntnisse der Medizin angelegt. Im Text teilt er die Medizin ganz nach dem Vorbild Galens in einen theoretischen Bereich (mit den „vornehmen“ Teilen Hygiene und Therapeutika und den „niederen“ Teilen Physiologie, Pathologie und Semiotik) und einen praktischen Bereich (mit den Untergliederungen Diätetik, Pharmazie und Chirurgie). Ebenfalls konventionell ist der Aufbau der Schrift nach den „sex res non naturales“ (S. 1–628). Inhaltlich handelt es sich bei dem Medizinlehrbuch um eine Kompilation aus alten (galenischen) und neuen (paracelsistischen) Autoritäten. Hellwig erweist sich dabei als Eklektiker: bei einer Betrachtung der medizinischen „Sekten“ kommt er zu dem Ergebnis, das beste und zeitgemäße Medizinkonzept sei das der „Dogmatico-Hermetica sive Rationalis“, wobei mit Dogmatikern die Galenisten, mit Hermetikern die Paracelsisten gemeint sind. – Sachregister.

Weitere Textbeigaben: Weitere Beiträger sind der Nürnberger/Altdorfer Mediziner Albert Heering mit einem zwölfzeiligen Widmungsgedicht an Hellwig („Dem Fama schon vorlängst biß an die Sternen brachte [...]. Biß daß ein später Todt beschließe seine Zeit.") und im Anhang der „Jenische Eclecticus" mit der „ersten Meditation" über die Kunst, sich selbst und andere zu charakterisieren; ein „Doct. Philos. & Medic. zu Breßlau" mit einem Traktat über Kräuter mit heiligen Namen; und („zu Füllung des übrigen Raumes") ein „Correpondent N.N., Ober-Zoll und Zinß-Meister des Hertzogthums N." mit einem Brief an Hellwig über das Podagra.

Exemplar: *Heidelberg, Universitätsbibliothek P 86.

Heimlichkeiten des Frauenzimmers

1715/1

Entdeckte Heimligkeiten Des Frauenzimmers Oder Curiöse Vorstellung/ Worinnen nicht allein Der ledigen Weibs-Personen Natur/ Vortreflichkeit/ Schönheit/ Eigenschafften/ Mängel/ Gebrechen und Zufälle/ Sondern auch Derer Weiber Zustand bey der Schwangerschafft/ Geburth und im Kind-Bette deutlich beschrieben werden/ Mit denen neuesten Observationibus und heilsamsten Mitteln versehen/ Nebst einem Unterricht Vor Heb-Ammen/ [...]Von L[icentiato] Christ[ophoro] Hellwig, P[oetae] L[aureato] C[aesareo] et Pr[actico] Erff[urtensis]. Frankfurt/ Leipzig: Ernst Ludwig Niedt 1715.

Format und Umfang: 8°. [4] Blätter, 344 Seiten, [15] Seiten.

Titelkupfer: Das Buch ist mit einem Titelkupfer ausgestattet, gestochen von Jacob Petrus. Zwei Frauen, eine mit und eine ohne Haube, sitzen an der Wiege eines Kindes und sind offenbar in ein Gespräch vertieft. Unter dem Bild die Verse:

> Ihr Schönen folget nur was eüch hier wird gerathen,
> es weiset sich im werck, Es zeigen sich die thaten,
> der Artzt meints hertzlich gut, Er sorgt für eüren Leib,
> Es seÿ ein Jungfer bild, Es seÿ ein Liebes Weib. C. H.

Vorrede: In seiner am 23. August 1714 in Erfurt datierten Vorrede schreibt Hellwig, die „Heimlichkeiten" seien das Buch, das er schon in seinem Traktat „De chlorosi" (1702) angekündigt habe. Er ist sich der Schwierigkeit beim Beschreiben des weiblichen Körpers bewusst, deshalb schreibe er „so/daß ich mich nicht allzulange aufhalte/dergestalt/um große Dicentz/ wie mann zu sagen pfleget/ davon zu machen".

Inhalt: Textsammlung über die Vortrefflichkeit, Gelehrtheit und Schönheit der Frauen mit Beispielen aus der Bibel, den heidnischen und christlichen Historien bis in die Gegenwart des Autors (S. 1–101). Es folgen Texte „Von der Jungfernschaft" (S. 101–107), ein „Lob des Ehestandes" (S. 107–117) und über Zeichen der Schwangerschaft (S. 117–122); kosmetische Rezepte (S. 122–205); Rezepte für Frauenkrankheiten (S. 205–250), Beschreibung von ‚Zufällen' vor, während und nach der Geburt (S. 250–288); diätetische Anweisungen (S. 289–344). – Sachregister.

Weitere Textbeigaben: Weitere Beiträger ist „Kell." (möglicherweise der Erfurter Jurist und Ratsherr Georg Christoph Kellner), der ein Widmungsgedicht für die Ausgabe verfasste:

> Berühmter Hellwig/ Deine Schrifften/
> Die Dir ein ewig Denkmahl stifften/
> Weil Du vor andern nützlich schreibst/
> Die fordern diesen Wundsch mit Rechte
> Von Männ- und Weiblichem Geschlechte:
> Daß Du der Mann noch lange bleibst!
> Daß GOtt Dein Hauß zum Seegen setze/
> Und Dich nach Hertzens Wundsch ergötze/
> Daß Hellwigs Nahm' sey ewig hell!
> So wündscht vor andern/ der diß schreibet/
> Dir stets und unverändert bleibet
> Ein Treu-ergebner Diener/ Kell.

Exemplare: * Bamberg, Staatsbibliothek Gyn. o. g-m; *Mannheim, Universitätsbibliothek Sch 108/290.

1715/2

Entdeckte Heimligkeiten Des Frauenzimmers [...] Von L[icentiato] Christ[ophoro] Hellwig, Pr[actico] Erff[urtensis]. Andere Auflage. Frankfurt/Leipzig: Ernst Ludwig Niedt 1715.

Format und Umfang: 8°. [8] Blätter / 320 Seiten / [15] Seiten.

Titelkupfer: wie 1715/1.

Widmung: Die Ausgabe ist Sophie Wilhelmine, geborene von Mandelsloh, verwitwete von Werther(n), auf der Herrschaft Wiehe und Allerstädt gewidmet. Die in Erfurt am 12. April 1715 datierte Dedikation schließt mit einem Gedicht:

Laß/ O HErr der gantzen Welt/ der du herrschest allerwegen/
Fried' und Freud vom Himmel rab/ laß ihn trieffen lauter Seegen/
Laß das werthe Werther-Hauß stets auf Blumen-Matten ruhn/
Segne die von Mandelsloh/ und beglücke all ihr Thun.
Höchster/ wahrer Weißheits-Brunn/ laß die Weißheits-Ströhme fliessen
Auf die/ die du hertzlich liebst/ und Ihr selig Hertz begiessen/
Setze einen Helm des Heils auf Ihr weitgeschätztes Haupt/
Daß kein Feind noch Ungestümm Sie der Hoffnung nicht beraubt.
Wer fest hoffet auf den HErrn/ setzet auf ihn sein Vertrauen/
Der find keinen schwachen Grund/ sondern wird auf Felsen bauen/
Blühen als ein Mandel-Baum/ welcher edle Früchte trägt/
Und in seiner Blüt und Frucht Herrlich Säfft- und Kräffte hegt.
Wer Gott und den Nächsten liebt/ der läßt Tugend-Früchte spühren/
Ihn wird Gottes Liebes-Hand auch von oben rab berühren/
Daß ein solch gelassen Hertz gleichsam Lichterlohe flammt/
Und der Welt ihr eitel Thun fest verachtet allesamt.
Nun ich schließe diesen Reim/ wünsche Seel- und Leibes-Seegen
An Sie/ Hohe Gönnerin. GOtt begleite allerwegen
Sie/ bey jedem Tritt und Schritt/ durch der heil'gen Engel Schutz!
Also kan ein frommes Hertz jedem Feinde bieten Trutz.

Vorrede: In seiner am 15. April 1715 in Erfurt datierten Vorrede schreibt Hellwig, er habe das „Traktätchen" schon etliche Jahre veröffentlichen wollen und vor einem halben Jahr zur Veröffentlichung gegeben. Nun werde es der „Presse nunmehro zum andern mahle gelieffert". Es handle von den Krankheiten der Frauen, außerdem darüber, wie die Schönheit erhalten und wiedererlangt werden könne. Es sei als ‚Unterricht' für Heb- und Säugammen, Wartfrauen usw. gedacht.

Inhalt: Der eigentliche Text ist ähnlich strukturiert wie die Erstausgabe, aber anders gewichtet. Der erste Teil (S. 1–24) bietet eine Sammlung von Texten über die Vortrefflichkeit, Gelehrtheit und Schönheit der Frauen mit Beispielen aus der Bibel. Es folgt ein Teil „Von der Schönheit" (S. 24–35), „Von der Jungfernschaft" (S. 36–41), ein „Lob des Ehestandes" (S. 41–50) und über Zeichen der Schwangerschaft (S. 51–56). Einen umfangreichen Raum nehmen kosmetische Rezepte – „Von der Schönheit ander Theil" – ein (S. 56–135). Es folgen Rezepte zur Behandlung von Frauenkrankheiten (S. 135–183), die Beschreibung von „Zufällen" vor, während und nach der Geburt (S. 183–220). Den Abschluss macht eine auf der galenischen Humoralpathologie basierende diätetische Anweisung (auf Essen und Trinken beschränkt) (S. 221–320). – Sachregister.

Weitere Textbeigabe: Widmungsgedicht von „Kell." (wie 1715/1).

Exemplar: *Erlangen, Universitätsbibliothek H 61 Med II 494.

1719

L[icentiati] Christoph de Hellwig/ Med[icinae] Pract[ici] Erffurt[ensis] Neu entdeckte (und bey dieser dritten Auflage umb die Hälfte vermehrte) Heimlichkeiten Des Frauenzimmers Bestehend aus III. Theilen/ Wovon der Erste eine vollkommene Beschreibung von Erzeugung der Menschen/ sambt der Natur, Schönheit, Eigenschafft, Gebrechen und Zufällen so wohl der Ledigen/ als insonderheit der verheyratheten Weibes-Personen/ deren Zustand vor- in- und nach der Geburth etc[etera] sambt denen heilsamsten Mitteln vor alle Zufälle und lustigen Anmerckungen. II. Auserlesene Curieuse Erörterte Medicinische und Physicalische Fragen sambt denen neuesten Observationibus. III. Von der Diaet, rechtem Gebrauch der Speise und Tranck, als von Garten-Früchten, Fleische, Vögeln, Fischen etc[etera] ingleichen von Getranck/ als Weine/ verschiedenen Bieren/ Aquaviten und so weiter/ nebst dienlichen Hauß-Regeln [...]. Frankfurt/Leipzig: Ernst Ludwig Niedt 1719.

Format und Umfang: 8°. [8] Blätter/ 672 Seiten/ [32] Seiten.

Titelkupfer: Wie 1715 (Erstausgabe).

Vorrede: In der am 12. März 1719 datierten Vorrede verteidigt Hellwig mit Verweis auf antike Literatur die Benennung und Beschreibung von Geschlechtsteilen. Diese dritte Ausgabe sei, „[n]achdem [...] die 2. ersten Editiones schleunig ihre Liebhaber gefunden/ daß kein Exemplar mehr vorhanden/ [...]“ auf Ersuchen des Verlegers revidiert und vermehrt worden.

Inhalt: Die dritte Ausgabe unterscheidet sich in Umfang und Aufbau in starkem Maße von den beiden ersten Ausgaben. Der erste Teil (S. 1–430) versammelt in 29 Kapiteln eine umfassende Ehelehre; daran schließt sich (S. 431–556) die Behandlung von „besondern curieusen Medicinischen, Physicalischen Materien und Fragen“ in Frage-Antwort-Form an; danach folgt (S. 557–672) eine Diätlehre nach den Kategorien der galenischen Humoralpathologie. – Zweiteiliges Register (Inhaltsverzeichnis und Realienverzeichnis). – Hellwig distanzierte sich ein Jahr später von dieser dritten Auflage, die „alzu natürlich und fleischlich“ ausgefallen sei. Tatsächlich sei die „Vermehrung“ „hinter meinem Rücken, wider mein Wissen und Willen geschehen“ (*Kinder-, Jungfer- und Weiberspiegel*, 1720, S. 102).

Exemplar: *Dresden, Sächsische Landesbibliothek Putz 18–8–32.

1725

L[icentiati] Christoph de Hellwig/ Med[icinae] Pract[ici] Erffurt[ensis] Neuentdeckte Heimligkeiten Des Frauenzimmers [...] (Vierdte Auflage.) Frankfurt/ Leipzig: Ernst Ludwig Niedt 1725.

Format und Umfang: 8°. [8] Blätter/ 619 Seiten/ [21] Seiten.

Titelkupfer: Wie 1715/1.

Vorrede: In der undatierten Vorrede verteidigt sich „der Autor“, in der Landessprache über Zeugung, Geburtsglieder usw. zu schreiben. Das hätte sich besser im Lateinischen geschickt. Im vorliegenden Buch habe man nicht alle Worte auf die Goldwaage legen können, „massen man sich der Natur gemässer Wort bedienen müssen/ welche freylich wohl etlichen die Schrancken der Ehrbarkeit überschritten zu haben/ vorkommen werden.“ „[...] man hat es dißmahl nicht verblümter geben können.“

Inhalt: Der Text ist wie der der Ausgabe von 1719 in drei Teile eingeteilt: die Ehelehre (S. 1–410), der Bauchladen von Kuriositäten und Historien (S. 410–522) und die Diätetik (S. 523–619). – Zweiteiliges Register.

Exemplar: *Düsseldorf, Universitäts- und Landesbibliothek Dv 2479.

1734

L[icentiati] Christoph de Hellwig, Med[icinae] Pract[ici] Erffurt[ensis] Neuentdeckte Heimligkeiten Des Frauenzimmers [...] (Fünffte Auflage.) Frankfurt/ Leipzig: Ernst Ludwig Niedts Witwe 1734.

Format und Umfang/Titelkupfer/Vorrede/Inhalt: Identisch mit der Ausgabe 1725 (seitengleicher Neusatz, keine Titelausgabe).

Exemplar: *Dresden, Sächsische Landesbibliothek Physiol 504 d.

1746

L[icentiati] Christoph de Hellwig, Neuentdeckte Heimlichkeiten des Frauenzimmers, [...] Sechste Auflage. Arnstadt: Johann Jacob Beumelburg 1746.

Format und Umfang: 8°. [8] Blätter / 544 Seiten / [24] Seiten.

Titelkupfer: Das Buch ist mit einem Titelkupfer ausgestattet, einem qualitativ minderwertigeren (zum Beispiel Fehler in der Perspektive) neu angefertigten

Stich des bereits bei der Augabe von 1715 verwendeten Kupferstichs. Ein Urhebervermerk fehlt, ebenso die Initialen „C.H." als Verfasser des beigegebenen Gedichtes.

Vorrede/Inhalt: Inhaltlich identisch mit der Ausgabe von 1725.

Exemplar: *Düsseldorf, Universitäts- und Landesbibliothek Dv 2479.

1779

Neuentdeckte Heimlichkeiten der Frauenzimmer und der Erzeugung der Menschen von L[icentiato] C[hristophoro] de Hellwig. O.O.: o.D. 1779.

Format und Umfang: 8°. 108 Seiten.

Titelkupfer: Teil des Titelblattes ist ein Holzschnitt eines unbekannten Urhebers: Eva übergibt Adam den Apfel, die Schlange ringelt sich um einen Baum, unter dem ein Hase und ein Hündchen sitzen. Im Hintergrund vertreibt ein Engel das Menschenpaar aus dem Paradies.

Inhalt: Der Text ist den früheren Ausgaben der „Heimlichkeiten" entnommen. Er wird redigiert, gekürzt, in einzelnen Passagen aber auch vollständig dargeboten. Inhaltlich beschränkt er sich auf die Themen Zeugung und Entwicklung des Kindes im Mutterleib.

Exemplar: *Frankfurt, Universitätsbibliothek 8° R. 105 432/2.

1786

Die Erzeugung der Menschen. O.O.: o.D. 1786

Format und Umfang: 8°. 88 Seiten.

Titelkupfer: Wie 1779.

Inhalt: Der Text folgt passagenweise der Ausgabe von 1779, bietet aber auch gänzlich neue Teile.

Exemplar: *Frankfurt, Universitätsbibliothek 8° R. 105 432

Rezeptbuch für Männerkrankheiten

1715

L[icentiati] CHRISTOPH[ori] HELLWIGS, Pract[ici] Erff[urtensis] auserlesenes Teutsch-Medicinisches Recept-Buch, Worinnen die heilsamsten und approbirtesten Artzeney-Mittel vor die meisten Kranckheiten der Mannes-Personen/ Welche so wohl Ledige als Verehligte/ absonderlich aber Gelehrte/ Künstler und Handwercker/ welche viel sitzen müssen/ betreffen/ aus berühmter MEDICORUM Schrifften/ theils auch aus eigner PRAXI zusammen getragen [...]. Frankfurt/ Leipzig: Ernst Ludwig Niedt 1715.

Format und Umfang: 8°. [8] Blätter / 314 Seiten / [21] Seiten.

Titelkupfer: Das Buch ist mit einem Titelkupfer ausgestattet, ein Portrait [Hellwigs] in einem Medaillon mit folgender Unterschrift: „D. [!] Christoph. Hellwig Thüringensis / P. L Caes: / Med. Pr. Erff.“ Am rechten unteren Bildrand trägt der Kupferstich den Vermerk „[Johann Benjamin] Brühl sc[ulpsit]“.

Widmung: Das Werk ist dem Arzt Christoph Otto in Cölleda dediziert, dem Neffen und Patenkind Hellwigs, der vor kurzem den Doktortitel erlangt habe [*Filius ante patrem phthisicorum asylum*, Erfurt: Groschuff 1714] und seither erfolgreich praktiziere. Datiert ist die Widmung am 31. Januar 1715 in Erfurt.

Vorrede: In der Anrede an den Leser verweist Hellwig auf den kurz zuvor erschienen Traktat *Heimlichkeiten des Frauenzimmers*, dem nun ein Rezeptbuch für Männerkrankheiten an die Seite gestellt werde. Die Vorrede ist am 20. Dezember 1714 in Erfurt datiert.

Inhalt: Hellwig behandelt zu Beginn die Männerkrankheiten, geht aber im weiteren Verlauf auf geschlechtsunspezifische Krankheiten ein. Immer wieder verweist er auf seine *Praxis Medica* als Quelle, daneben auf seinen umfangreichen Korrespondentenkreis. Zeitgenössische wissenschaftliche Literatur scheint nicht in nennenswertem Umfang in den Text eingegangen zu sein. – Sachregister.

Literatur: Dobras, Werner: Nachwort, in: Faksimile-Druck der Ausgabe 1715, Lindau 1981.

Exemplar: *Dresden, Sächsische Landesbibliothek Diaet. 681.

Geheimer Medicus

1715

L[icentiati] CHRISTOPH HELLVVIGS p[ro] t[empore] Pract[ici] Erff[urtensis] Geheimer MEDICUS, Welcher Denen Patienten so wohl Manns- als Weibs-Persohnen/ verheyratheten und unverheyratheten/ reichen und armen/ in allen Maladien und Kranckheiten mit allerhand gnugsam approbirten und offt bewährten Teutsch und Lateinischen RECEPTEN an die Hand gehet; Nebst [...] einfachen und zusammen gesetzten Medicamenten/ welche etwa in diesem oder jenem Affectu gebrauchet/ und wie die Composita praepariret werden sollen. Darbey ein Anhang Von den Tugenden derer vornehmsten Kräuter/ Wie auch Einige zur Galanterie dienende Medicamenta; [...]. Frankfurt/Leipzig: Johann Christoph Stößels Erben 1715.

Format und Umfang: 8°. [8] Blätter / 336 Seiten / [15] Seiten.

Titelkupfer: Das Buch ist mit demselben Titelkupfer ausgestattet, wie zuvor schon Hellwigs *Apotheker-Lexicon von 1709*.

Widmung: Das Buch widmete Hellwig dem Theologen und Mediziner Johann Ephraim Oßwald (1684–1715), „meinem [...] Herrn Vetter“. Die Widmung ist am 6. Mai 1715 in Erfurt datiert.

Vorrede: In der Vorrede erklärt Hellwig, der *Geheime Medicus* – geheim, weil er von Patienten insgeheim verwendet werden kann, wenn ein Mediziner nicht zur Hand ist – enthalte von ihm in 20 Jahren in Tennstedt und vier Jahren in Erfurt erprobte medizinische Hinweise und „schlechte und kleine Hauß-Mittelchen“, damit auch ärmere Patienten sich helfen können. Er wolle verhindern, dass Kranke sich von „so genanndten Aertzten und Landstreichern“ behandeln lassen und empfiehlt gleichzeitig der Obrigkeit, ein strenges Auge auf diese „Stümpler“ zu haben.

Inhalt: Der Text behandelt ganz konventionell die Krankheiten a capite ad calcem, die Fieber und die äußerlichen Wunden, wobei Hellwig großen Wert auf die Vermittlung von Rezepten legt. Auf die Nennung von Autoritäten verzichtet er fast völlig. An diesen Text angehängt sind eine ungeordnete Beschreibung der Wirkkräfte bestimmter Kräuter (S. 294–306) und ein „Anhang Etlicher zur Galanterie gehöriger Stücke“ mit kosmetischen Rezepten (S. 307–336). – Sachregister.

Exemplar: *Dresden, Sächsische Landesbibliothek Diaet. 682.

1718

L[icentiati] CHRISTOPH HELLVVIGS [...] Geheimer MEDICUS, [...] revidirt und zum andern mahl gedruckt [...] Frankfurt/Leipzig: Johann Christoph Stößels Erben 1718.

Widmung/Umfang/Titelkupfer/Widmung/Vorrede/Inhalt: Inhaltlich identische Neuausgabe der Ausgabe von 1715. Der Text wurde – entgegen der Angabe im Titelblatt – nicht revidiert, sondern seitenidentisch neu gesetzt; inhaltliche Fehler blieben erhalten.

Exemplar: *Dresden, Sächsische Landesbibliothek 5 8° 2981.

Leib- und Landarzt

1716

MEDICUS CLINICUS, Oder: Getreuer und Wohlerfahrner Leib- und Land-Artzt/ Welcher offt probirte Mittel wider allerhand inn- und äusserliche Kranckheiten und Maladien/ so wenig kosten/ mittheilet; Nebst einer Unterweisung Von Pulsen und Urin zu urtheilen. Darbey auch eine umständliche INFORMATION Von denen Fontanellen. Nicht weniger, wie sich Gesunde und Krancke in der Diät verhalten sollen/ wie so wohl vor selbige/ als auch vor Alte und Entkräfftete/ desgleichen Schwangere und Sechswöchnerinnen/ allerhand Speisen und Stärckungen zuzurichten. [...] Von L[icentiato] Christoph Hellwigen / P[oetae] L[aureato] C[aesaro] et Medic[inae] Pract[ico] Erffurt[ensis]. Frankfurt/ Leipzig: Hieronymus Philipp Ritschel 1716.

Format und Umfang: 8°. [8] Blätter / 320 Seiten / [8] Seiten.

Titelkupfer: Das Buch ist mit einem Titelkupfer ausgestattet. Er zeigt ein Porträt in einem Medaillon mit der Unterschrift auf einem Sockel: „L. Christoph Hellwig, Thuringensis, P. L. Caes., Med. Pr. Erff.“ Es trägt den Urhebervermerk „Jacob Petrus Sc[ulpsit] Erffurth. 1713.“

Widmung: Das Buch ist dem mainzischen Regierungsrat in Erfurt Johann Jakob Linck[er] von Lützenwick (1665–1730) gewidmet. Datiert ist die Widmung am 1. Oktober 1715 in Erfurt.

Vorrede: Sowohl in der Widmung als auch in der Vorrede an den Leser weist Hellwig auf das Problem hin, dass die Menschen auf dem Lande häufig nicht mit rechtschaffenen Ärzten versorgt sind und in Notfällen oft viel Zeit verstreicht, bis einer aus der Stadt zugezogen werden kann. Diese Versorgungslücke will das

Buch auffüllen. Es enthalte vor allem einfache Rezepte mit Zutaten, wie sie auf dem Land vorhanden seien.

Inhalt: Der Text beginnt mit Angaben zu den Adressaten: „Hauß-Vater oder Hauß-Mutter", aber auch Ordensleute in den Klöstern sollten das Buch lesen, das Hellwig zu Beginn des eigentlichen Textes auch als „Leib- Kloster- und Land-arzt" bezeichnet. Danach folgen Hinweise zum Pulsfühlen und der Urinbeschau (S. 4–32), diaetetische Ratschläge (S. 32–85) und eine Beschreibung der Krankheiten und ihrer Heilungsmöglichkeiten. Diesem Teil legt Hellwig das „a capite ad calcem"-Schema zugrunde. Im Anhang (S. 273–320) folgt ein „Vor Gesunde und Krancke Wohleingerichtetes Koch-Büchlein". – Sachregister.

Exemplar: *Dresden, Sächsische Landesbibliothek Diaet. 684.

1722

L[icentiati] Christoph von Hellwigs/ P[oetae] L[aureati] C[aesarei] et Medic[inae] Pract[ici] Erffurt[ensis] MEDICUS CLINICUS Oder wohlerfahrner Hauß- und Land-Artzt, worinnen/ Nebst verschiedenen herrlichen und offt probirten Mitteln, wider allerhand inn- und äusserliche Kranckheiten/ noch enthalten I. Eine Unterweisung, wie man von Pulsen und Urin urtheilen solle; II. Eine umständliche Information von denen Fontanellen, und III. Gründliche Nachricht von dem Gebrauch und Nutzen des Aderlassens und Schröpffens; IV. Compendium Medicinae Renunciatoriae, oder ein Unterricht zur Erkäntniß derer tödtl[ichen] Wunden; V. Ein compendieuser Feld-Kasten und Unterweisung vor die Feld-scherer; und VI. Ein vollständiges Chirurgisches Lexicon. So sehr nützlich/ nicht alleine allen Medicis, Chirurgis und anderen der Artzney beflissenen Personen bey dieser andern Edition vermehret, Sondern auch Mit einer Vorrede und General-Register versehen worden von A. E. B. Med[icinae] Stud[iosum]. Leipzig/Erffurth: Hieronymus Philipp Ritschel 1722.

Format und Umfang: 8°. [6] Blätter / 630 Seiten / [26] Seiten.

Titelkupfer: Wie 1716.

Vorrede: In der Vorrede schreibt der Herausgeber A. E. B., der Verleger lasse einige Werke Hellwigs, der vor „weniger Zeit" gestorben sei, wieder auflegen. Hellwig selbst habe diese Werke „noch selbst einige Zeit vor seinem Tode revidirt, an vielen Orten verbessert und mit vielen nützlichen und heylsamen Unterweisungen vor Gelehrte und Ungelehrte, vermehret." Als Adressat werden nur diejenigen Personen genannt, die bei Krankheit keinen erfahrenen Mediziner zu Rat ziehen können.

Inhalt: Der Text versammelt eine Reihe von Traktaten Hellwigs sowie einen von Caspar Schröter unter dem Namen Hellwigs, teilweise in Kurzfassungen. Unter dem Haupttitel MEDICUS CLINICUS sind das Traktate vom Pulsfühlen und Urinbeschauen (S. 4–59), von den Fontanellen (S. 59–75), vom Aderlassen und Schröpfen (S. 76–170), von der Diät (S. 170–205), von verschiedenen Krankheiten und ihren Heilungsmöglichkeiten (S. 205–349), von Frauen- und Kinderkrankheiten (S. 350–368; zusammengefasst aus *Frauenzimmerapotheke; Heimlichkeiten des Frauenzimmers*; Capar Schröters *Jungfer-, Weiber und Kinderapotheke*). Mit einem eigenen Titelblatt wird der Traktat *Von tödlichen Wunden* vorgestellt (S. 369–504), danach folgt ein Traktat von chirurgischen Dingen (S. 504–534; angelehnt an die *Chirurgia in nuce*, 1709/1718), an den *Etliche Aphorismi Hippocratis* angehängt sind (S. 535 f.). Danach folgt mit einem eigenen Titelblatt und unter Hellwigs Name Caspar Schröters *Wohlpractizierter Feldscherer* (S. 537–630). – Sachregister.

Exemplar: *London, British Library 775. e. 19.

Hausmedicus

1716

L[icentiati] CHRISTOPH[ori] HELLVVIGS, Med[icinae] Pract[ici] Erffurt[ensis] Armer Leute Sicherer und Geschwinder Hauß-Medicus, Oder Getreuer Rath und Unterricht/ Wie Krancke und wenig vermögende/ sonderlich auff dem Lande wohnende Leute/ in allen vorfallenden Kranckheiten und Nothfällen/ sich mit gewissen/ probaten und geringen Hauß-Mitteln helffen und rathen können. Deme Beygefüget eine kurtze Beschreibung aller Theile am menschlichen Leibe/ wie auch von dem Zustande der Land-Leute/ [...]. Frankfurt/Leipzig: Ernst Ludwig Niedt 1716.

Format und Umfang: 8°. [5] Blätter / 322 Seiten / [16] Seiten.

Titelkupfer: Das Buch ist mit einem Titelkupfer ausgestattet. Er zeigt ein Porträt in einem Medaillon mit der Unterschrift auf einem Sockel: „L. Christoph Hellwig, Thuringensis, P. L. Caes., Med. Pr. Erff.“ Es trägt den Urhebervermerk „[Johann Benjamin] Brühl sc[ulpsit].“

Vorrede: In seiner am 12. März 1716 in Erfurt datierten Vorrede schreibt Hellwig, er habe die „bewehrtesten und leichtesten Hauß-Mittel“ aus seiner Praxis notiert und gebe sie jetzt besonders für auf dem Land wohnenden „armen Leute“ in Druck. Das Buch soll ihnen quasi als Hausapotheke dienen. Auch vornehme Leute könnten es „zur Lust und Nutzen“ lesen.

Inhalt: Der Text folgt dem a capite ad calcem-Schema. Den beschreibenden Kapiteln sind Kapitel mit Rezepten – fast ausnahmslos in Deutsch und im Fließsatz – angehängt. An die drei Hauptteile „Vom Haupte", „Von der Brust" und „Vom Bauche" schließt sich ein langer Anhang über die sex res non naturales an. – Sachregister.

Literatur: Böning/Siegert (1990), S. 36 f.

Exemplar: *Dresden, Landesbibliothek Diaet. 683

1719

L[icentiati] Christoph de Hellwig/ Med[icinae] Pract[ici] Erffurt[ensis] Armer Leute Sicherer und Geschwinder Hauß-Medicus, [...] Deme anjetzo beygefüget Der allzeit fertige Land-Barbier Oder Wund-Artzt/ [...] Andere vermehrte Auflage. Frankfurt/ Leipzig: Ernst Ludwig Niedt 1719.

Format und Umfang: 8°. [4] Blätter / 388 Seiten / [20] Seiten.

Vorrede: Hellwig übernahm in der zweiten Ausgabe weitgehend das Vorwort von 1716, mit dem Hinweis, dass dort der jetzt aufgenommene Teil über „Chirurgie oder Barbier-Kunst" fehlte. Die Vorrede ist am 12. März 1719 in Erfurt datiert.

Inhalt: Der Text stellt – mit Ausnahme des neu hinzugekommenen Chirurgie-Teiles – einen weitgehend zeilengleichen Nachdruck der Ausgabe von 1716 dar (S. 1–322). Der anschließende Teil „Land-Barbier und Wund-Artzt" (S. 323–388) ist in 22 Kapitel unterteilt. In der Wundarznei folgt Hellwig der alten Vorstellung vom dreiteiligen Aufbau – Diätetik, Pharmazie und Chirurgie – der praktischen Medizin. Er teilt die Chirurgie in verschiedene Bereiche: Wunden, Beinbrüche, Verrenkungen, Geschwülste, Geschwüre und Bandagen, wobei er nur den Teil über die Wunden tatsächlich verwirklichte und statt der anderen Teile mehrere Kapitel über ansteckende Krankheiten anhängte. – Zweiteiliges Register: Inhaltsverzeichnis und Sachregister.

Literatur: Böning/Siegert (1990), S. 36 f.

Exemplar: *Wolfenbüttel, Herzog-August-Bibliothek Md 59.

[Rezepte und Prozesse]

1716

Inhalt: Vierseitiger Brief an einen unbekannten Adressaten; enthält medizinische Rezepte und Anmerkungen zu Prozessen. Datiert am 24. September 1716. In: Christoph Hercules Flöhl: Manuscripta medico-hermetica.

Literatur: Moorat, S. A. J.: Catalogue of Western Manuscripts on Medicine and Science in the Wellcome Historical Medical Library. Bd. 2: Mss. Written after 1659 A.D. A-M, London 1973 (Publications of the Wellcome Institute of the History of Medicine, Catalogue Series MS 3), S. 503. – Sander (1998b), S. 26 f. (Faksimile und Übersetzung der vierten Seite des Briefes).

Exemplar: London, Wellcome Library Ms. 2384, fol. 42.

Nosce te ipsum

1716

NOSCE TE IPSUM VEL ANATOMICUM VIVUM Oder: Kurtz gefastes doch richtig gestelltes Anatomisches Werck, Worinnen die gantze ANATOMIE, nebst ihrer Eintheilung deutlich zu finden. [...] Nebst nöthigen Kupffern/ wovon die Invention gantz sonderlich/ indem man die Viscera heraus nehmen, nach denen Tabellen wohl betrachten, sich aus dem Tractätlein darbey informiren, und wiederum einsetzen kan, [...]. Nebst Beschreibung tödtlicher Wunden; Ingleichen meiner Medicamenten, auch Catalogo der Bücher, welche ich heraus gegeben [...] von L[icentiato] CHRISTOPH[oro] Hellwig/ Med[icinae] Pr[actico] Erff[urtensis]. O.O. [Frankfurt/Leipzig]: Hieronymus Philipp Ritschel o.J. [1716].

Format und Umfang: 2°. [16] Blätter / 18 Seiten / [2] Seiten / 4 Kupfertafeln.

Titelkupfer: Das Werk ist mit einem Titelkupfer (Portrait des Autors) und vier Kupferstich-Tafeln ausgestattet. Das Portrait – zwischen Autorangabe und Buchhändlerangabe – zeigt ein Medaillon mit dem Brustbild eines Mannes mit Allonge-Perücke. Auf dem Sockel, auf dem das Medaillon steht, heißt es dazu: „L. Christoph Hellwig / Thuring. P.L. Caes. Med. Pr. Erff." Der Stecher des Medaillons, wie auch der Tafeln, die Bestandteil des eigentlichen Textes darstellen, ist Johann Heinrich Werner aus Erfurt.

Widmung: Christoph Hellwig dediziert das Werk dem Mediziner, Juristen und Pfalzgrafen Maximilian Joseph von Mintzenried, mit dem er seit über zwei Jahren korrespondiere. Datiert ist die Widmung am 3. Dezember 1716 in Erfurt.

Vorrede: In der am 28. Oktober 1716 in Erfurt datierten Vorrede berichtet der Medizinstudent Theodor Andreas Hellwig über die Entstehungsgeschichte des Werkes: Er selbst habe bei dem – an der Erfurter Universität lehrenden – Anatomen und Chirurgen Johann Philipp Eysel ein anatomisches Colleg gehört und zur besseren Anschaulichkeit für sich selbst „anatomische Inventionen" (Tafeln mit anatomischen Bildern, die auseinandergeklappt werden können) angefertigt. Der Widmungsempfänger Maximilian Joseph von Mintzenried habe seinen Vater gebeten, diese ‚Invention' herauszugeben. „Anatomicum vivum" heiße das Buch, weil man sich dank der „Inventionen" wie an einem Leichnam informieren könne.

Inhalt: Entgegen den Angaben in der Vorrede ist das Werk formal und inhaltlich ein Plagiat von Johannes Remmelins *Catoptrum Microcosmicum* (1613, 1619 u.ö.). Das Buch besteht aus vier Tafeln mit dazugehörigen tabellarischen Erklärungen: Tafel 1 zeigt die Rückenansicht einer Frau und die Vorderansicht eines Mannes, die beide auf Sockeln stehen. Auf dem rechten Sockel ist folgender Urhebervermerk eingraviert: „J[ohann] H[einrich] Werner fecit Erff[urtensis]". Tafel 2 zeigt Teile des menschlichen Körpers: Auge, Ohr, Mund, Herz und Uterus (bei Remmelin waren diese beiden Tafeln zu einer verschmolzen). Tafel 3 zeigt einen Mann, Tafel 4 eine Frau (Remmelins Werk hatte drei Kupfertafeln enthalten, die alle drei in Hellwigs Werk von dem Kupferstecher Johann Heinrich Werner weitgehend imitiert wurden). Bei den Tafeln stehen jeweils Tabellen mit Erläuterungen. Nach den Tafeln und den Tabellen folgt ein 18-seitiges „Informatorium", wie „dieses Anatomische Werck zu nutzen und zu gebrauchen ist". Dabei werden, ganz konventionell, der menschliche Körper und seine Teile a capite ad calcem beschrieben und benannt. – Im Anhang folgen ein Katalog der Schriften Hellwigs, die er seit 1713 herausgegeben hat, und eine Liste der bei ihm erhältlichen Medikamente sowie eine genaue Beschreibung, wie sie bei ihm zu erlangen sind. Hellwig kündigt weiter an, er werde die Kupfertafeln des Werks in Lebensgröße stechen lassen. Dazu müssten aber Interessenten die Hälfte der Kosten für die Produktion vorschießen. Das Buch schließt mit einem Hinweis an den Buchbinder, wie er die Lagen legen und die Kupfer kleben muss.

Literatur: Haas (1979), S. 73; Strein (2003).

Exemplar: *Stuttgart, Landesbibliothek Med. fol. 159.

1720

NOSCE TE IPSUM VEL ANATOMICUM VIVUM [...] zum andermahl zum Druck befördert durch L[icentiatum] CHRISTOPH von Hellwig / h[oc] t[empore]

Med[icum] Pr[acticum] Erff[urtensis]. Frankfurt/Leipzig: Hieronymus Philipp Ritschel o.J. [1720].

Format und Umfang: 2°. [4] Blätter / 42 Seiten / 4 Kupfertafeln.

Titelkupfer: Wie 1716, allerdings neu gestochen und in den Bildinhalten ergänzt. Das Medaillon steht nicht – wie 1716 – auf einem Sockel, dafür steht links eine gewappnete Frau [Athene?] mit einem Wappenschild [des 1716 geadelten Hellwig?]. Rechts eine Frau in weitem Gewand mit einem Spiegel in der Hand, um den sich eine Schlange windet. Das Medaillon ist umschrieben mit „L. Christoph de Hellwig Med. Pr. Erff. P. L. Caes." In der linken unteren Ecke als Urhebervermerk: „Werner fecit".

Widmung/Vorrede: Wie 1716: datiert ist die Widmung am 2. Mai 1720, die Vorrede am 16. Mai 1720.

Inhalt: Inhaltlich identisch mit der Ausgabe 1716. Das „Informatorium" (Seite 1–18) ist seitenidentisch neu gesetzt. Das gleiche gilt für die Erläuterungstabellen der Kupfertafeln (S. 19–36). Neu ist das anschließende Sachregister (S. 37–42). Die vier Tafeln mit den Kupferstichen stammen von der selben Vorlage wie 1716.

Exemplar: *Stuttgart, Landesbibliothek Med. fol. 160.

1744

Lic[entiati] Christoph von Hellwig NOSCE TE IPSUM VEL ANATOMICUM VIVUM [...] von neuem übersehen, mit verschiedenen Anmerckungen und in Kupffer vorgestellten Theilen vermehrt, und [...] verbessert durch Johann Gottlob von Hellwig/ Med[icum] Pract[icum] Erf[urtensis]. AVTORIS FILIVM. Mit einer Vorrede Herrn D[octore] Johann Hieron[ymo] Kniphoff/ [...]. Frankfurt/Leipzig: Augustinus Crusius o.J. [1744].

Format und Umfang: 2°. [2] Blätter / 87 Seiten / [8] Seiten / [14] Blätter.

Titelkupfer: Das Werk enthält einen Titelkupfer, dessen Rahmen identisch ist mit dem der Ausgabe von 1720. Das Medaillon in der Mitte zeigt das Brustbild des Sohnes von Christoph von Hellwig. Es ist umschrieben mit „Iohann Gottlob von Hellwig. Med. Pract: Erffurt:". Die eigentlichen Kupfer des Werkes sind nach dem Vorbild der vorherigen Ausgaben neu gestochen.

Vorreden: Im „Vorbericht" vom 15. April 1744 schreibt der Herausgeber Johann Gottlob von Hellwig, der Textteil sei erweitert worden. Er selbst habe zum Großteil die „vielen Kupfer" ausgeschnitten und zusammengefügt. Es folgt die „Vorrede" des Erfurter Medizinprofessors Johann Hieronymus Kniphof, in der sich dieser sehr distanziert mit dieser Art der Wissensvermittlung auseinandersetzt und sie allenfalls „denen Herren Studiosis Medicinae, vornemlich aber denen Wund-Aerzten und anderen Liebhabern“ empfiehlt. Der Verleger, so schreibt Kniphof, habe diese vierte Auflage [eine dritte Ausgabe konnte nicht ermittelt werden] von Hellwigs Sohn durchsehen lassen, gutes Papier gewählt und „denen, welchen an einer so angenehmen und leichten Art, durch Aufhebung derer übereinander befestigten Kupffer, wie auch an dem ungekünstelten Vortrag und planen Schreibart, einen Gefallen finden, sich gefällig“ gezeigt.

Inhalt: Die Ausgabe von 1744 bietet gegenüber den vorherigen Ausgaben einen völligen Neusatz der Beschreibung der äußeren Teile des menschlichen Körpers mit Verweisen auf die neueste wissenschaftliche Literatur (S. 1–2) und in den Erläuterungstabellen zu den Tafeln mit Beschreibungsteilen einen anderen Aufbau: Körperbedeckungen, Muskeln, Drüsen, Adern und Knochen werden in dem Text a capite ad calcem behandelt (S. 43–86).

Exemplare: *Stuttgart, Landesbibliothek Med. fol. 161; *Dresden; Sächsische Landesbibliothek Anatom A. 9.

Schatzkammer ökonomischer Wissenschaften

1718

Neue und curieuse Schatz-Kammer Oeconomischer Wißenschafften, Worinnen ein nützlicher Unterricht von der Haußhaltung/ Wie solche anzufangen/ und mit Nutzen fort zu führen sey; Samt verschiedenen Hauß- Feld- Garten- Weinbergs- Holtzungs- Artzney- Kunst- und Wunder-Sachen/ Wie auch nöthigen Hauß-Regeln/ dienlichen Hauß-Mitteln/ und mit eignen Anmerckungen [...] entworffen Von L[icentiato] Christoph von Hellwig/ anjetzo Med[icinae] Pract[ico] in Erffurt. Frankfurt/Leipzig: Ernst Ludwig Niedt 1718.

Format und Umfang: 8°. [4] Blätter / 464 Seiten / [21] Seiten.

Titelkupfer: Der Titelkupfer zeigt das Porträt von Christoph Hellwig in einem Medaillon mit der Umschrift: „L. CHRISTOPH: HELLWIG Thuring, P.L.Caes., Med. Pr. Erff.“ Als Urhebervermerk ist unten „[Johann Benjamin] Brühl sc[ulpsit]“ vermerkt.

Widmung: Das Buch ist dem fürstlich sachsen-weimarischen Steuereinnehmer Andreas Schramm in Buttstädt dediziert, datiert am 21. September 1717 in Erfurt.

Vorrede: In der Vorrede nimmt der Verfasser eine Nische in der Buchproduktion für seinen Text in Anspruch: Es will anderen Büchern über diese uralte Wissenschaft und eine der „schwersten Künste“ keinen Abbruch tun, sondern, da es „so viel möglich gewesen/ kurtz gefasset" die Leser informieren, die eine „Anschaffung grosser Tractate" sich finanziell nicht leisten können (da sie wegen der „vielen Kupffer-Stiche" teuer und selten seien) oder diese überhaupt nicht kennen. Das Werk informiere über Feldbau, Gartenbau, Weinberge und Holzungen, Viehzucht, Ungeziefer, „unterschiedliche Curiosa" und leichte Arzneien.

Inhalt: Der Text ist unter der Titel-Kolume „Wohl eingerichtetes Hauß- Feld- und Artzney-Buch" in mehrere Kapitel unterteilt: Nach einer Charakterisierung des guten Hausvaters und der guten Hausmutter und Empfehlungen, wie das Gesinde zu halten sei (S. 1–7) folgt ein Abschnitt über „Hauß-Sachen oder Hauß-Arbeit" (S. 8–14), über Ackerbau (S. 15–32), Wiesen (S. 33–41), Gärten (S. 42–106), „Holzung" (S. 107–110), „Artzney-Sachen" (S. 111–213; hauptsächlich eine Sammlung von Rezepten), „Wunder- und Kunst-Sachen" (S. 214–312; ein Bauchladen ‚curiöser' Beobachtungen), „Kunst-Stücke" (S. 313–321), Viehzucht (S. 322–345; hauptsächlich Rezepte gegen Viehkrankheiten), „Vom Ungeziefer" (S. 246–418) und schließlich „Hundert auserlesene und approbirte Artzney-Mittel" (S. 419–464). – Alphabetisches Sachregister und ein zweiseitiges Register des letzten Bogens, das „wegen Eylfertigkeit" nicht mehr ins eigentliche Register aufgenommen werden konnte.

Exemplare: *Schwäbisch Hall, Ratsbibliothek p Oct. 939; *München, Bayerische Staatsbibliothek Oecon. 831 m.

Philosophische Schriften vom Stein der Weisen

1719

FASCICULUS Unterschiedlicher alten raren und wahren Philosophischen Schrifften Vom Stein der Weisen/ Aus einem alten Lateinischen Manuscripto ins Teutsche übersetzet, Nebst einer curiosen Epistel, Von denen Duum Viris Hermeticis Foederatis, und einer Vorrede von einem wunderbaren vermischten uncorrosivischen Menstruo ex Macro- & Microcosmo die Metallen zu solviren/ Von Lic[entiato] Christoph von Hellwig, Med[icinae] Pract[ico] Erff[urtensis]. Leipzig/Bremen: Johann Andreas Grimm 1719.

Format und Umfang: 8°. 8 Blätter / 302 Seiten / [18] Seiten.

Vorrede: In dem am 15. April 1719 in Erfurt datierten Vorwort macht der Übersetzer Christoph von Hellwig einige Angaben über das Zustandekommen der Traktatsammlung. Der Verleger habe ihm die lateinischen Vorlagen zur Übersetzung gegeben, er selbst habe zwei Texte – um den Platz zu füllen – angefügt. Hellwig beklagt sich, an einigen Stellen seien die Vorlagen obskur und es habe ihn nicht geringe Mühe gekostet, den Sinn herauszulesen, zumal die Vorlagen „wenig Commata" und unbekannte Abbreviaturen enthielten und in einem „Mönchs-Stylus" geschrieben seien.

Inhalt: Deutschsprachige Übersetzung von lateinischen Traktaten über den Stein der Weisen. Die lateinischen Vorlagen stammen – außer von verschiedenen Anonymi – von Franciscus Heckmann, Magister Alaman von Bononien, Andreas Osiander, Gilbert Patriarch von Konstantinopel, Bernhardus Trevirensis, Franciscus Arnolphinus Lucensis, Arnoldus und Johann Otto von Hellwig. Der Übersetzer Christoph von Hellwig hat einen deutschsprachigen Text eingefügt. Im einzelnen enthält die Sammlung Schriften mit folgenden Titeln:

1. Eines wahren Philosophi Tractätl. Von Composition des gebenedeyten Steines. (S. 1–29).
2. Francisci Heckmans, eines Heidelbergers, Buch aller Geheimnisse. (S. 30–43).
3. Ein Gespräch vom Lapide Philosophorum. (S. 44–63).
4. Alamanus. Nun folget eine vollkommene Operation des Magistri Alamani von Bononien. (S. 64–83).
5. Epistel oder Send=Schreiben des würdigen Philosophi Magistri Alamani de Bononia in der kunst des vollkommenen Magisterii und Erklärung der verborgenen Geheimnüsse der alten Philosophen. (S. 82–100).
6. Tractatus Alchymiae. (S. 101–125).
7. Tract. welcher genennet wird Lumen philosophorum. (S. 126–142).
8. Ein kleiner Tractat Andreae Osyandri, eines vortrefflichen Philosophi in dieser Kunst. (S. 143–146).
9. Practica eines Patriarchen von Constantinopel, den Lapidem Philosophorum zu machen, Nahmens: Gilberti. (S. 147–165).
10. Bernhardus Trevirensis. Bernhardus von Trier, welcher zu Regenspurg ein Canonicus gewesen: Von der Nachahmung oder Nachfolgung der Natur. (S. 164–194).
11. Francisci Arnolphini Lucensis Tractat de Lapide Philos. sive Summa Rosarii Philosophorum. (S. 195–253).
12. Arnoldus in Arte Majori. (S. 254–262).
13. Johannes Ottonis, Lib. Bar. de Hellwig, Magn. Britann. Equit. &. t.t. Serenissimi Principis Electoris Palatini Conisliarii, &c. Iudicium de Duum-Viris Hermeticis Foederatis, & horum Epistola Buccinatoria secunda Einem Guten und vornehmen Freunde zugeschickt, und nun ins Teutsche übersetzt, In Druck geben von L.C.v.H. (S. 263–298). – Der Traktat von Hellwigs Bruder Johann Otto von Hellwig nimmt eine Sonderstellung innerhalb der Sammlung ein, was schon daran deutlich wird, dass er ein eigenes Zwischentitelblatt erhielt. Es handelt sich um die Übersetzung eines der beiden Briefe – nämlich den über den Stein der Weisen –, der seiner Schrift „Introitus in veram et inaudi-

tam physicam“ (Hamburg 1680 und Heidelberg 1680) beigegeben ist (S. 267; vgl. auch Ferguson, S. 374 f.). Johann Otto von Hellwig rühmt sich darin, mit eigenen Händen dank eines Salzes, „Salis nostri regenerati“, 47 Pfund Blei in das reinste Gold verwandelt zu haben. Der Brief ist eine Antwort auf die Kritik der „Duum Viris Foederatis Hermeticis“ auf diese Goldmacherexperimente.

14. Iudicium de Philalethe Introitu ad apertum Regis Palatinum & Pantaleone (S. 289–294) [Weitere Epistel von Johann Otto von Hellwig, die beigegeben wurde, um den Platz zu füllen].
15. Von Curiosität des Menstrui Macro-Microcosmi. (S. 295–302) [Schrift Christoph von Hellwigs].

Register in zwei Teilen: ein Register der Traktate und ihrer Inhalte und ein alphabetisch geordnetes Sachregister.

Literatur: Ferguson, S. 374 f.

Exemplar: *Heidelberg, Universitätsbibliothek O 6305.

Kinder-, Jungfer- und Weiberspiegel

1720

L[icentiati] Christoph de Hellwig/ Med[icinae] Pract[tici] Erffurt[ensis] Curieuser Kinder- Jungfer- und Weiber-Spiegel/ Worinnen zu sehen I. Wie mit Kindern/ deren Aufferziehung/ zustossenden Kranckheiten/ nebst rechtmäßiger Cur zu verfahren/ mit schönen Observationibus. II. Wie Jungfern/ Wittiben/ und lediges Frauen-Zimmer bey allen ereigneten Maladien und Unpäßlichkeiten zu tractiren. III. Wie verehligten Frauen-Zimmer/ Jungen und Alten/ Schwangern/ Gebährenden und Säugenden, bey allem gefährlichen Zustande zu helffen. Deme noch allerhand rare Anmerckungen und Casus [...] beygefüget. Frankfurt/ Leipzig: Ernst Ludwig Niedt 1720.

Format und Umfang: 8°. [8] Blätter / 320 Seiten / [14] Seiten.

Titelkupfer: Der Titelkupfer zeigt ein Porträt Christoph Hellwigs in einem Medaillon mit folgender Unterschrift: „D[octor] [!] Christoph. Hellwig Thüringensis/ P[oeta] L[auretus] Caes[areus]/ Med[icus] Pr[acticus] Erff[urtensis].“ Am rechten unteren Bildrand trägt der Kupferstich den Vermerk „[Johann Benjamin] Brühl sc[ulpsit]“.

Vorrede: In der Vorrede – datiert am 25. August 1718 – nimmt der Autor Bezug auf die Angriffe in Zusammenhang mit der dritten Ausgabe seiner *Heimlichkeiten des Frauenzimmers*. Er bitte, ihm nicht alles zuzuschreiben, was in dieser Ausgabe enthalten ist, zum Beispiel Anstoß erregende Teil, die „Praefation" und „untergemischte Discurse/ welche in etwas alzu natürlich und fleischlich fallen". Die Zusätze seien ohne sein Wissen in die Ausgabe aufgenommen worden. – Dieser Angabe widerspricht der anonyme Verfasser des Kräutermannschen „Lexikons exotischer Dinge", 1730 (Vorrede: „Die letzt-edirten Heimlichkeiten sind zwar von einem Candid. Med. in Arnstadt ([...]) in bessere Ordnung gebracht/ keines weges aber/ wie man vorgiebet/ mit vielen Obscoenis vermehret worden.").

Inhalt: Der Text ist in drei Teile unterteilt: ‚Zufälle' der Jugend (S. 8–94), „Jungfer-Krankheiten" (S. 95–204) und Krankheiten (einschließlich Schwangerschaften) der Frauen (S. 205–316). – Zweiteiliges Register (Inhaltsverzeichnis und alphabetisches Register).

Weitere Textbeigabe: Vor den Registern beigefügt ist ein Exzerpt aus „des Engländers Gregorius Angelus Sallwige Ms Opus Magicocabalisticum, & Theosophicum" über die Erzeugung des Salzes (S. 317–320) [d.i. das im Jahr zuvor erschienene Werk OPUS MAGO-CABALISTICUM ET THEOLOGICUM von Gregor von Welling].

Exemplar: *München, Bayerische Staatsbibliothek Path 562 p.

Monatliche Kräuterlust

1721

Monatliche Kräuter-Lust, Oder Neu angelegter Nutz- Und Lust-Garten, Worinnen Der Saamen, Wurtzeln, Kräuter und Blumen, &c[etera] Nahmen, Gestalt, Ort, Zeit, Kräffte, Praeparata, Artzneyen, Doses &c[etera] zufinden; ingleichen auch die bey uns gebräuchliche ausländische Gewächse, benebst curiösen und nützlichen Garten-Stückchen, auch wenn die Kräuter, Wurtzeln, Saamen/ Blumen/ &c[etera] zu colligiren/ wie zu erhalten/ und wie lange/ &c[etera]. Benebst einem sonderlichen Discurse vom Urin/ Dessen Substantz und Essentz, Differentz, Consistentz, Farben, Contentis essentialibus & accidentalibus, und andern darzu gehörigen Dingen/ vernünfftig/ curiös und nützlich ausgeführet/ [...] Von L[icentiato] C[hristoph] v[on] Hellwig. Zittau: Johann Jacob Schöps 1721.

Format und Umfang: 8°. [4] Blätter / 440 Seiten.

Titelkupfer: Der Titelkupfer zeigt einen Blick in eine Naturlandschaft mit vielen Bäumen. Im Hintergrund auf einem Berg steht eine Burg; im Vordergrund sitzt eine lorbeerbekränzte Frau neben einem mit Pflanzen gefüllten Korb. Das Bild ist gerahmt. Auf der oberen und unteren Leiste des Rahmens steht folgendes Gedicht: „Mensch bedencke GOTTES Güt, Beÿ iedem Kräutchen wenn es blüht.

Und brauche sie zur Artzeneÿ, so wirst du deiner Kranckheit freÿ." Als Urhebervermerk ist „I[ohann] B[enjamin] Brühl inv[entor] et Sc[ulptor] Lips[ensis]" angeführt.

Vorrede: Die ohne Namensnennung des Autors am 8. April 1821 in Erfurt datierte Vorrede weist darauf hin, dass in diesem Lust- und Nutzgarten nicht nur die äußerlichen Sinne befriedigt würden, sondern auch die menschliche Gesundheit ins Auge gefasst werde.

Inhalt: Der Hauptteil des Textes (S. 1–318) ist ein nach Monaten – beginnend im Januar – und darin alphabetisch geordnetes Kräuterbuch. Die einzelnen Artikel sind nach den deutschen Bezeichnungen geordnet und haben folgenden Aufbau (wobei nicht immer alle Aufbauteile realisiert wurden): Namen der Pflanze (deutsch, lateinisch, eventuell griechisch und arabisch), Ort des Vorkommens, Aussehen, Wirkkräfte als Medikament, Einsatz als Arznei. Daran schließt sich (S. 319–419) ein Verzeichnis ausländischer Pflanzen an, geordnet nach Namen und die Kräfte und den Einsatz als Arzneien enthaltend. Den Abschluss macht ein „Discurs vom Urin" (S. 420–440), in dem ganz konventionell über die Zeit der Abnahme des Urins, seine Farbe, seinen Geruch und seinen Inhalt geschrieben wird.

Exemplar: *Wolfenbüttel, Herzog-August-Bibliothek Ng 123.

Haus-, Reise- und Armenapotheke

1730

Christoph von Hellwigs Neu-eingerichtetes Curieuses Hauß- und Reise- wie auch Armen-Apotheckgen, Worinnen nicht nur bewährte sowohl Armen als Reichen dienende Artzeneyen, derer man sich zu Hause und auf der Reise bedienen kan, Sondern auch einige der Gesundheit zustatten kommende Reguln, wie sich in Diaet und sonst zu verhalten, anzutreffen. Worbey eine Beschreibung der zweyen Weltberühmten Medicamenten, dem Theriac und Mithridat/ Samt deren herrlichen Nutzen, Zubereitung und Gebrauch, bey dieser dritten Auflage verbessert, Auch mit unterschiedenen dem Frauenzimmer und Kindern [...] dienenden Hülffs-Mitteln, statt eines Anhangs, vermehrt und durchgängig mit guten und bewährten Recepten versehen durch Johann Gottlob von Hellwig. Frankfurt/ Leipzig: Hieronymus Philipp Ritschel 1730.

Format und Umfang: 8°. [2] Blätter / 242 Seiten / [14] Seiten.

Titelkupfer: Der Titelkupfer zeigt das Porträt Christoph Hellwigs mit dem Urhebervermerk „Jacob Petrus Sc[ulpsit] Erffurti 1713".

Inhalt: Sammelwerk, das aus den unabhängig voneinander entstandenen Veröffentlichungen *Haus- und Reiseapotheke* (S. 1–118), *Vom Theriak und Mithridat* S. 118–136), *Pest-Apotheke* (mit eigenem Titelblatt, S. 137–184) und *Frauenzimmer- und Kinderapotheke* (mit eigenem Titelblatt, S. 185–230) besteht, sowie einem *Anhang Etlicher bewährter Artzeneyen* (S. 231–242). – Sachregister.

Exemplar: *Erlangen Universitätsbibliothek H 61 Trew L* 354 und L* 353 (die Erlangener Ausgabe ist falsch gebunden, so dass vermeintlich zwei Werke vorliegen).

Widmungsgedichte

Widmungsgedicht für Johann Christoph Müller (1687)

Arduus hic labor est qui Te, Mullere, fatigat,
Condita Naturae dum gnavâ mente subintras;
Hinc stadium apparet quod tractas tempore cunctô.
Apprecor, ut cingant laurô mox tempora Musae.

In: Disputatio [...] de Pulvere Sympathico [...] Sub Praesidio Dn. Justi Vesti [...] submittit Joh. Christ. Müller/ Remdá-Thuringus. A Diem 20. Maj. 1687. [...] Erfurt: Johann Heinrich Groschuff.

Widmungsgedicht für Christian Günther Schmalkalden (1687)

SCHMALKALDUM ut Phoebus vidit pallescere chartis,
Dixit: et exhilaret TE mea Triga Charis.

In: Disputatio [...] de Epilepsia [...] Praesidie Dn. Justo Vesti [...] submittit Responsurus Autor Christianus Güntherus Schmalkalden/ Gothanus-Thuringus. A Diem 26. Maj. 1687. [...] Erfurt: Johann Heinrich Groschuff.

Widmungsgedicht für Johannes Bleeck (1716)

Herr Bleecke zeiget nun/ daß nie an schlechten Dingen
Er sein Vergnügen hat/ drum muß Sein Ruhm sich schwingen
Biß an das Sternen-Heer: Nun wird mit Ruhm Sein Haupt
Mit längst-verdienter Kron/ nicht ohne Lob/ umlaubt.

In: Disputatio [...] De betonica, Braun Betonien-Kraut/ [...] sub praesidio [...] Joannis Philippi Eyselii, [...] exponit Joannes Bleeck, Glückstadio-Holsatus, die 28. Novembris, anno 1716. [...] Erfurt: Johann Heinrich Groschuff 1716.

Widmungsgedicht für Christian Abraham Klemm (1717)

Wohl/ wer zur Frühlings-Zeit nicht Fleiß und Arbeit scheuet/
Und denn zur rechten Zeit den saamen reichlich streuet/
Der wird für solche Müh' im Herbst die Früchte sehn/
Zu sein und andrer Nutz gewiß/ es wird geschehn.
Herr Klemm hat dis bedacht: der Lentz in seinen Jahren
War Mühe/ Fleiß und Schweiß viel Künste zu erfahren.
Der Herbst trägt reiffe Frucht/ die Ihn zur Winters-Zeit/
Wie dis mein Wünschen ist/ nach eignen Wunsch erfreut.

In: Disputatio [...] Mutatione Aeris alieni Medica, [...] praeside [...] Joanne Friderico de Pre [...] Autor et Respondens Christianus Abrahamus Klemmius, Rosenthalio-Qverfurtensis et Practicus Finsterwaldensis. [...]. Erfurt: Johann Heinrich Groschuff 1717.

Werke Valentin Kräutermanns

Blumen- und Kräuterbuch

1716

Compendieuses Teutsch- und Lateinisches Blumen- Und Kräuter-Buch, In welchem Die vornehmsten Kräuter/ Blumen/ Hecken/ Bäume/ Stauden/ und Wurtzeln I. Nach ihren verschiedenen Nahmen/ II. Geschlecht und Art/ III. Gestalt und Farbe/ IV. Krafft und Würckung/ V. Medicinischen Gebrauch/ etc[etera] sehr deutlich beschrieben werden/ Dem noch beygefüget VI. Ein Unterricht vom Destilliren/ Aus denen besten Autoribus in Alphabetischer Ordnung zusammengetragen/ [...] Von VALENTINO Kräutermann/ MED[icinae] PR[actico] THUR[ingensis]. Frankfurt/Leipzig: Ernst Ludwig Niedt 1716.

Format und Umfang: 8°. [8] Blätter / 352 Seiten.

Titelkupfer: Das Buch ist mit einem Titelkupfer ausgestattet. Er zeigt als erstes Bild drei Blattpflanzen (Farne?), als zweites einen regelmäßig angelegten französischen Garten, als drittes eine wilde Naturlandschaft mit Bäumen und als viertes eine karge Landschaft mit verkümmerten Pflanzen. Rechts unten ist als Urheber vermerkt: „Jacob Petrus Sculpsit Erffurth“. Der Stich wurde später erneut in den Ausgaben des „Blumen- und Kräuterbuchs“ von 1723 und 1733 und in der „Residenz der Vernunft“ von 1745 verwendet.

Vorrede: Das Buch ist laut Vorrede vom Verfasser, der es während seiner akademischen Jahre und seiner Praxis aus den „neuen“ Autoren zusammengestellt und als Handbuch benutzt habe, als „Compendium“ für „Anfänger in der Medicin, Apothecker/ Barbirer/ und Land-Volck“ gedacht, in dem die in der Medizin verwendeten Kräuter dargestellt werden. Die „Alten“ (H. Bock, L. Fuchs) hätten Verwirrung bezüglich der unterschiedlichen Namen von Heilkräutern gestiftet. Deshalb sei der Interessierte auf Kompendien angewiesen, die dem „Privatus“ auch häufig bessere Dienste leisteten, als große Folianten. Datiert „Rhizopoli, den 20. Julii, 1715 [...] Valentinus Kräutermann.“

Inhalt: Das Buch ist alphabetisch nach den gebräuchlichsten deutschen Bezeichnungen der Kräuter geordnet. Die einzelnen Artikel sind folgendermaßen aufgebaut: Name der Pflanze (gebräuchlichste deutsche Bezeichnung, weitere deutsche, lateinische, griechische und französische Bezeichnungen); Geschlecht und Art des Krautes (nicht immer verwirklicht); Gestalt (Farbe, Blüte, Samen, Wurzel); Wirkung in der Medizin als Heilmittel; und schließlich Gebrauch in

DOI 10.1515/9783110536447-008

Form von Medikamenten. – Auf den Seiten 337 bis 352 folgt der „Kurtze Unterricht Vom Destilliren“.

Exemplar: *Dresden, Sächsische Landesbibliothek Botan. 1136.

1723

Compendieuses (Und jetzo um die Helffte vermehrtes) Teutsch- und Lateinisches Blumen- Und Kräuter-Buch, [...] zum andernmahl [...] zum Druck befördert, Von VALENTINO Kräutermann [...]. Frankfurt/Leipzig: Ernst Ludwig Niedt 1723.

Format und Umfang: 8°. [8] Blätter / 496 Seiten / [32] Seiten.

Titelkupfer: Wie 1716.

Vorrede: Wie 1716. Datiert „Rhizopoli, den 4. Aprilis, 1723“.

Inhalt: Gleich aufgebaut wie die Ausgabe 1716; die einzelnen Artikel erweitert. Es fehlt der Anhang über das Destillieren. – Register mit lateinischen Indices und deutsches Sachregister.

Exemplar: *Stuttgart, Württembergische Landesbibliothek HB 5963.

1726

Compendieuses Teutsch- und Lateinisches REGNUM VEGETABILE, oder: Blumen und Kräuter-Buch [...] Nun zum drittenmahl [...] zum Druck befördert/ von VALENT[ino] Kräutermann [...] Frankfurt/Leipzig: Ernst Ludwig Niedt 1726

Format und Umfang: 8°. [8] Blätter / 496 Seiten / [32] Seiten.

Titelkupfer/Vorrede/Inhalt: Wie 1723.

Exemplar: *Basel, Universitätsbibliothek Bot. 3161:2.

1733

Compendieuses (und jetzo um die Helffte vermehrtes) Teutsch- und Lateinisches Blumen- Und Kräuter-Buch, [...] nun zum dritten mahl [...] zum Druck befördert/ von VALENTINO Kräutermann; [...] Frankfurt/Leipzig: Ernst Ludwig Niedts Witwe 1733.

Format und Umfang: 8°. [8] Blätter / 592 Seiten / [48] Seiten.

Titelkupfer: Wie 1716.

Vorrede: Die am 6. Februar 1733 in „Rhizopoli" datierte Vorrede ist im wesentlichen identisch mit der von 1716 und 1723, mit dem Einschub, das Werk sei vergriffen und der Verleger habe gebeten, es nochmals zu übersehen und zu ergänzen.

Inhalt: Gleich aufgebaut wie die Ausgabe 1716; die Artikel aufgebaut wie 1716, zum Teil wesentlich erweitert, um die neuere Literatur ergänzt, teilweise völlig neu aufgenommen. – Lateinischer Index und deutsches Sachregister.

Exemplar: *Erlangen, Universitätsbibliothek H 61 Trew M* 101.

1751

Compendiöses Teutsch- und Lateinisches Blumen- Und Kräuter-Buch, [...] nun zum viertenmal zum Druck befördert von Valentin Kräutermann. Arnstadt: Johann Jacob Beumelburg 1751.

Format und Umfang: 8°. [8] Blätter / 592 Seiten.

Titelkupfer: Wie 1716, ohne Urhebervermerk; neu gestochen.

Vorrede: Die am 6. Februar 1751 in Arnstadt datierte Vorrede ist im wesentlichen identisch mit der von 1733, wobei hier unter den neueren Herausgebern botanischer Werke J. Theodor (Tabernaemontanus), A. Lonitzer und P. A. Mattioli, sowie C. v. Linné („einer der besten und neuesten in charactere Plantarum") und H. B. Rupp erwähnt werden.

Inhalt: Wie 1733.

Exemplare: *Dresden, Sächsische Landesbibliothek Bot. 1137; *Heidelberg, Universitätsbibliothek O 2960 (ohne Titelkupfer).

Das Tierreich

1716

Das In der Medicin gebräuchligste Regnum Animale Oder Thier-Reich, Darinnen enthalten I. Eine accurate Beschreibung aller Thiere/ nach dem Leben/ es sey in- oder ausländisch/ zwey- oder vierfüßig/ wild oder zahm/ geflügelt und in der Lufft/ oder in Wasser lebend/ &c[etera] darbey eines jeden Naturell und Eigenschafften/ deren Wohn-Platz/ Unterscheid und Arthen &c[etera] deutlich vorgestellet wird. II. Ein höchst-dienlicher Unterricht/ wie die guten und nützlichen Thiere zu erhalten und zu vermehren/ die schädlichen hingegen zu fangen/ zu vertilgen und auszurotten. III. Eine vollkommene Anweisung/ wie und was von jedem Thiere in der Medicin und Oeconomie zu gebrauchen und zu nutzen sey/ wobey denn rare Praeparata und Composita mit beygefüget worden. [...] Von VALENTINO Kräutermann/ MED[icinae] PR[actico] IN THUR[ingo]. Frankfurt/ Leipzig: Ernst Ludwig Niedt 1716.

Format und Umfang: 8°. [6] Blätter / 483 Seiten / [33] Seiten.

Titelkupfer: Der fünffach längsgeteilte Kupferstich zeigt von oben nach unten Landtiere, Kriechtiere, Vögel, Fische und einen Menschen, der auf einem Felsen in einer Landschaft sitzt. Als Urhebervermerk ist rechts unten „Brühl sc[ulpsit] Lips[io]." angegeben.

Vorrede: In der am 20. Mai 1716 in „Rhizopolis" datierten Vorrede unter dem Namen „Valentinus Kräutermann Med. Pr. Thur." schreibt der Autor, er habe das Buch nach dem Vorbild des vor einem halben Jahr unter dem Titel „Compendieuses Blumen- und Kräuterbuch" erschienenen „Regnum vegetabile" herausgegeben.

Inhalt: Die Artikel des als „zoologisches Handbuch" bezeichneten Buches sind folgendermaßen aufgebaut: An erster Stelle steht die Beschreibung der Tiere nach Aussehen, Naturell, Eigenschaften, Ort des Vorkommens, Freunden und Feinden, Nahrung und Arten; dann folgen Erläuterungen zu Erhaltung und Vermehrung der nützlichen, Ausrottung der schädlichen Tiere; schließlich der Gebrauch der Tiere in der Medizin, wobei der Verfasser die Meinung vertritt, auf tierischen Teilen basierende Medizin wirke beim Menschen besser als pflanzliche oder mineralische, wegen der Nähe von Mensch und Tier. Neben diesen zoologischen Beschreibungen sind viele Artikel mit Historien angereichert.

Der Text ist geordnet nach Tierarten: Landtiere (S. 1–148), Vögel (S. 148–264), Fische (S. 264–354), Ungeziefer S. 354–440); es folgen kürzere Abschnitte über den Gebrauch der Tiere in der Küche, für den Menschen nützliche tierische Erzeugnisse und Teile von Tieren. – Sachregister und Register der im Buch erwähnten Krankheiten.

Exemplare: *Stuttgart, Landesbibliothek HB 5961 ; *Dresden, Sächsische Landesbibliothek Zool. 1365; *München, Bayerische Staatsbibliothek Zool. 292.

1728

Das in der Medicin gebräuchlichste Regnum Animale Oder Thier-Reich, [...] zum andern mahl vermehrter zum Druck befördert von VALENTINO Kräutermann. Arnstadt/Leipzig: Ernst Ludwig Niedt 1728.

Format und Umfang: 8°. [4] Blätter / 464 Seiten / [23] Seiten.

Titelkupfer: Wie 1716.

Vorrede: In der undatierten Vorrede weist der Verfasser darauf hin, dass er das „Regnum Animale“ vor zwölf Jahren erstmals herausgebracht habe zusammen mit dem „Regnum minerale“ und dem „Regnum vegetabile“, welch letztere vor kurzem erneut ediert worden seien. Diese neue Ausgabe des Tierreiches sei an „vielen Orten vermehrt“.

Inhalt: Der Text dieser Ausgabe ist etwas anders gewichtet, als der von 1716. Neu aufgenommen ist am Beginn der Mensch, neu hinzugekommen sind zahlreiche exotische Tiere. Dagegen sind die Artikel über „Wundertiere“ und Fabelwesen sehr stark gekürzt worden. Gegenüber der Ausgabe von 1716 fehlen die Teile über Verwendung von Tieren in der Küche, über dem Menschen zuträgliche tierische Erzeugnisse und über die Teile der Tiere. – Register der Krankheiten und Sachregister.

Exemplare: *Erlangen, Universitätsbibliothek H 61 Trew G* 209; *München, Bayerische Staatsbibliothek Zool. 293.

Errata

1717

Bei der nur im Katalog der Universitätsbibliothek Erlangen-Nürnberg verzeichneten Ausgabe von 1717 handelt es sich tatsächlich um die im gleichen Jahr erschienene Ausgabe des *Reichs der Mineralien* (Regnum minerale). In anderen Bibliotheken und Zentralkatalogen konnte keine Ausgabe des Regnum animale von 1717 festgestellt werden.

1747

Bei der nur im Katalog der Bayerischen Staatsbibliothek München verzeichneten und als Digitalisat zur Verfügung gestellten Ausgabe von 1747 handelt es sich tatsächlich um die im gleichen Jahr erschienene dritte Ausgabe des „Reichs der Mineralien“ (Regnum minerale). In anderen Bibliotheken und Zentralkatalogen konnte keine Ausgabe des Regnum animale von 1747 festgestellt werden.

Das Reich der Minerale

1717

Historisch-Medicinisches REGNUM MINERALE, Oder METALLEN- und MINERALIen-Reich/ Worinnen enthalten I. Eine accurate Beschreibung aller Metallen/ Mineralien und Steinen/ sowohl edelen als unedelen/ kostbaren und geringen/ &c[etera] sambt deren vielerley Arten/ Gestalt/ Farben und Orts/ wo sie wachsen und gefunden werden/ II. Ein nöthiger Unterricht/ wie und was von jeden in der Medicin, Apothecke/ Mechanique und Oeconomie mit Nutzen zu gebrauchen sey/ Worbey denn Rare EXPERIMENTA, CURIOSA, und Historien von ausländischen und seltsamen Sachen mit beygefüget worden/ [...] Von VALENTINO Kräutermann/ MED[icinae] PR[actico] THUR[ingensis]. Frankfurt/Leipzig: Ernst Ludwig Niedt 1717.

Format und Umfang: 8°. [4] Blätter / 352 Seiten / [8] Seiten.

Titelkupfer: Das Buch ist mit einem Titelkupfer ausgestattet, der eine Landschaft mit Bergwerk und Förderschacht im Vordergrund zeigt, ein Gebäude und einen Fluss im Mittelgrund. Der gleiche Kupferstich wurde auch in den späteren Ausgaben und im „Accuraten Scheider" (1717) verwendet.

Vorrede: Das Buch ist nach Angabe der am 6. September 1716 in „Rhizopoli" von Valentin Kräutermann datierten Vorrede das dritte Buch in der Reihe der Bücher vom dreifachen Naturreich. Das „Regnum animale" und das „Regnum vegetabile" erschienen im Jahr zuvor.

Inhalt: Im ersten Teil des Textes (S. 2–92) beschreibt der Verfasser die Metalle und ihre Zuordnungen zu den Planeten. Die Beschreibungen sind praktisch ausgerichtet, bieten Informationen über Fragen der Herstellung und Verarbeitung und der Anwendung in der Medizin. Eingeflochten sind kleine Historien. Anschließend handelt der Autor die Mineralien nach folgender Ordnung ab: kristalline Mineralien (S. 92–149), leicht brennbare Mineralien (S. 150–173), Edelsteine (S. 174–223), unedle Steine (S. 223–297). Den Abschluss machen Berichte von amerikanischen und indianischen Schätzen, ihren Fundorten und ihrer Gewinnung, zusammengestellt nach verschiedenen Reiseberichten. – Sachregister.

Exemplare: *Stuttgart, Landesbibliothek HB 5962; *Karlsruhe, Badische Landesbibliothek 87 B 76707 Bernus; *Erlangen, Universitätsbibliothek H 61 Trew G* 57.

1726

Neu vermehrtes Historisch-Medicinisches REGNVM MINERALE, Oder Metallen- und Mineralien-Reich, Und zwar anietzo in II. Haupt-Theilen/ Da in dem Ersten enthalten Eine accurate Beschreibung Aller Ertze, Mineralien, Metallen und Edelgesteine, wie sie wachsen und gefunden werden, und wo sie in der Medicin und sonsten zu gebrauchen. Im Andern aber die vollkommene Scheide- und Probier-Kunst, Darinnen gehandelt wird, Was Scheiden und Probieren sey, wie es vorzunehmen, so wohl im nassen als trockenen Wege, wie die Ertze nach ihrem Gehalt zu erkennen/ etc[etera] samt etlichen raren Processen und Experimenten/ Nebst einem Anhang/ In welchem alle zum Scheiden und Probiren gehörige Sachen/ und wie solche zu verfertigen/ beschrieben werden. [...] zum andern mal ans Licht gestellet Von VALENT[ino] Kräutermann/ [...]. Frankfurt/Leipzig: Ernst Ludwig Niedt 1726.

Format und Umfang: 8°. [8] Blätter / 472 Seiten / [8] Seiten.

Titelkupfer: Wie 1717.

Vorrede: Wie 1717, undatiert und ohne Ortsangabe. Zusätzlich schreibt der „Autor", er sei vom Verleger ersucht worden, das „Mineralienreich" (zuerst 1717) und den „accuraten Scheider" (ebenfalls 1717) zu revidieren und in einem Werk zusammenzufassen.

Inhalt: Im ersten Teil des Textes (S. 1–220) beschreibt der Verfasser nach einer längeren theoretischen Einführung die Metalle und Mineralien, Salze, Erden und Steine nach ihrer Herkunft, den ihnen innewohnenden Kräften und dem Gebrauch in Medizin und Naturkunde. Er folgt damit im inhaltlichen Aufbau der Erstausgabe des *Regnum Minerale*, bearbeitet sein Thema aber sprachlich durchaus eigenständig. Der zweite Teil des Textes (S. 221–449) folgt den Vorgaben des *Akkuraten Scheiders*, entfernt sich aber gelegentlich recht weit von der Vorlage. Der Hauptakzent liegt auf der Scheidung von Legierungen, insbesondere von Silber und Gold, vom Feststellen des Gold- und Silbergehaltes und von den metallischen Erzen. Im Anhang beschreibt der Verfasser die „zum Probieren und Scheiden dienenden Mittel" (S. 450–472). – Sachregister.

Exemplar: *Gotha, Studienbibliothek Hist nat 8° 1212.

1747

Historisch-Medicinisches REGNVM MINERALE, Oder Metallen- und Mineralien-Reich [...] Von Valentin Kräutermann. Arnstadt: Johann Jacob Beumelburg 1747.

Format und Umfang/Titelkupfer/Vorrede/Inhalt: Wie 1726.

Exemplar: *Erlangen, Universitätsbibliothek H 61 Trew R* 66; München, Bayerische Staatsbibliothek Metall. 74 d.

Der akkurate Scheider

1717

Der accurate Scheider Und künstliche Probierer/ Welcher gründlich zeiget und beschreibet I. Die Erzeugung der Metallen und Mineralien insgemein/ samt deren Erkänntniß. II. Was Scheiden und Probieren sey/ auch wie solches vorzunehmen/ sowohl im nassen als trockenen Wege. III. Die Schmeltzung und Probierung allerhand guter und geringer Ertze/ nach ihren eigentlichen rechten Gehalt/ auch auf Gold und Silber. IV. Zum Probieren dienliche Mittel und Wege/ als/ Probier-Wagen/ Gewichte/ Capellen/ etc[etera] und deren Verfertigung/ samt Bereitung verschiedener scharffer/ zum Schmeltzen und Probieren dienlicher Wasser/ etc[etera]. [...] Von VAL[entino] Kräutermann/ Med[icinae] Pr[actico] Thur[ingensis]. Frankfurt/ Leipzig: Ernst Ludwig Niedt 1717.

Format und Umfang: 8°. [8] Blätter / 311 Seiten / [9] Seiten.

Titelkupfer: Das Buch ist mit einem Titelkupfer ausgestattet, der eine Landschaft mit Bergwerk und Förderschacht im Vordergrund zeigt, ein Gebäude und einen Fluss im Mittelgrund. Der gleiche Kupferstich wurde auch im *Reich der Minerale* verwendet.

Vorrede: In der undatierten Vorrede schreibt der Verfasser, dass der Leser sich der Spekulationen über die Erzeugung der Metalle enthalten und stattdessen den Anweisungen des Buches zur praktischen Arbeit folgen solle.

Inhalt: Der Text, der von guten Kenntnissen des Verfassers im Bereich des Berg- und Hüttenwesens gekennzeichnet ist, ist in vier Teile unterteilt: Der erste handelt von der Erzeugung der Erze und Metalle (S. 1–56), der zweite von der Scheidung vermischter Metalle (S. 57–250), der dritte von Fundorten, Aussehen und Proben der Metallhaltigkeit von Erzen (S. 250–287) und der vierte von Hilfsmitteln zum Probieren und Scheiden der Metalle (S. 288–311). – Inhaltsverzeichnis und Sachregister.

Exemplar: *München, Universitätsbibliothek 8° Miner. 81.

Heimlichkeiten des Frauenzimmers

1721

Valentini Kräutermans/ Med[icinae] Pr[actici] Besonderer Theil Von denen entdeckten Heimligkeiten des Frauenzimmers: In welchen die heilsamsten und bewährtesten Artzney-Mittel/ für alle/ dem Weibl[ichen] Geschlechte zustossende Kranckheiten und Maladien zu finden. Nach der Methode des Welt-berühmten Herrn D[octoris] WEDELII, und anderer hochberühmten Medicorum abgehandelt. [...] Arnstadt/Leipzig: Ernst Ludwig Niedt 1721.

Format und Umfang: 8°. [8] Blätter / 480 Seiten / [16 Seiten].

Titelkupfer: Eine Frau sitzt am Tisch, die linke Brust entblößt, und bestäubt mit einem Sieb einen Kuchen [?]; im Hintergrund ein Wandbild oder ein Gobelin mit der biblischen Szene, wie Adam für Eva einen Apfel vom Baum der Erkenntnis pflückt. Kein Urhebervermerk.

Vorrede: In der undatierten Vorrede schreibt der Verfasser, es gebe verschiedene Bücher über Frauenkrankheiten, beispielsweise von Junck, Zwinger, Musitanus und Bränner. Weiter heißt es: „Ingleichen sind auch Hr. L. Christoph Helwigs, Med. Pr. in Erffurt seine entdeckte Heimlichkeiten des Frauenzimmers in großer Consideration, welches Buch in Wahrheit ein feines Werck ist, massen darinnen, so viel die Enge des Raums zulassen wollen, alles auf das accurateste abgehandelt ist." Da Hellwigs Werk „nicht alles nach jedes Gusto fassen kann", sei der Verfasser „von vielen" gebeten worden, „einen besondern Tractat von dieser Materie heraus zu geben [...]", nach der Methode des jenaischen Professors Georg Wolfgang Wedel. Das Buch richte sich an Frauen zur Selbsttherapie und Selbstmedikation.

Inhalt: Der Text ist in drei Hauptkapitel („Abtheilungen") eingeteilt: Krankheiten der Frauen allgemein, Krankheiten der Ehefrauen und Schwangeren und Krankheiten der Gebährenden und Sechswöchnerinnen. – Sachregister.

Literatur: Motschmann (1731) schreibt, Verfasser des ‚Traktats' sei Johann Ephraim Oßwald, ein Verwandter Hellwigs.

Exemplare: *Düsseldorf, Universitäts- und Landesbibliothek Dv 2483; *Frankfurt/Main, Universitätsbibliothek 8° S. 768.9208.

1742

Valentini Kräutermanns Gantz besondere Neu-entdeckte CONSILIA SECRETA, des verehlichten als unverehlichten Frauenzimmers, [...]. Arnstadt/Leipzig: Johann Jacob Beumelburg 1742.

Format und Umfang: 8°. [8] Blätter / 480 Seiten / [16 Seiten].

Vorrede: Identisch mit 1721, allerdings ohne Erwähnung der Methode Wedels.

Inhalt: Identisch mit der Ausgabe 1721.

Exemplar: *Heidelberg, Universitätsbibliothek T 1115.

Der Kinderarzt

1722

VALENTINI Kräutermans/ Med[icinae] Pract[ici] Thur[ingensis] Getreuer/ Sorgfältiger und Geschwinder Kinder-Artzt/ Welcher die auserlesensten/ sichersten und bewährtesten Artzney- und Hauß-Mittel/ vor alle und jede Kranckheiten Junger und erwachsener Kinder/ an die Hand giebet, Aus bewährter Medicorum Schrifften/ theils auch aus eigner Experientz, vornehmlich aber nach der Methode des Seel[igen] Herrn D[octoris] WEDELII, [...]. Frankfurt/Leipzig: Ernst Ludwig Niedt 1722.

Format und Umfang: 8°. [8] Blätter / 448 Seiten / [16] Seiten.

Vorrede: In der am 20. September 1721 datierten Vorrede schreibt der – sich unter anderem auf Luther berufende – Verfasser, für Kinderkrankheiten gebe es, anders als für Männer- und Frauenkrankheiten, noch wenig Bücher gelehrter Ärzte. Nach dem großen Erfolg des „Tractat[es] von Weiber-Kranckheiten" (1721) sei der Verfasser aufgefordert worden, sein Wort zu halten – er hatte dort eine Schrift über Kinderkrankheiten angekündigt – und den Text zu veröffentlichen. Er sei „nach der Methode des seel[igen] H[err]n D[octoris] WEDELII" angelegt, indem er die Kennzeichen einer Krankheit anführt und dann Methoden zur Heilung angibt. Das Buch sei „nicht vor hochgelahrte Doctores, sondern vor Anfänger/ auch Haußväter/ welche nicht alsobald einen Medicum erlangen können/ deßwegen in Teutscher Sprache beschrieben".

Inhalt: Im Text wird nach der Angabe der Vorrede verfahren, wobei sich der Verfasser als akademisch gebildeter und belesener Practicus und als ein später Verfechter der Lehre von den Lebensgeistern zu erkennen gibt. Er führt häufig Autoritäten zur Stützung seiner Diagnosen und (lateinischen und deutschen)

Rezepte an, wobei Georg Wolfgang Wedel und Michael Ettmüller am weitaus häufigsten erwähnt werden. Die Hervorhebung Wedels – auch durch Hinweise auf nicht in Druck gelangte Beispiele aus seiner ärztlichen Praxis – lässt darauf schließen, dass der Kompilator aus dem Umkreis des Jenaer Professors kam. – Doppeltes Register (Inhaltsverzeichnis und ein Sachregister).

Exemplare: *Düsseldorf, Universitäts- und Landesbibliothek, Dv 2483; *Frankfurt, Universitätsbibliothek 8° S. 768.9208.

1740

VALENTINI Kräutermanns [...] Kinder-Artzt. [...] Frankfurt/Leipzig: Johann Jacob Beumelburg 1740.

Format und Umfang: Wie 1722.

Titelkupfer: Das Buch ist mit einem Titelkupfer ausgestattet: In einem hohen Raum mit Schrank und Gefäßen steht vorne links ein Bett mit einem Kranken und einem Arzt, der ihm den Puls fühlt. Vorne rechts ein runder Tisch mit Schreibzeug.

Vorrede/Inhalt: Inhaltlich identisch mit der Ausgabe von 1722 mit der Ausnahme, dass der damals erwähnte Jenaer Medizinprofessor Wedel in Titelblatt und Vorrede nicht mehr genannt ist.

Exemplare: *Dresden, Sächsische Landesbibliothek Path. spec. 755 9; *Wolfenbüttel, Herzog-August-Bibliothek Ms 28a.

1792

D[octor] Valentin Kräutermanns Lehre, von den Kinder-Krankheiten. Neue, durchgehends verbesserte Auflage, von Johann Gottfried Essich, Doktor der Arzneygelahrtheit, und Mitglied des medicinischen Kollegiums in Augsburg. Augsburg: Joseph Wolffische Buchhandlung 1792.

Format und Umfang: 8°. [8] Blätter / 484 Seiten/ [18] Seiten.

Vorrede: Im Vorbericht zur neuen Ausgabe des von Landärzten und Landbadern häufig nachgefragten „Kinder-Arztes“ von Kräutermann setzt sich der Bearbeiter Essich kritisch mit den Schriften zur Selbstmedikation auseinander. Ein Nichtmediziner mache bei schweren Krankheiten mehr falsch als richtig. Kräutermann habe dies ebenfalls erkannt und nur die leichteste Art der Kur angegeben.

Seine Arzneivorschläge leisteten zwar nicht gänzlich Genüge, seien aber auch nicht geradezu abzulehnen.

Inhalt: Vor allem in den Grundlagenkapiteln („Von der gehörigen Lebensordnung ungebohrner Kinder“, Kapitel 1; „Von den Zeichen und Ursachen der Kinderkrankheiten“, Kapitel 2; „Von Verpflegung der neugebohrnen Kinder und ihrer Nahrung“, Kapitel 5; „Von der Verpflegung der annoch säugenden Kinder und Verhütung vieler ihnen bevorstehenden Krankheiten“, Kapitel 6; und in einzelnen Kapiteln über die Krankheiten hat Essich die Vorlage weitgehend umgeschrieben. Diese Kapitel sind mit Asterisk gekennzeichnet.

Exemplar: *München, Bayerische Staatsbibliothek Path. 690 d.

Der Urinarzt

1724

VALENTINI Kräutermanns/ Med[icinae] Pr[actici] Thur[ingensis] Curieuser und vernünfftiger URIN-Artzt/ Welcher eines Theils lehret und zeiget/ Wie man aus dem Urin nicht allein die meisten und vornehmsten Kranckheiten des Menschl[ichen] Leibes nach gewissen Kunst-Regeln der Medicin, gründlich erkennen, sondern auch wie ein vernünfftiges Judicium davon zu fällen sey. Andern Theils: Wie man auch aus dem Puls den Zustand des Geblütes/ die Stärcke und Schwäche der Lebens-Geister, Ab- und Zunahme der Kranckheit, ersehen, und das Aderlassen nach denen Complexionen derer Menschen, Lauf des Mondes, derer Planeten und Aspecten/ mit Nutzen anstellen solle. Deme noch beygefüget eine curieuse und sehr dienliche Aderlaß-Taffel. Aus berühmter MEDICORUM Schrifften, theils auch aus eigener Praxi zusammen getragen [...]. Frankfurt/Leipzig: Ernst Ludwig Niedt 1724.

Format und Umfang: 8°. [4] Blätter / 198 Seiten / [10] Seiten / eine beigebundene Tafel.

Titelkupfer: Der Titelkupfer zeigt einen Arzt, in der Mode der Zeit gekleidet, bei der Urinbeschau. Auf einem Tischchen stehen – perspektivisch nicht korrekt ausgeführt – kleine Arzneimittelgefäße und es liegt ein Heft darauf. Im Hintergrund ein Bücherregal. Als Urhebervermerk ist links unten „J[acob] Petrus. Sculp[sit]“ festgehalten.

Vorrede: In der undatierten Vorrede verweist der Verfasser auf die Schriften der Alten, insbesondere des Hippocrates, um zu zeigen, dass der Urin des Menschen nicht nur ein schlechtes Exkrement ist. Heutige Mediziner sollten neben den großen Dingen die kleinen, in diesem Fall die Urinbeschau, nicht geringachten. Zusammen mit weiteren dieser geringen Dinge, dem Pulsfühlen und dem Aderlass zum Beispiel, lasse sich ein „accurates Judicium status morbi“ erstellen.

Inhalt: Der Text ist in 64 Kapitel unterteilt, einzelne Kapitel in Paragraphen. Der Verfasser weiß um die Antiquiertheit der Urinbeschau. Er schlägt vor, der Mediziner solle einen Mittelweg gehen: die Urinbeschau nicht gänzlich zu verwerfen, aber bei der Diagnose nur als „signum secundarium“ (S. 2) zuzulassen. Überdies erwarte das Landvolk, dass ein Mediziner den Urin beschaue. Der Text über die Urinbeschau (S. 1–133), das Pulsfühlen (S. 133–142), den Aderlass (S. 142–195) und das Schröpfen (S. 195–198) folgt ganz konservativ den Autoritäten der galenischen Medizin. Auf der beigebundenen Aderlasstafel wird in Form einer Tabelle verzeichnet, an welchen Gliedern unter dem Einfluss bestimmter Planeten nicht zur Ader gelassen werden soll. – Zweiteiliges Register: Inhaltsverzeichnis und Sachregister.

Exemplar: *Erlangen, Universitätsbibliothek H 61 Trew T* 9.

1725

VALENTINI Kräutermanns [...] Urin-Artzt, [...]. (Andre Auflage) Frankfurt/Leipzig: Ernst Ludwig Niedt 1725.

Format und Umfang/Titelkupfer/Vorrede/Inhalt: Wie 1724.

Exemplar: *Jena, Thüringische Universitäts- und Landesbibliothek 8 Med XVIII, 12.

1728

VALENTINI Kräutermanns [...] Urin-Artzt, [...]. Arnstadt/Leipzig: Ernst Ludwig Niedt 1728.

*Format und Umfang/Titelkupfer/Vorrede/Inh*alt: Wie 1724 (Fehler der Erstausgabe verbessert).

Exemplar: *Erlangen, Universitätsbibliothek H 61 Trew K* 77.

1735

VALENTINI Kräutermanns [...] Urin-Artzt, [...]. Arnstadt/Leipzig: Johann Jacob Beumelburg 1735.

Format und Umfang: 8°. [4] Blätter / 196 Seiten, [12] Seiten. Die Aderlasstafel fehlt in der benutzten Ausgabe.

Titelkupfer/Vorrede/Inhalt: Wie 1728.

Exemplar: *München, Bayerische Staatsbibliothek Path. 1542 z.

1738

VALENTINI Kräutermanns [...] Urin-Artzt, [...]. Dritte Auflage. Arnstadt/Leipzig: Johann Jacob Beumelburg 1738.

Format und Umfang: Wie 1735 (in der benutzten Ausgabe mit Aderlasstafel).

Titelkupfer: Der Kupferstich ohne Urhebervermerk bildet den Stich der Ausgabe von 1724 spiegelverkehrt ab.

Vorrede/Inhalt: Wie 1728.

Exemplar: *Erlangen, Universitätsbibliothek H 61 Trew, G* 217.

1748

VALENTINI Kräutermanns [...] Urin-Artzt, [...]. Vierte Auflage. Arnstadt: Johann Jacob Beumelburg 1748.

Format und Umfang: 8°. [3] Blätter / 196 Seiten, [12] Seiten / eine beigebundene Tafel.

Titelkupfer: Wie 1738.

Vorrede/Inhalt: Wie 1728.

Exemplar: *Frankfurt/Main, Universitätsbibliothek 82 R. 043. 8332/500.

1764

Valentin Kräutermann [...] curieuser, vernünftiger und allzeit gewisser Urin-Artzt, [...]. Vierte, viel verbesserte Auflage. Arnstadt: o.D. 1764.

Exemplar: Basel, Universitätsbibliothek (Schweizerische Vereinigung für Geschichte der Veterinärmedizin) SVGVM 3002 (Angaben nach Katalog UB Basel; keine Autopsie).

1788

D[oktor] Valentini Kräutermanns, Lehre, von den untrüglichen Kennzeichen des Urins, des Pulses, der Temperamenten, und des Blutes. Mit Anmerkungen versehen, und durchgehends verbessert, von Johann Gottfried Essich, Doktor der Arzneygelahrtheit, und Mitglied des Medizinischen Collegiums in Augsburg. Augsburg: Joseph Wolffische Buchhandlung 1788.

Format und Umfang: [8] Blätter / 280 Seiten.

Vorrede: In der Vorrede schreibt der Bearbeiter Essich, dass die Urinbeschau beim „Landvolk" und den „Landbadern" – den Adressaten des Buches – immer noch populär sei. Die Lehre von der Urinbeschau sei, wenn sie von „lächerlichen Vorurtheilen gereinigt" werde, auch vom ärztlichen Standpunkt aus noch sinnvoll. Allerdings sollten sich die Landbader beim nächsten Stadtphysikus über die Diagnose von Krankheiten kundig machen; sie sollten keine „Pfuscher", sondern nur „Handlanger" des Arztes sein.

Inhalt: Der Text ist in 55 Kapitel unterteilt und – mit Ausnahme von wenigen, im Inhaltsverzeichnis mit Asterisk gekennzeichneten Kapiteln aus der Feder Essichs – inhaltlich identisch mit den Ausgaben seit 1724. Gelegentliche Anmerkungen Essichs sind im Text ebenfalls mit Stern gekennzeichnet, zum Beispiel seine Ablehnung der „ungeläuterten" Temperamentenlehre. Außerdem wird eine Reihe von Autoritäten der früheren Ausgaben nicht mehr genannt. – Zweiteiliges Register: Inhaltsverzeichnis und Sachregister.

Exemplare: *Düsseldorf, Universitäts- und Landesbibliothek Hetj. 166; *Jena, Thüringische Universitäts- und Landesbibliothek 8 Med XVIII, 12/1.

1797

D[oktor] Valentini Kräutermanns, Lehre, von den untrüglichen Kennzeichen des Urins, [...] verbessert, von Johann Gottfried Essich, [...]. Augsburg: Joseph Wolffische Buchhandlung 1797.

Format und Umfang/Vorrede/ Inhalt: Wie 1788.

Exemplar: *Berlin, Staatsbibliothek 50 MA 4296.

Der Zauberarzt

1725

Der Curieuse und vernünfftige Zauber-Artzt, Welcher lehret und zeiget, Wie man nicht alleine EX TRIPLICI REGNO curieuse Artzneyen verfertigen/ Sondern auch PER SYMPATHIAM ET ANTIPATHIAM, TRANSPLANTATIONEM, AMVLETA ET MAGIAM NATVRALEM, oder vermeynte Hexerey, Die vornehmsten Kranckheiten des menschlichen Leibes glücklich curiren könne. Aus berühmter Medicorum und Physicorum Schrifften zusammen getragen, mit artigen Recepten und Historien; [...] von VALENTINO Kräutermann. Frankfurt/Leipzig: Ernst Ludwig Niedt 1725.

Format und Umfang: 8°. [8] Blätter / 320 Seiten / [16] Seiten.

Titelkupfer: Das Buch enthält einen zweigeteilten Titelkupfer. Oben ist eine Gruppe zu sehen: Ein Mann steigt auf einer Leiter in einen überdachten Kamin[?], eine Frau mischt etwas in einem Topf, ein Mann demonstriert einem an einem Tisch sitzenden und schreibenden Mann mit einem Gerät etwas und ein weiterer Mann vergräbt [?] etwas im Garten. Unten steht ein Apotheker hinter seinem Ladentisch in einer mit hohen Regalen versehenen Apotheke.

Vorrede: In der undatierten Vorrede schreibt der Autor, dass die Magia naturalis Gegenstand des Buches sei, die Bereitstellung von Arzneien aus dem dreifachen Naturreich, die Erläuterung von Krankheitsheilung durch Sympathie und Antipathie, durch „Transplantirung und Amuleta".

Inhalt: Nach Einleitungskapiteln, in denen die Erscheinungsformen der Magie (natürliche, künstliche, teuflische Magie) erörtert werden (Kapitel 1 und 2) und insbesondere die Heilung durch die Magia naturalis vorgestellt und verteidigt wird (Kapitel 3 bis 5) folgen – a capite ad calcem – Arzneien, deren Wirkung sich Prinzipien der Magia naturalis verdankt. – Sachregister.

Literatur: Peuckert (1967); Telle (1972); Wanderer (1976).

Exemplare: *Dresden, Sächsische Landesbibliothek Pharm.spec.657; *Faksimilienachdruck der Ausgabe 1725, Lindau 1979.

1726

Der Curieuse und vernünfftige Zauber-Artzt [...] zum andernmahl ans Licht gestellet von VALENTINO Kräutermann. Frankfurt/Leipzig: Ernst Ludwig Niedt 1726.

Format und Umfang: [8] Blätter / 320 Seiten / [16] Seiten.

Titelkupfer/Vorrede/Inhalt: Wie 1725
Exemplar: *Düsseldorf, Universitäts- und Landesbibliothek DV 2280:1726.

1730

Der Curieuse und vernünfftige Zauber-Artzt [...] zum drittenmahl ans Licht gestellet von VALENTINO Kräutermann. Frankfurt/Leipzig: Ernst Ludwig Niedt 1730.

Format und Umfang/Titelkupfer/Vorrede/Inhalt: Wie 1725
Exemplar: *Erlangen, Universitätsbibliothek *H 61 Trew N* 288.
Neuausgabe: Neu gesetzt und herausgegeben unter dem Titel „Der thüringische Theophrastus Paracelsus, Wunder- und Kräuterdoktor oder der curieuse und vernünftige Zauber-Arzt [...]," Stuttgart: Scheible ca. 1860. Reprint: Freiburg/Breisgau 1978.

1737

Der Curieuse und vernünfftige Zauber-Artzt [...] zum viertenmahl ans Licht gestellet von VALENTINO Kräutermann. Frankfurt/Leipzig: Johann Jakob Beumelburg 1737.

Format und Umfang/Titelkupfer/Vorrede/Inhalt: Wie 1725
Exemplar: *Erlangen, Universitätsbibliothek *H 61 Trew N* 492.

1748

Der Curieuse und vernünfftige Zauber-Artzt [...] ans Licht gestellet von VALENTINO Kräutermann. Fünffte Auflage. Arnstadt: Johann Jakob Beumelburg 1748.

Format und Umfang: [6] Blätter / 307 Seiten / [13] Seiten.
Titelkupfer/Vorrede/Inhalt: Wie 1725
Exemplar: *Düsseldorf, Universitäts- und Landesbibliothek DV 2280:5.

Medicina renunciatoria

1726

MEDICINA RENUNCIATORIA ET CONSULTATORIA Worinnen enthalten, I. Was sowol ein Medicus als Chirurgus, bey Besichtigungen vieler in Medicina vorfallenden Begebenheiten, vornemlich zu beobachten, und sodann die darüber benöthigte Berichte und Wund-Zeddel gründlich einzurichten. II. Eine feine Anzahl Rechtlicher Fragen/ von gehauenen, gestochenen, geschossenen, geschlagenen etc[etera] tödtlichen Wunden, ingleichen von verschiedenen Vergifftungen, wie auch Kinder-Mordthaten, worbey etliche wohl elaborirte Defensions-Schrifften. Und dann III. Viele darüber eingeholte Consilia, Responsa und Sentenzen Hochlöblicher Universitäten, Facultäten und anderer gelehrten Männer. [...] Von VALENT[ino] KRÄUTERMANN/ Med[icinae] Pr[actico]. Arnstadt/ Leipzig: Ernst Ludwig Niedt 1726.

Format und Umfang: 8°. [8] Blätter / 992 Seiten / [14] Seiten.

Titelkupfer: Das Buch enthält einen dreigeteilten Titelkupfer. Oben sind drei Ärzte zu sehen, einer bei einer Sektion, der andere beim Beschauen einer Armwunde, der dritte beim Amputieren [?] eines Beines. Das mittlere Bild zeigt einen Arzt, der einem Boten einen Brief überreicht. Unten sind fünf Männer abgebildet, die an einem Tisch sitzen und beratschlagen.

Vorrede: In der am 6. April 1726 datierten Vorrede weist der Autor darauf hin, dass die Anatomie die einzige Wissenschaft sei, die Aufschluss darüber geben könne, ob einem Todesfall ein Verbrechen vorausging. Das Buch wendet sich an Mediziner und Chirurgen, die in einem solchen Fall ein Judicium oder Attest ausstellen müssen. Der Verfasser habe in seiner Praxis solche „curieuse Casus" zusammengetragen und sie jetzt in einem Kompendium zusammengestellt. Die Argumentation für die Herausgabe des Buches ist beinahe identisch mit der Hellwigs in seiner „Medicina renunciatoria" von 1713. Auch die Autoritäten sind in beiden Werken weitgehend identisch.

Inhalt: In der ersten Abteilung des Textes wird gezeigt, wie tödliche Wunden erkannt werden können, in der zweiten bis fünften Abteilung werden sie a capite ad calcem behandelt, mit starkem Gewicht auf den Bereich der Kindsmorde. Die angeführten Judicien stammen meist aus dem mitteldeutschen Raum (Erfurt/Leipzig/Wittenberg). Der größere Teil der Testate ist, anders als bei Hellwig, mit den Namen der Aussteller gekennzeichnet. Bei einigen Judicien hat offenbar hauptsächlich die Kuriosität der Fälle eine Rolle für die Aufnahme in den Text gespielt. – Zweiteiliges Register (Inhaltsverzeichnis und ein Sachregister).

Exemplar: *Dresden, Sächsische Landesbibliothek Med. for. 237.

Der kuriose Chymist

1729

Der Curieuse und wohl-erfahrne CHYMIST, Welcher nicht alleine die Aus dem Mineral-Vegetabilischen und Thier-Reiche hergenommene/ und in der Medicin gebräuchlichste Chymische Processe gründlich und deutlich lehret, Sondern auch anweiset, Wie solche nach denen gehörigen Kunst-Griffen geschicklich zu bereiten/ um solche zu Erhaltung menschlicher Gesundheit bey allen zustossenden Kranckheiten in rechter Dosi nützlich zu gebrauchen. Aus berühmter Chymicorum Schrifften/ theils auch aus eigener Praxi zusammen getragen, [...] Von VALENTINO Kräutermann Med[icinae] Pract[ico] Thur[ingensis] Leipzig/Arnstadt: Ernst Ludwig Niedt 1729.

Format und Umfang: 8°. [6] Blätter / 480 Seiten / [20] Seiten.

Titelkupfer: Das Werk ist mit einem Titelkupfer ausgestattet. Der zweigeteilte Stich zeigt oben einen Alchemiker, der mit Destillationsgeräten hantiert, und unten einen Alchemiker am Ofen.

Vorrede: In der Vorrede – sie ist am 27. August 1528 datiert – weist der Verfasser darauf hin, er tue es mit seinem deutschsprachigen Werk für „Anfänger und Lehrlinge“ den muttersprachlich veröffentlichten chemischen Werken in Frankreich, Italien, Holland und England nach. Der Titel „curieuser Chymist“ orientiere sich an dem vom Verfasser früher veröffentlichten „curieuse(n) Scheider und Probirer“ (1717). Sei es dort um die Scheidung von Erzen und Metallen gegangen (Alchemia practica), so sei nun die Bereitung von Arzneimitteln das Anliegen (Alchemia medica).

Inhalt: In einem programmatischen Einleitungskapitel macht der Autor mit seiner Vorstellung der Chemie bekannt und beschreibt den Zweck des Werkes, nämlich chemische Arzneien herstellen zu können. Nach diesen Äußerungen, einem Wörterbuch der chemischen Werkzeuge und der Beschreibung von alchemischen Öfen, handelt der Verfasser kapitelweise die chemischen Grundstoffe, Verbindungen und Wirkstoffe mit vielen Rezepten ab. – Zweigeteiltes Register (Inhaltsverzeichnis und Sachregister).

Exemplar: *Erlangen, Universitätsbibliothek H 61/Trew N* 361.

1738

Der Curieuse und wohl-erfahrne CHYMIST, [...] Von VALENTINO Kräutermann. Andere Auflage. Leipzig/Arnstadt: Johann Jacob Beumelburg 1738.

Format und Umfang/Titelkupfer/Vorrede/Inhalt: Identisch mit der Ausgabe 1729.
Exemplare: *Heidelberg, Universitätsbibliothek O 6411; *Wolfenbüttel, Herzog-August-Bibliothek Nd 351; *Halle, Universitäts- und Landesbibliothek Uf 269.

Der wohlunterwiesene Apotheker

1730

Der wohl unterwiesene Apothecker, Oder Gründliche Anleitung zur heutigen Apothecker-Kunst, Und zwar I. Wie solche nicht allein nach allen Hand-Griffen und Kunst-Regeln geschicklich zu erlernen, sondern auch II. Wie die in allen Officinen usuellesten Medicamenta, als Wasser, Spiritus, Olea, Balsama, Electuaria, Essenzen, Tinkturen, Pflaster, Salben und was sonsten eine Apothecke vollkommen machet, zu praepariren seyn. Deme noch beygefüget die üblichsten SIGNA und Kunst-Wörter. Aus berühmter Männer Schrifften, theils auch aus eigener Praxi also zusammen getragen [...] von VALENT[ino] Kräutermann/ Med[icinae] Pr[actico] Thur[ingensis]. Arnstadt/Leipzig: Ernst Ludwig Niedt 1730.

Format und Umfang: 8°. [4] Blätter / 523 Seiten / [19] Seiten.
Titelkupfer: Das Buch ist mit einem Titelkupfer ausgestattet. Es zeigt einen Blick in eine Apotheke. Vorne links rührt ein Mann in einem großen Krater, im Zentrum ein großer Verkaufstisch, auf dem Gefäße und Instrumente stehen und liegen. Dahinter stehen zwei Männer; einer greift nach einer hängenden Apothekerwaage. Vor dem Tisch stehen ein Mann und eine Frau. Der Mann zeigt nach links auf das Regal. Der Kupferstich wurde erneut für die Ausgabe der „Medizinischen Praxis" (1734) verwendet.
Vorrede: In der am 12. September 1729 in „Thüringen" datierten Vorrede schreibt der Autor, an professionellen Büchern für Apotheker sei kein Mangel – er nennt Schröder, Lemery, Cardilucius und Rosenstengel. Diese Bücher seien allerdings teilweise lateinisch geschrieben, teilweise kostspielig und deshalb für Anfänger und Liebhaber ungeeignet. Der Verleger habe ihn angesprochen, „nach der Methode des jüngst edirten Chymisten" ein Apothekerbuch zu verfassen. Er selbst sei ein Freund der Pharmazie und ein Praktiker.
Inhalt: Das Kompendium gibt einen umfassenden Überblick über die „Sachen" in der Apotheke, ihre Sammlung, Konservierung und Anwendung in den verschiedenen Krankheiten. – Zweiteiliges Register (Inhaltsverzeichnis und Sachregister).
Exemplar: *Erlangen, Universitätsbibliothek H61/Trew N*343.

1735

Der wohl unterwiesene Apothecker; [...] Andere Auflage, verbessert von Valent[ino] Kräutermann, [...]. Arnstadt/Leipzig: Johann Jakob Beumelburg 1735.

Format und Umfang: 8°. [3] Blätter / 533 Seiten / [20] Seiten.
Titelkupfer/Vorrede/Inhalt: Wie 1730.
Exemplar: *Heidelberg, Deutsches Apothekenmuseum Hel 52.

Lexikon exotischer Sachen

1730

Compendieuses LEXICON EXOTICORVM ET MATERIALIVM, Oder accurate Beschreibung Derer vornehmsten ausländischen Ost- und West-Indianischen Materialien und Vegetabilien, als: Bäume/ Stauden/ Kräuter/ Blumen/ Wurtzeln, Schaalen, Rinden, Früchte etc[etera] ingleichen derer Fossilien, Metallen, Mineralien, wie auch aller ausländischen Thiere, Fische und Vögel etc[etera] nach ihren Nahmen, Eigenschafften, Kräfften, Nutzen und Würckungen etc[etera]. Alles mit besondern Fleiß und Mühe aus den besten Scribenten und Reise-Beschreibungen in Alphabetischer Ordnung zusammen getragen [...] von VALENT[ino] Kräutermann/ Med[icinae] Pr[actico] Thur[ingensis]. Arnstadt: Ernst Ludwig Niedt 1730.

Format und Umfang: 8°. [8] Blätter / 552 Seiten / [56] Seiten.

Titelkupfer: Das Buch ist mit einem Titelkupfer ausgestattet. Er ist fünfgeteilt. Links oben ist ein Indianer mit Federschmuck zu sehen, in der rechten Hand einen Käfig, mit links eine Pfeife rauchend; rechts oben ein Mann mit einem tunikaartigen Gewand und rechts eine Keule oder einen Morgenstern haltend; links in der Mitte ein Mann mit türkischem Gewand, Säbel und Turban; rechts in der Mitte ein Kavalier mit modischem Anzug, Perücke, Stock und Degen; unten (über die ganze Seitenbreite) ein Blick in einen (Kolonialwaren-)Laden. Das Bild trägt den Urhebervermerk „Brühl del[ineavit]] et sc[ulpsit] Lips[ensis]".

Vorrede: In dem am 12. März 1730 in Arnstadt datierten Vorwort schreibt der anonyme Verfasser, er habe seit Jahren aus Büchern Exzerpte über exotische Dinge aus den drei Naturreichen gemacht. Dazu seien bei der Abfassung des Werkes Aufzeichnungen eines Freundes gekommen, der fremde Länder bereist habe. Das Buch sei „Gelehrt- und Ungelehrten/ Medicis, Apotheckern/ Materialisten/ Kauff- und Handels-Leuten/ Gärtnern und Chirurgis, ja jedwedem nützlich und dienlich". Der ungenannte Verfasser berichtigt die Auffassung von Motschmann, Christoph Hellwig sei der Verfasser der Kräutermann-Bücher. Vielmehr habe Hellwig lediglich das „Tierreich" geschrieben.

Inhalt: Der Text bringt in der Form eines alphabetischen Lexikons (sortiert nach den lateinischen Namen) Beschreibungen exotischer Pflanzen und Erklärung ihrer Wirksamkeit in der Medizin. – Umfangreiches Sachregister.

Exemplar: *Dresden, Sächsische Landesbibliothek Pharm. gen. 685.

Augen- und Zahnarzt

1732

Der sichere Augen- und Zahn-Artzt, Oder accurate Beschreibung Aller und ieden Augen- und Zahn-Gebrechen, Nebst Deutlichen Unterrichte/ Wie solchen bey Zeiten vorzukommen, oder auch glücklich zu curiren sind. Aus berühmter Medicorum Schrifften zusammen getragen, [...] von VALENT[ino] Kräutermann/ Med[icinae] Pr[actico]. Arnstadt: Ernst Ludwig Niedt 1732.

Format und Umfang: 8º. [7] Blätter / 272 Seiten / [1] Blatt.

Titelkupfer: Das Buch ist mit einem Kupferstich ausgestattet, der nach dem Register angehängt ist. Er ist zweigeteilt und zeigt jeweils oben und unten einen Arzt, der Instrumente hochhält. Das obere Bild trägt die Unterschrift „Augen Operationes", das untere „Zahn Operationes".

Vorrede: Der Autor kündigt in der undatierten Vorrede eine „Beschreibung aller Augen- und Zahn-Gebrechen/ samt deren Curen und Operationen" an.

Inhalt: Der Teil über die Augenheilkunde ist in 40 Kapiteln organisiert (S. 1–220), über die Zähne schrieb der Autor neun Kapitel (S. 221–268). Den Wert der Ausführungen Kräutermanns auf dem Gebiet der Augenheilkunde schätzte Hirschberg (1911) gering ein: „Die Schrift war schon zur Zeit der Abfassung veraltet und unbrauchbar gewesen." (S. 243). In den „wichtigeren Theilen" sei das Werk ein Plagiat des Werkes von Bartisch (Georg Bartisch: OPHTALMODULEIA, 1583 und öfter). – Register.

Literatur: Hirschberg (1911).

Exemplare: *Dresden, Sächsische Landesbibliothek Ophtalm. 128; *Reprint der Ausgabe der Universitätsbibliothek Leipzig, Leipzig 1983.

1737

Der sichere Augen- und Zahn-Artzt, [...]von VALENT[ino] Kräutermann/ Med[ico] Pr[actico]. Arnstadt: Johann Jacob Beumelburg 1737.

Format und Umfang: 8°. [8] Blätter / 272 Seiten.

Titelblatt/Vorrede/Inhalt: Identisch mit der Ausgabe 1732; seitenidentischer Neusatz.

Exemplar: *Dresden, Sächsische Landesbibliothek Ophtalm. 129.

Der Chirurg

1732

Der Neu-angehende und wohl unterwiesene CHIRURGUS, Worinnen gründlich und vollkömmlich gewiesen wird, Wie ein angehender Chirurgus bey allen vorfallenden Begebenheiten/ nicht so wohl alle und iede Wunden, sie seyen gehauen, gestochen, geschossen, oder mit was vor Instrumenten geschehen; wie auch alle Zerquetschungen, Nerven-Verletzungen, und dergleichen, sich solcher zu Nutzen machen, wenn sie nach der neuesten Methode tractiret und curiret werden. Ingleichen/ wenn andere Operationes, als Augen-Staar und deren andern Gebrechen, an Ohren, Nasen, Munde, Brüchen, Stein-Schnitt und dergleichen vorgenommen werden, da binnen Jahres-Frist ein Anfänger mehr erlernen kan, als sonst in zehen Jahren. Solchen Leuten zu Liebe hat man auch zugleich die Zubereitung derer besten Pflaster, Balsamen, Salben, und andere zugehörige dienliche Recepte communiciret. Aus berühmter Chirurgorum Schrifften zusammen getragen, [...] Von VALENT[ino] Kräutermann/ Med[icinae] Pr[actico] Thur[ingensis]. Arnstadt/Leipzig: Ernst Ludwig Niedts Witwe 1732.

Format und Umfang: 8°. [8] Blätter / 680 Seiten / [24] Seiten

Titelkupfer: Das Buch ist mit einem Kupferstich ausgestattet. Er ist dreigeteilt, wobei jedes Einzelbild vom Aufbau her ähnlich aussieht: Es zeigt einen Blick in ein Zimmer, von dem man nach außen blicken kann. Das obere Bild steht unter dem Titel „Gehauene Wunden“. Ein Verwundeter sitzt auf einem Stuhl, bei ihm der Arzt; auf einem Tisch liegt Chirurgenbesteck. Außen kämpfen zwei Männer miteinander. Das mittlere Bild trägt den Titel „Gestochene Wunden“. Ein Mann liegt halb auf einem Stuhl, bei ihm ein Arzt, der nach Chirurgenbesteck greift. Außen fechten zwei Männer. Das untere Bild steht unter der Überschrift „Geschossene und geschlagene Wunden“. Zwei Ärzte kümmern sich um zwei Verwundete. Einer liegt auf einer Bank, der andere auf dem Boden. Außen sieht man zwei Reiter, die aufeinander schießen, und zwei Männer, die mit Stöcken auf einen einzelnen Mann einschlagen. Urheber nicht vermerkt.

Vorrede: In der Vorrede weist der Autor auf die Wichtigkeit der Chirurgie im ärztlichen Handeln hin. Bei den „Alten" sei sie gleichwertig mit der (inneren) Medizin gewesen, später aber nur noch als „der Artzeney dritter Theil" angesehen worden. Zum Erlernen der Wundarznei sei Lesen, Schreiben und „nothdürfftig Latein, einen Chirurgischen Terminum zu verstehen" erforderlich. Inhaltlich beruhe die Schrift auf den neuesten Autoren – Heister, Stahl, Junck und Purmann – und sie folge deren Methode.

Inhalt: Der Text folgt dem herkömmlichen a capite ad calcem-Aufbau. In den einzelnen Abschnitten wird zuerst die Ursache für eine Verletzung beschrieben, dann folgen chirurgische Möglichkeiten und Medikamente. – Zweiteiliges Register (Inhaltsverzeichnis und Sachregister).

Exemplar: *Erlangen, Universitätsbibliothek H 61 Med II 1375.

Medizinische Praxis

1734

Die mit gutem Grund, Klugheit und Vorsichtigkeit angefangene und glücklich ausgeübte PRAXIS MEDICA, In welcher kürzlich, doch gründlich gezeiget wird, Was ein Neo-Practicus vor einen Selectum bey denen Medicamentis purgantibus und alterantibus zu machen, Wie er eine Kranckheit wohl erkennen, seine Indicationes recht formiren, und die Cur wohlbedächtlich und sicher einrichten solle; Hiernächst So wohl allerhand Arten Fieber, als andere innerliche Kranckheiten des Menschens, Nach ihrer Beschaffenheit, Ursachen, Kennzeichen, Prognosi und Cur deutlich und zulänglich beschrieben werden, Nebst Anführung Derer besten und sichersten, so wohl in eigener Praxi als auch nach anderer Practicorum Erfahrung bewährt befundenen Medicamenten und Recepten [...], von VALENTINO Kräutermann, Med[icinae] Pract[ico]. Arnstadt/Leipzig: Johann Jacob Beumelburg 1734.

Format und Umfang: 8°.[6] Blätter / 662 Seiten / [26] Seiten.

Titelkupfer: Das Buch ist mit einem Titelkupfer ausgestattet. Es zeigt einen Blick in eine Apotheke. Der Kupferstich wurde bereits 1730 für die Ausgabe des „wohlunterwiesenen Apothekers" verwendet (s. dort).

Vorrede: In der am 24. März 1734 datierten Vorrede wird als Adressat des Buches der „angehende Practicus" genannt.

Inhalt: Der Text ist unterteilt in folgende Abschnitte: Hilfsmittel des Arztes; Zeichen der Krankheiten (Diagnose); Beschreibung der einzelnen Krankheiten (zuerst Fieber inclusive Pest, dann restliche Krankheiten a capite ad calcem). Die Krankheitsbeschreibungen sind gleich aufgebaut: Beschreibung der Krankheit, Ursache, Prognose anhand der Diagnose, Heilung und Diät. – Sachregister.

Exemplar: *Dresden, Sächsische Landesbibliothek Path. gen 1097.

Residenz der Vernunft

1745

Die bestürmte aber entsetzte Residentz der Vernunfft oder von dem Gedächtniß Wie dasselbe bis ins hohe Alter gut zu erhalten das geschwächte zu stärcken und das verlohrne wieder zu bringen sey Nebst etlichen insonderheit zwey hindangefügten Universal Artzneyen sich bis in ein sehr hohes Alter gesund und bey jugendlichen Kräfften zu erhalten und die Metallen zu erhöhen Ingleichen aus den Edelsteinen Metallen und dergleichen Quint-Essenzen kräfftige Artzeneyen zu machen [...] von Valentino Kräutermann. Arnstadt/Leipzig: Johann Jacob Beumelburg 1745.

Format und Umfang: 8°. [9] Blätter / 152 Seiten. Der Text ist französisch (Widmung) und deutsch.

Titelkupfer: Das Buch ist mit einem Titelkupfer ausgestattet, der bereits 1716 im „Blumen- und Kräuterbuch“ verwendet wurde. Er zeigt als erstes Bild drei Blattpflanzen (Farne?), als zweites einen regelmäßig angelegten französischen Garten, als drittes eine wilde Naturlandschaft mit Bäumen und als viertes eine karge Landschaft mit verkümmerten Pflanzen.

Widmung: Das Werk ist Adam Levin von Witzleben (1688–1745), Erbherr von Itzehoe auf Delmenhorst und königlich dänischer Geheimrat, gewidmet. Die Widmung ist in französischer Sprache geschrieben und der ungenannt bleibende Autor gibt an, das vorliegende Buch sei seine erste Arbeit („[...] je lui présente [...] mon premier essai“).

Vorrede: Die Vorrede ist komplett in Alexandriner-Versen gehalten. Der Autor bemüht die griechische Mythologie, um sein Thema – Gedächtnisschwäche, Gedächtnisverlust – vorzustellen und vergleicht schließlich den Arzt mit einem „Troupier“, der in den Kampf gegen die Krankheit zieht.

Inhalt: In den zwei Einleitungskapiteln geht der Autor ganz in den Schranken der galenistischen Humoralpathologie auf das Gedächtnis und die Vergesslichkeit ein und gibt danach Hinweise auf die sex res nonnaturales und ihre Auswirkungen auf den Kopf. Danach folgen Arzneien zur Erhaltung, Vermehrung bzw. Wiederbeschaffung des Gedächtnisses.

Exemplar: *Stuttgart, Württembergische Landesbibliothek HB 5962.

Hüft-, Rücken- und Lendenweh

1746

Das ächzende Hüft- Rück- und Lenden-Wehe, Wie solches gewiß, sicher und bald, durch particular und universal Artzneyen zu curiren. Nebst Beygefügter Praeparation des Auri potabilis oder Trinck-Goldes und wahrhafften Tincturae Solis oder rechten und aufrichtigen Gold-Tinctur etc[etera]. [...] von Valentino Kräutermann, Med[icinae] Pr[actico]. Arnstadt: Johann Jacob Beumelburg 1746.

Format und Umfang: 8°. 158 Seiten / [2] Seiten.

Widmung: Das Buch ist vom namentlich nicht genannten „Autor" den Grafen Ludwig, Philipp Heinrich, Christian Moritz, Carl August und August Wilhelm von Hohenlohe und Gleichen gewidmet.

Vorrede: Gereimte Vorrede mit angehängten Anmerkungen, die die Vergänglichkeit der Schönheit zum Thema hat.

Inhalt: Der Text bietet nach einer Erklärung des Hüft-, Rücken- und Lendenwehs nach Termini der Humoralpathologie einen längeren Teil mit ungeordneten, aus verschiedenen Vorlagen kompilierten Arzneien gegen diese Krankheiten. Schließlich wird dieses Gebiet ganz verlassen und es werden Anweisungen zum Bereiten der Universalmedizin gegeben auf der Grundlage älterer Autoritäten (zum Beispiel Alexander von Suchten und Paracelsus). – Zweiseitiges Verzeichnis der verwendeten Signa und der Apothekergewichte.

Exemplar: *Erlangen, Universitätsbibliothek H 61/Trew G* 388.

Armen-Arzt

1759

Valentin Kräutermanns Curiöser und vernünftiger Haus- Land- Reise- Noth- und Armen-Arzt worinnen viele probate Arcana enthalten auch wie solche bey allen und ieden Krankheiten, so wohl praeservative, als curative, von jungen, mittleren und alten Personen zu gebrauchen sind, und wie man mit leichter Mühe seine vorige Gesundheit erlangen kann. [...] Arnstadt: Johann Jacob Beumelburg 1759.

Format und Umfang: 8°. [8] Blätter / 220 Seiten / [4] und [15] Seiten.

Titelkupfer: Das Buch ist mit einem Titelkupfer ausgestattet. Er ist viergeteilt und zeigt oben einen Fischer mit Engelsflügeln am Meer; in der Mitte links zwei Männer an einem Tisch, von denen einer ein Feuer (?) in einem Tiegel schürt; in der Mitte rechts einen Mann, der einen in einem Sessel sitzenden Mann untersucht; unten einen Mann und eine Frau, die sich in einem Zimmer unterhalten, in dem ein Kranker (?) in einem Bett liegt. In alle Bilder sind Bibeltexte eingefügt.

Vorrede: In einem undatierten ‚Vorbericht' erläutert der nicht namentlich genannte Autor die Intention des Buches. Es will die Konsultation eines Mediziners und damit Geld sparen helfen („Haus-Arzt"); Menschen auf dem Land ohne genügende ärztliche Versorgung helfen („Land-Arzt"); Reisenden Hilfe geben, damit sie sich nicht in die Hand eines fremden Arztes, womöglich mit anderer Religion, begeben müssen („Reise-Arzt"); in akuter Not helfen („Noth-Arzt"); und Angehörigen der Unterschicht („Ein Bettler erbettelt doch etliche Groschen, die er vermissen und zu Erkaufung dieses Buches anwenden kann", 7v) in Krankheitsfällen behilflich sein („Armen-Arzt").

Inhalt: Der Text ist dreigeteilt in einen Teil „Wie man seine Gesundheit erhalten/ und sich vor allen Kranckheiten praeserviren soll" (S. 1–158), wobei sowohl die Nummerierung der kleinen Abschnitte (von 91 auf 90) als auch die Paginierung (von 150 auf 155, danach auf 151 f. und schließlich auf 157 f.) springen; einen Teil für weibliche Krankheiten (S. 159–193); und einen Teil für Kinderkrankheiten (S. 193–197). Im Anhang werden Rezepte ohne weitere Erläuterungen dargeboten (S. 197–220); sowie (unpaginiert) eine Seite mit Erläuterung der Apothekergewichte und drei Seiten mit „Chymicorum consueta signa". – Sachregister.

Exemplar: *Freiburg, Universitätsbibliothek T 4966b.

1760

Valentin Kräutermanns Curiöser und vernünftiger Haus- Land- Reise- Noth- und Armen-Arzt [...]. Arnstadt: Johann Jacob Beumelburg 1760.

Format, Umfang, Vorrede, Inhalt: Wie 1759. Wohl Titelausgabe, in der die Fehlpaginierung beseitigt wurde. Titelkupfer fehlt in der Ausgabe der NSUB.

Exemplar: *Göttingen, Niedersächsische Staats- und Universitätsbibliothek DD2009 A 20.

Der Bienenwirt

1762

Valentin Kräutermanns Wohlerfahrner Bienen-Wirth, oder Gründliche Anweisung Was bey der Bienen-Pflege, in jedem Monat des Jahrs zu beobachten, mit beygefügten Anmerckungen von denen bewundernswürdigen Eigenschaften derer Bienen. Arnstadt: Johann Jacob Beumelburg 1762.

Format und Umfang: 8°. 120 Seiten.

Inhalt: Der Text bietet eine nach Monaten gegliederte Anweisung zur Pflege und den Umgang mit Bienen sowie weitere Kapitel über zum Beispiel rechtliche Fragen für den Imker und die Eigenschaften der Bienen. Unterteilt ist das aus kleinen Texteinheiten bestehende Werk nach Monaten, diese wiederum nach Kapiteln, diese nach römisch nummerierten „Puncten“ und diese nach arabisch nummerierten Unterpunkten. Häufig sind diese kleinsten Textbausteine in der Form von Frage und Antwort aufgebaut.

Verfasser: Aus dem Text kann erschlossen werden, dass der Verfasser ein praktizierender Imker war, kein Büchergelehrter: Häufig nimmt er auf die Witterung einzelner Jahre zwischen 1720 und 1740 und ihren Einfluss auf seine eigenen Bienenvölker Bezug. Seinen Text unterstreicht er mit der Verwendung zahlreicher Hausregeln und Sinngedichte. Es spricht einiges dafür, dass der Verfasser Pfarrer war. Die Bienenvölker und -stöcke sind ihm Hinweise auf die göttliche Ordnung.

Exemplar: *Tübingen, Universitätsbibliothek Eg. 123.

1793

Valentin Kräutermanns Wohlerfahrner Bienen-Wirth [...]. Neue verbesserte Auflage. Eisenberg: Walther 1793.

Format und Umfang: 8°. 128 Seiten (Angaben nach Neue allgemeine deutsche Bibliothek, 1793; keine Autopsie; in Bibliotheken nicht nachgewiesen).

Literatur: Rezension in Neue allgemeine deutsche Bibliothek, Bd. 6, Kiel: Carl Ernst Bohn 1793, S. 44 f. Der Rezensent „Dr.“ schrieb einen Totalverriss: „[...] ein elendes Bienenbuch, welches das schlechte Papier, worauf es gedruckt ist, werth war; dies ist von Makulatur und wird wieder dazu werden!“ (S. 44). Diese wie die Ausgabe von 1762 seien Plagiate („wörtliche Compilation“) von Just Heinrich Koch: ERFAHRNER BIENENWIRT, Sondershausen: Bock 1747.

Kunst- und Wunderarzt

1766

Valentin Kräutermanns Kunst- und Wunderarzt bey Menschen und Viehe, welcher sowohl bey incurablen Krankheiten der Menschen, als auch bey gefährlichen Umständen derer Pferde, des Rindviehes, derer Schaafe, Schweine, Hühner und Gänse den besten und leichtesten Rath giebet, als auch die bewährtesten Mittel wider allerley Ungeziefer, z[um] E[xempel] Ratten, Mäuse, Kornwürmer, Maulwürfe, Ameisen, Fliegen, Raupen, Läuse u[nd] d[er] g[leichen] an die Hand giebet, ingleichen von Tauben und Vögelfangen, vom Warten der Bienen und Gärten, und noch andern curiösen und artigen natürlichen Dingen dem Landmanne zum Nutzen in noch nie gedruckten Kunststücken einen guten Unterricht mittheilet [...]. Arnstadt: Johann Jacob Beumelburg 1766.

Format und Umfang: 8°. [1] Blatt / 148 Seiten / [10] Seiten.

Inhalt: Das formal und inhaltlich anspruchslose Buch reiht Hausmittel, teils auch aus dem medizinisch-magischen Bereich, aneinander. Es ist in zehn Kapitel eingeteilt: bewährte Hausmittel für Menschen, Pferdekuren, Rindviehkuren, Krankheiten der Schweine, von Schafen und Ziegen, vom Federvieh, von Fischen, von Ungeziefer, ein ‚künstliches' Gartenbuch, von Bienen. Als Zugabe gibt es „Kunststücke" mit Resten magischer Medizin.

Exemplar: *Leipzig, Universitätsbibliothek Allg. Path. 4697 d.

1791

Valentin Kräutermanns Kunst- und Wunderarzt bey Menschen und Viehe [...]

Format und Umfang: 8°[?]. 148 Seiten.

Exemplar: Bethesda, National Library of Medicine, 2681432R (laut Katalogangabe; keine Autopsie).

Dubium

1781

Valentin Kräutermanns Wohlerfahrner Bienen-Wirth [...]. Frankfurt/Leipzig: o.D. 1781.

Format und Umfang: 8°. 128 Seiten.
Exemplar: Berlin, Staatsbibliothek Ox 12048 (Kriegsverlust); *Dresden, Sächsische Landes- und Universitätsbibliothek/Zweigbibliothek Forstwissenschaften 2011 8 055190 (Titelblatt und erste Seiten fehlen, deshalb keine genaue Zuordnung möglich; eventuell identisch mit dem Band der Stadtbibliothek Bielefeld, von dem der Katalog als Drucker Carl August Solbrig vermerkt – eine zeitliche Zuordnung „um 1750" scheint hingegen kaum zutreffend, da Solbrig erst im letzten Fünftel des 18. Jahrhunderts tätig war). Eine Ausgabe von 1781 ist trotz entsprechender Angaben in Bibliothekskatalogen nicht nachweisbar.

Werke Caspar Schröters

Englischer Hausarzt

1709

Curieuser und Wohlerfahrner vormahls Englischer/ ietzo aber Teutscher Hauß-Artzt, in sich haltend Die aller raresten und nützlichsten Curen der Menschen in unterschiedlichen Theilen/ da der I. Das Haupt-Wehe/ dessen Ursache und unterschiedliche Nahmen/ b) vieler Fieber/ c) Medicinische Lehr-Sätze für allerley Kranckheiten des menschlichen Leibes/ d) die Pest/ wie solche vorher zu sehen und abzuwenden ist. II. Die Compositiones so denen Medicis gebräuchlich als Wassern/ Syrupen/ Wein/ Oehlen/ Electuarien/ Conserven/ Chymischen Saltzen etc[etera]. III. Die nöthigen und nützlichen Regeln/ für die/ so sich ad Praxin medicam appliciren wollen. IV. Auserlesene Reguln/ welche die Würckung der Artzeney nach den Gliedern des Leibes angehen/ als Haupts/ Brust/ Magen/ Leber etc[etera]. V. Auserlesene medicinische Recepten für allerhand Kranckheiten/ und endlich VI. Ungemeine und noch nie geoffenbahrte Heimligkeiten/ etc[etera] vorstellet/ [...] abgehandelt von Caspar Schrötern, Medicinae Cultore. Frankfurt/Leipzig: Hieronymus Philipp Ritschel 1709.

Format und Umfang: [6] Blätter / 346 Seiten / [12] Seiten.

Titelkupfer: Das Buch ist mit einem Titelkupfer ausgestattet: Eine Frau liegt in einem Bett; rechts daneben steht ein Tischchen mit Speisen, links reicht ihr ein Arzt [?] einen Zettel, darüber schwebt ein Engel. In einer verzierten Leiste steht „Syrach XXXVIII, N. H. Die Artzeneÿ kömt von dem Höchsten". Als Urheber ist „Jacob Petrus Sculps[it]" vermerkt.

Vorrede: In der undatierten Vorrede gibt der Verfasser an, bei dem vorliegenden Buch handele es sich um die Übersetzung des Werkes eines anonymen englischen Arztes. Der Adressat des Buches sei „jeder kluger Hauß-Vater, wenn er zumahl einen starken Haußhalt und Familie" habe, vor allem, wenn er finanziell nicht so gut gestellt sei, dass er sich teure Ärzte leisten kann. Der „englische Hausarzt" gebe Rat bei einfachen, unbedeutenden Krankheiten ebenso wie bei schweren und gefährlichen.

Inhalt: Der Text des Hauptteils ist – analog zum Titelblatt – in sechs Teile aufgeteilt, deren jeder mit einer herausgehobenen Überschrift bzw. mit einem eigenen Titelblatt eingeleitet wird. Der erste Teil enthält folgende Unterkapitel: Das Hauptweh (S. 1–66), „Febrilla" (S. 67–99), Medizinische Lehrsätze (S. 99–148) und von der Pest S. 149–165); der zweite Teil befasst sich mit „Composita" (S. 167–

DOI 10.1515/9783110536447-009

194); der dritte Teil mit Aphorismen (S. 195–206); der vierte Teil mit „außerlesenen Regeln" (S. 207–248); der fünfte Teil mit „auserlesenen medicinischen Regeln" (S. 249–300) und der sechste Teil mit „ungemeinen Heimlichkeiten" (S. 301–346). – Sachregister.

Exemplar: *Frankfurt/Main, Universitätsbibliothek 8° R. 46. 91/5

1719

Wohlerfahrner Englischer und jetzo ins Teutsche übersetzte Hauß-Artzt [...] von Caspar Schrödtern, Medicinae Practico. Frankfurt/Leipzig: Hieronymus Philipp Ritschel 1719.

Format und Umfang: 8°. [6] Blätter / 384 Seiten / [10] Seiten.

Titelkupfer: Wie 1709.

Vorrede: Wie 1709. Die erste Ausgabe sei verkauft, die zweite erscheine nun mit Zusätzen.

Inhalt: Wie 1709.

Weitere Textbeigaben: In zwei Anhängen werden eine Hafer- und Kräuterkur sowie eine Milchkur vorgestellt:

Johann Caspar Schrödters [...] Sonderbahre Haber- und Kräuter-Cur/ oder Ausführliche Beschreibung/ wie der gemeine, jedoch auch in der Artzney-Kunst sehr nutzbahre Haber, Wie auch nicht weniger unterschiedliche Kräuter in allerhand Kranckheiten, Gebrechen und Schwachheiten des menschlichen Leibes gleichsam nicht alleine, als eine UNIVERSAL-MEDICIN sondern auch Statt des Thee und Coffee wegen des ungemeinen Nutzens können gebrauchet werden. Frankfurt/Leipzig: Hieronymus Philipp Ritschel 1719. – (S. 337–368).

Johann Caspar Schrödters [...] Milch-Cur darinne Die Art und Weise/ desgleichen zu welcher Zeit solche mit erwünschtem Success zu gebrauchen/ ordentlich und umständlich beschrieben/ anbey zugleich gewiesen worden, In welchen Maladien, Kranckheiten und Affecten, sothane Milch-Cur absonderlich ihren Effect und Würckung spüren lasse und einfolglich vorzunehmen sey. Welches aus sonderbahrer Erfahrung allen frommen Hauß-Vätern hiermit getreulich communiciret wird. Frankfurt/Leipzig: Hieronymus Philipp Ritschel 1719. – (S. 369–384).

Exemplar: *Dresden, Sächsische Landesbibliothek Diaet. 743.

Der Hausverwalter

1712

Caspar Schröters M[edicinae] P[ractici] Allzeitfertiger Hauß-Verwalter Worinnen ein Garten- Koch- Condir- und Distillir- Wie auch Artzeney-Buch. Allen Hauß-Vätern/ Hauß-Müttern/ Verwaltern/ Pachtern/ Gärtnern/ Köchen/ Kellnern/ Distillirern und andern curieusen Liebhabern zu grossen Nutzen mit sonderbahren Fleiß/ auch feinen Figuren/ Vorrede und Registern ausgefertiget Von L[icentiato] C[hristophoro] Hellwigen, Franckfurt/Leipzig: Hieronymus Philipp Ritschel (Verleger) / Erfurt: Johann Michael Funck (Drucker) 1712.

Format und Umfang: 8°. [6] Blätter / 360 Seiten / [1] Blatt / 106 Seiten / [42] Seiten / 16 Seiten / [1] Blatt / 128 Seiten.

Widmung: Das Buch ist Johann Jakob Lincker von Lützenwick (1665–1730), Erb- und Gerichtsherr in Tennstädt [diesfalls nicht Tennstedt, sondern Denstedt bei Weimar] und mainzischer Regierungsrat in Erfurt, gewidmet.

Vorrede: Verfasser ist Christoph Hellwig, der vorgibt, nur die Vorrede zu dem Buch auf Bitten des Verlegers beizusteuern. Das Buch richte sich an ‚Hausväter' und ‚Hausmütter', Verwalter und „Pachter" für ihr Hauswesen und den Viehbestand, an „Gärtner/ Koch und Kellner" zur Bestellung der Gärten und Bereitung der Speisen und zur Herstellung von Kräuterschnäpsen.

Bildbeigabe: Kupfer nach dem Titelblatt von Teil 2: Haus und Hof mit Haustieren.

Inhalt: Die Schrift ist in mehrere, durch eigene Titelblätter abgegrenzte Teile gegliedert. Teil 1: Caspar Schröters [...] Hauß-Verwalter, darstellend Ein vollkommen Blumen- und Küchen-Garten-Buch, Nebst Regulirung einer Baum-Schule, darinnen Was alle Monate durch das gantze Jahr bey der Haußhalt- und Verwaltung in acht zunehmen ist/ angewiesen wird. [...] Frankfurt/Leipzig: Hieronymus Philipp Ritschel 1712 (S. 1–360). – Teil 2: Caspar Schröters [...] Hauß-Verwalters Sonderbares Artzeney-Buch, Dessen Man sich auf dem Lande in Ermangelung eines Medici, sonder grosse Kosten bedienen kann. Nebst einem Anhang Einiger Hülffs-Mittel Vor die Pferde/ Kühe/ Schaafe/ Schweine/ Ziegen/ Hühner [...] Frankfurt/Leipzig: Hieronymus Philipp Ritschel 1712 (S. 1–106). – Register. – Anhang: Anhang des Allzeitfertigen Hauß-Verwalters Worinnen Artzeneymittel/ so den Pferden/ Rind- und andern Viehe zu gebrauchen (S. 1–16). – Teil 3: Caspar Schröters [...] Hauß-Verwalters Rares Koch- Condir und Destillir-Buch, Wie nach Teutsch- und Frantzösischer Manier zukochen und zu condiren/ Wie auch Rosen-Mäy-Blümlein und allerhand köstliche Wasser/ desgleichen starcke Spiritus und Brandewein zu brennen [...] Frankfurt/Leipzig: Hieronymus Philipp Ritschel 1712

(S. 1–128). [Beim digitalisierten Exemplar der NSUB Göttingen ist das Gesamt-Titelblatt nach dem Titelblatt des 1. Teils gebunden und die Theile 2 und 3 sind gegenüber dem Gothaer Exemplar vertauscht].

Exemplar: *Gotha, Studienbibliothek Math et Oecon 8° 1317(1); *Göttingen, Niedersächsische Staats- und Universitätsbibliothek 8° Oec. I, 849.

1719

Caspar Schrödters M[edicinae] P[ractici] Allzeit fertiger und vermehrter Hauß-Verwalter Darstellend. I. Ein vollkommnes Garten-Buch Darinnen so wohl die Regulirung einer ordentlichen Baum-Schule, als auch von Küchen-Gewächsen und Blumen, und was bey solchen alle Monat durchs gantze Jahr zu observiren ordentlich angewiesen; II. Ein accurates Koch- Condir- und Distilir-Buch; III. Ein doppeltes Artzney-Buch/ das vor Menschen und allerley Vieh probate Hülffs-Mittel darreichet; und IV. Ein höchst-nutzbares Bienen-Büchlein. Allen Hauß-Vätern und Müttern/ Verwaltern, Pachtern, Gärtnern, Köchen, Distilirern und allen andern curieusen Liebhabern [...] verfertiget. Von L[icentiato] C[hristophoro] von Hellwigen, Franckfurt/Leipzig: Hieronymus Philipp Ritschel 1719.

Format und Umfang: 8°. [6] Blätter / 592 Seiten / [31] Seiten.

Titelkupfer: Wie Ausgabe 1712 (nach Titelblatt Teil 2).

Vorrede: Aus der biblischen Geschichte entwickelte Gedanken zum Garten. Datiert am 20. März 1719 in Erfurt.

Inhalt: Die Schrift ist in mehrere, teilweise durch eigene Titelblätter eingeleitete Teile gegliedert. Der erste Teil widmet sich den Gärten (20 Kapitel, S. 1–336) in einem allgemeinen Teil (S. 1–94), einer Anweisung für die monatlichen Pflanzarbeiten (S. 95–306), einem „Garten-Memorial“, aus niederländischer Sprache übersetzt (S. 307–318) und angehängten ‚Figuren‘ über die Anlage von Gärten, Gartenhäusern und „Sonnenzeigern“ (S. 318–336). – Es folgt ein Koch-, Kondier- und Destillierbuch mit eigenem Titelblatt (mit Ausnahme der Jahreszahl identisch mit dem des Teils 3 in Ausgabe 1712 (S. 338–464). – Ebenfalls identisch mit 1712 das Titelblatt des dritten Teiles, eines Arzneibuches für Menschen und Tiere (S. 465–592), eingeteilt in einen Teil für Menschen (S. 465–524), wider die Pest (S. 524–540), für Haustiere (S. 541–562) und eine Anweisung für Zucht und Haltung von Bienen (S. 563–590). Wohl um die Lage zu füllen schließen sich „Curieuse Anmerckungen vom Ursprung des Honigs“ an (S. 590–592). – Alphabetisches Sachregister.

Exemplar: *Jena, Thüringische Universitäts- und Landesbibliothek 8 Cam. IV 14/10.

Chirurgisches Lexicon

1713

Caspar Schröters M[edicinae] P[ractici] Chirurgisches LEXICON, Worinnen Die gewöhnlichsten Wörter/ welche in Chirurgischen/ auch Anatomischen Büchern vorkommen/ aufgezeichnet und erkläret zu finden; Nach Ordnung des Alphabeths/ Lateinisch und Teutsch/ eingerichtet. Allen denen/ so dieser Kunst/ als der Chirurgie/ es seyn Barbierer/ Feldscherer/ Oculisten/ Bruch- und Stein-Schneider/ Bader etc[etera]. Zumahl denen Anfängern/ auch andern Liebhabern/ [...] aufgesetzet/ und zusammen getragen. Frankfurt/Leipzig: Hieronymus Philipp Ritschel 1713.

Format und Umfang: 8°. [1] Blatt / 112 Seiten.

Inhalt: Alphabetisches Lexikon, geordnet ausschließlich nach den lateinischen Bezeichnungen. Die Begriffe sind nur karg erklärt, häufig wird auf Handbücher verwiesen. Unter dem Begriff „Vasa" macht der Verfasser eine programmatische Erklärung zum Ziel des Buches: „[...] weil dieses von anatomischen und chirurgischen Kunst-Wörtern etc. nur ein Vademecum seyn soll/ umb das vornehmste so gleich bey der Hand zu haben/ und so dann in anatomischen und chirurgischen Büchern ferner nachzusehen und nachzulesen; Deßhalben wirs auch ein Lexicon tituliret haben." (S. 107).

Exemplar: *Dresden, Sächsische Landesbibliothek Chirurg. 393.

1722

Caspar Schröters [...] Chirurgisches LEXICON [...] Frankfurt/Leipzig: Hieronymus Philipp Ritschel 1722.

Format und Umfang: Wie 1713.

Inhalt: Inhaltlich identisch mit der Ausgabe 1713.

Exemplare: *London, British Library 775. e. 19; *Wien, Österreichische Nationalbibliothek 69.X.33 [TEIL DES HAUS- UND LANDARZTES von Christoph Hellwig, 1722, mit eigener Paginierung, aber Anweisung zum Binden des gesamten Werkes auf der letzten Seite.]

Der Feldscherer

1713

Caspar Schröters M[edicinae] P[ractici] Wohlpracticirter Feld-Scherer, Das ist: Wie ein Feldscherer mit den krancken Soldaten/ sie seyn nun verwundet/ oder da sonsten eine Seuche unter sie eingerissen/ umgehen/ und solche in acht nehmen soll/ zumahl/ wenn/ sonderlich bey denen Seuchen et[cetera] der Feld-Medicus nicht allezeit mit darbey zu haben. Nebst einer Compendiösen Beschreibung Eines Feld-Kastens, Und anderen denen Feldscherern nöthigen und anständigen Dingen mehr. Frankfurt/Leipzig: Hieronymus Philipp Ritschel 1713.

Format und Umfang: 8°. [1] Blatt / 96 paginierte Seiten.

Inhalt: Das Werk beschreibt, formal recht ungeschickt, die Charaktermerkmale eines Feldscherers, die Krankheiten, die speziell einen Soldaten treffen können (mit Rezepten und Diätvorschlägen) und Verletzungen; dann folgt die Beschreibung eines Feldkastens – der Autor schlägt zehn Unterteilungen vor, in denen Heilmittel und Geräte aufbewahrt werden können. Anschließend führt er die Herstellung von Pflastern und Salben an. – Register.

Exemplar: *Dresden, Sächsische Landesbibliothek Chirurg. 588.

1722

Christoph von Hellwigs/ M[edicinae] P[ractici] Wohl-practicirter Feld-Scherer [...]. Leipzig/Erfurt: Hieronymus Philipp Ritschel 1722.

Format und Umfang: 8°. [1] Blatt / 94 Seiten (S. 537 – 630 des Sammelbandes „Haus- und Landarzt").

Inhalt: Der Text ist, obgleich hier unter dem Namen Christoph Hellwigs veröffentlicht, inhaltlich identisch mit der Ausgabe des „Feldscherers" von Caspar Schröter (1713).

Exemplare: *Wien, Österreichische Nationalbibliothek 69.X.33; * London, British Library 775. e. 19.

Jungfer-, Weiber- und Kinderapotheke

1715

Das galante und nützliche Jungfern- Weiber- und Kinder-Apotheckgen/ Darinnen Nebst allerhand zur rechten Galanterie des Frauenzimmers gehörigen curieusen Künsten/ Auch Gnugsame und allezeit bewährte Medicamenta wider alle heimliche und andere Kranckheiten des so wohl unverheyrath- als verheyratheten Weibes-Volcks. Desgleichen Wie sich in Geburths-Zeiten Heb-Ammen und andere Weiber verhalten sollen/ mit gleichfals beygefügten höchst-dienlichen Hülffs-Mitteln wider alle darbey sich ereignende Zufälle. Nicht weniger Für die mancherley und gewöhnlichen Kranckheiten der Kinder anzutreffen. Allen galanten und curieusen Frauenzimmer [...] verfertiget und [...] eröffnet Von Caspar Schrötern/ M[edicinae] P[ractico]. Frankfurt/Leipzig: Hieronymus Philipp Ritschel 1715.

Format und Umfang: [4] Blätter / 240 Seiten / [8] Seiten.

Titelkupfer: Das Buch ist mit einem Titelkupfer ausgestattet. Der dreigeteilte Stich zeigt oben einen Blick in ein Schlafzimmer: Eine Frau sitzt an einem Tisch mit Kruzifix und aufgeschlagenem Buch und spricht mit einer Frau, die hinter ihr steht. In der Mitte liegt eine Frau im Bett. Daneben steht eine Wiege mit einem Neugeborenen. Am Tisch sitzt ein uroskopierender Arzt, eine Frau im Hintergrund schaut ihm zu. Auf dem unteren Bild spielen zwei Frauen mit drei Kindern. Das eine, ein Junge, reitet auf einem Steckenpferd, ein anderer Junge auf einem Hund. Ein Kindermädchen badet ein Kleinkind in einer Wanne, die auf einem Stuhl steht.

Vorrede: In der undatierten Vorrede weist der Verfasser darauf hin, dass Frauen, die ihre Krankheiten aus Schamhaftigkeit verschweigen, in diesem Buch wie in einer Apotheke bewährte Hausmittel und Hilfe finden könnten, außerdem kosmetische Hinweise und Heilmittel für Kinder. Die Rezepte seien in deutsch angegeben, außer denen, die „sich nicht füglich teutsch geben lassen" oder die, deren Zubereitung durch einen Apotheker empfohlen wird.

Inhalt: Der Text ist in vielen Teilen inhaltlich ähnlich, teilweise identisch mit Christoph Hellwigs FRAUENZIMMERAPOTHEKE und seiner KINDERAPOTHEKE. Enthalten sind allerdings nicht nur Medikamente, sondern auch Hausmittel, zum Beispiel „Dinten-Flecke aus dem Zeuge zu Bringen" (S. 174). – Sachregister.

Exemplar: *Frankfurt/Main, Universitätsbibliothek 8° S. 768.9202.

1721

Das galante und nützliche vermehrte Jungfern- Weiber- und Kinder-Apotheckgen/ [...] Nebst einem Anhange von zuläsigen Magischen/ Magnetischen, Sympathetischen Curen und curieusen Kunst-Stücken/ etc[etera]. Von Caspar Schrötern/ M[edicinae] P[ractico]. Frankfurt/Leipzig: Hieronymus Philipp Ritschel 1721.

Format und Umfang: 8°. [4] Blätter / 320 Seiten / [18] Seiten.

Titelkupfer/Vorrede: Wie 1715.

Inhalt: Bis zum Anhang (S. 1–240) identisch mit 1715. In einem Anhang – „Curiöser und nützlicher Anhang/ oder: Neue Vermehrung zu Schröters Kinder- Jungfer- und Weiber-Apotheckgen" – auf den Seiten 241 bis 320 bietet der Verfasser zunächst eine Beschreibung des Menschen und seiner Anatomie nach ungenannt bleibenden Werken, die bei Ritschel erschienen sind. Es schließt sich ein größerer Abschnitt über magnetisch-sympathetische Heilung an.

Exemplar: *Dresden, Sächsische Landesbibliothek Path. spec. 791.

Der Feldbau

1715

Der Wohlzugerichtete und profitable Feld-Bau/ Darinnen I. Von denen unterschiedlichen und veränderlichen Witterungs-Vermuthungen/ nach welchen man sich in Bestellung des Ackerwercks jezuweilen zu richten hat. II. Sonderlich aber von der Feld- und Acker-Arbeit selbsten/ wie nemlich die Aecker durchs gantze Jahr/ mit Weitzen/ Rocken/ Gersten/ Haber/ Erbsen/ Linsen/ Hirsen/ etc[etera] mit einer Arbeit nach der andern zu bestellen und zuzurichten/ auch nachgehends die Saat und Erndte gehöriger und nützlicher Weise zu verrichten. Desgleichen, III. Von allerhand Kraut- Baum- und andern Gärten. IV. Von dem Wein- und Hopffen-Bau/ samt vortheilhafften und höchst nützlichen Wissenschafften und Wein-Künsten. Umständlich und gründlich gehandelt wird. Nebst einer Zugabe/ Bestehend/ in allerhand bewährten Hülffs-Mitteln/ vor Pferde/ Rindvieh/ Schaafe/ Schweine/ Hüner/ und dergleichen zu gebrauchen/ wie nicht weniger allerley Ungeziefer und dem Feld-Bau schädliche Thiere zu verjagen und zu vertreiben. Dabey zum Beschluß eine nützliche Nachricht von denen Bienen angehänget [...] worden/ Von Caspar Schröder/ M[edicinae] P[ractico]. Frankfurt/ Leipzig: Hieronymus Philipp Ritschel 1715.

Format und Umfang: 8°. [8] Blätter / 496 paginierte Seiten / [14] Seiten.

Titelkupfer: Das Buch ist mit einem Titelkupfer – ohne Urhebervermerk – ausgestattet. Er ist dreigeteilt im Verhältnis ½, ¼, ¼ und zeigt im oberen Teil mit Pferden pflügende, eggende und säende Bauern, im Hintergrund einen rechenden und einen sich auf einen Stock (Spaten?) stützenden Bauern vor der Kulisse eines Schlosses. Der Mittelteil zeigt links zwei Arbeiter im Weinberg, einen Zaun und rechts einen Äpfel erntenden und einen mit einem Spaten umgrabenden Bauern. Das untere Bild zeigt Haustiere in einer Landschaft.

Vorrede: In der undatierten Vorrede, die keinen Verfasservermerk trägt, stellt der Schreiber das vorliegende Werk in die Reihe von prominenten antiken Autoren zu landwirtschaftlichen Themen. Viele „grosse Wercke" zu dem Thema gebe es, aber nicht jeder könne sich teure Ausgaben kaufen. Bisher habe man „Coleri Haußbuch" [Johann Coler: Oeconomia oder Hausbuch, 6 Teile, zuerst Wittenberg 1593–1601] zu Rate ziehen können, aber bei allen Verdiensten sei ihm „in den meisten Stücken" nicht zu trauen.

Inhalt: Der Text befasst sich mit der Witterung und der Bedeutung für den Feldbau (S. 1–71), mit dem Feldbau allgemein (S. 72–260), mit Speisen und Gärten (S. 261–323), mit Weinbergen und Wein (S. 323–419). Als „Zugabe" folgt eine Vieharznei (S. 420–482) und eine Beschreibung der Bienenzucht (S. 483–496). – Alphabetisches Sachregister. – Außergewöhnlich ist ein Einschub – „sonderbare und umständliche Nachricht zur Düngung mit Mist-Pfütze" – in Kapitel 11 des zweiten Teiles („Von dem Feld- oder Acker-Bau"), in dem der Verfasser für die Düngung neben Mist und Schlamm auch den Einsatz von mineralischen Stoffen anspricht, die auf der Basis der Drei-Prinzipien-Lehre mit alchymischen Verfahren hergestellt werden.

Exemplare: *Jena, Agrarwissenschaftliche Bibliothek der Thüringischen Landesanstalt für Landwirtschaft Oec. XXVI. 43 [einige fehlende Lagen]; *Halle, Universitäts- und Landesbibliothek Ta 366 p.

Neue Jagdkunst/Zusatz zur Jagdkunst

1717

Neue Lustige und Vollständige Jagd-Kunst, So wohl Von denen Vögeln als auch andern Thieren. Bestehend in V. Theilen; Darinnen im I. Von allerhand Garnen, Netzen, Lock-Vögeln und allerhand anderen darzu dienlichen Praeparatorien. II. Vom Vogelstellen im Felde und aufm Wasser, als von Reb-Hünern, Wachteln, Staaren, etc[etera]. III. Von denen Wald-Vögeln, wie nemlich mancherley Art Vögel im Walde zu fangen. IV. Von denen Falcken, wie solche zum Vogel- und

Haasen-Fangen abzurichten, und deren vielfältige Kranckheiten zu curiren und zu praeserviren seyn; Und im Anhang oder V. Eine zuverläßige Unterrichtung von denen hohen und niedern Jagden/ und von allerhand Wildprets Natur und Eigenschaften/ samt vielen sonderbaren und probatesten Jäger-Künsten und andern Gebräuchen. Dabey zugleich allezeit mit beygefüget worden/ was von jeder Art Vögeln und anderm Wildpret in der Artzney dienlich und worzu es gebrauchet werde. [...] von Caspar Schrödern, M[edicinae] P[ractico]. Frankfurt/Leipzig: Hieronymus Philipp Ritschel 1717.

Format und Umfang: 8°. [8] Blätter / 512 Seiten / [16] Seiten.

Titelkupfer: Das Buch ist mit einem Titelkupfer und Holzschnitten im Text ausgestattet. Der Titelkupfer ist zweigeteilt: im Bild oben ist der Vogelfang zu sehen. Ein Jäger sitzt mit einem Netz auf dem Feld; neben ihm liegen getötete Tauben; in einem Baum hängen zwei Vogelbauer mit Vögeln. Am Himmel schlägt ein Greifvogel einen Reiher. Das untere Bild zeigt eine Hirsch- und Saujagd. Zwei Männer spießen eine Sau; hinter einem Baum steht ein dritter Mann und zielt mit einem Gewehr; vorne sieht man einen Jäger mit Spieß, der gerade dabei ist, einen Hirsch abzustechen. Der Stich tägt keinen Urhebervermerk.

Vorrede: In der Vorrede, datiert in „Jagd-Hoff / den 10. Augusti 1716. L'Auteur", schreibt der Verfasser, er habe den Schwerpunkt der Arbeit auf die Vogelfängerei gelegt, weil diese offen sei, während in den meisten Territorien die Jagd auf Landtiere reglementiert werde.

Inhalt: Im Text werden kapitelweise die Vorbereitungen der Jagd (24 Kapitel, S. 1–109), die Jagd auf Feld- und Wasservögel (24 Kapitel, S. 110–264), die Jagd auf Waldvögel (18 Kapitel, S. 265–353), die Falkenjagd (22 Kapitel, S. 354–428) und die Jagd auf Hoch- und Niederwild (22 Kapitel, S. 429–512) vorgestellt. – Alphabetisches Sachregister.

Textbeigabe: Zusatz zu Schröders Jagd-Kunst/ Das ist: Curieuse Nachricht Von denen Canarien-Vögeln/ Wie man nemlich mit dieser so annehm- und lieblichen Art Vögeln in allem wohl umzugehen, Was so wohl bey Paarung, daß man schöne Junge bekomme, Als auch bey Aufferziehung derselben in Acht zu nehmen; Nichtweniger von deren vielfältigen Zufällen und Kranckheiten, samt vielen andern nützlichen Anmerckungen. Allen Liebhabern dieses galanten Feder-Viehes getreulich communiciret. Frankfurt/Leipzig: Hieronymus Philipp Ritschel 1717. (8°. 32 paginierte Seiten). Der Text beschreibt Paarung, Pflege, Futter, Krankheiten und Heilung von Kanarienvögeln.

Exemplare: *Wolfenbüttel, Herzog-August-Bibliothek Oe 579; *Dresden, Sächsische Landes- und Universitätsbibliothek Oeconom. 3256.

1723

Neue lustige und vollständige Jagd-Kunst [...] Caspar Schröder. Frankfurt/Leipzig: [?] 1723.

Format und Umfang: 8°. 512 Seiten, [32] Seiten (Angaben nach Bibliothekskatalog Dresden; keine Autopsie).

Exemplar: Dresden, Sächsische Landes- und Universitätsbibliothek/Zweigbibliothek Forstwissenschaft Ja 42.

1728

Neue [...] Jagd-Kunst [...] von Caspar Schrödern, P[racticus] M[edicinae]. Frankfurt/Leipzig: Hieronymus Philipp Ritschel 1728.

Format und Umfang/Titelkupfer/Vorrede/Inhalt/Textbeigabe: Identisch mit der Ausgabe 1717.

Exemplar: *Stuttgart, Württembergische Landesbibliothek Gew. oct. 5574.

1760

Neue [...] Jagd-Kunst [...]. Nebst [...] einer Nachricht von Canarienvögeln. Leipzig: Verlag der Lankischen Buchhandlung 1760.

Format und Umfang: 8°. [8] Blätter / 512 Seiten,

Titelkupfer: Neustich der Ausgabe 1717; rechts unten Urhebervermerk G.P. [?].

Vorrede: Wie Ausgabe von 1717.

Inhalt: Inhaltlich identisch mit der Ausgabe 1717; teilweise modernisierte Orthographie. – Kein Register.

Exemplar: *Stuttgart, Württembergische Landesbibliothek Gew. oct. 2791.

1762

Neue [...] Jagd-Kunst [...]. Nebst [...] einer Nachricht von Canarienvögeln. Zweyte verbesserte Auflage. Leipzig: Verlag der Lankischen Buchhandlung 1762.

Format und Umfang/Titelkupfer/Vorrede/Inhalt: Wie Ausgabe 1760.

Exemplar: *Göttingen, Niedersächsische Staats- und Universitätsbibliothek DD 91 A 33200.

Der Hundertjährige Kalender

Hundertjähriger/Immerwährender Kalender

1700

Curiöser Calender/ Welcher Uf das 1700de Seculum, nach Christi Geburt/ biß 1800. gestellet so wohl nach dem alten als neuem Stylo. Wie ein ieder Haußvater/ hohes und niedriges Standes/ sein Haußwesen/ künfftig mit Nutzen einrichten/ Und von Frucht- und Unfruchtbarkeit/ iedes Jahr/ Monat/ und Tag/ solche gantze Zeit über/ nach iedes Planeten Würckung judiciren möge/ Nebst einer kurtzen Vorrede/ L[icentiati] Christoph Hellwig/ Cölledâ-Thur[ensis] P[oetae] L[aureati] C[aesarei] Stadt-Phys[ici] zu Tännstädt. Erfurt: Johann Georg Starck 1700.

Format und Umfang: 8°. [2] Blätter / 74 Seiten.

Bildbeigaben: Die sieben Planeten sind in sehr einfachen Holzschnitten jeweils mit ihrem astrologischen Zeichen dargestellt: Saturnus als Landmann mit Sense und Beinstumpf, ein nacktes Kind mit einer Hand hochhaltend; Jupiter als Krieger mit Schwert; Mars als Krieger mit Lanze und Schild; Sol als König mit Zepter, auf ein Schild mit Sonnendarstellung gestützt; Venus als nackte Frau mit Apfel und Pfeil; Mercurius als Mann mit Flügelhelm und Heroldsstab; Luna als Frau mit Mondsichel und Lanze.

Vorrede: Im Vorwort schreibt Hellwig, das vorliegende „Calendarium Perpetuum“ sei vor fast 100 Jahren [!] erstellt worden. Er habe es als altes Manuskript erhalten und sei ersucht worden, es drucken zu lassen. Er habe es sowohl nach dem alten (julianischen) als auch nach dem neuen (gregorianischen) Kalender ausgerechnet (diese Fassung wurde in der Ausgabe von 1705 erneut aufgenommen, während die im Jahr 1701 erschienene zweite Ausgabe auf die Angabe des alten Stils verzichtet – auf dem Reichstag zu Regensburg war in diesem Jahr die Kalenderreform beschlossen worden).

Inhalt: Erste Ausgabe der von Hellwig herausgegebenen Version des Hundertjährigen Kalenders. Im Mittelpunkt des Textes steht die Darstellung der Planeten (S. 1–61), wobei den einzelnen Artikel jeweils Holzschnitte vorangestellt sind. Folgender Aufbau wurde gewählt: Jahre der Regierung des beschriebenen Planeten, Charakteristik des Planeten, Menschen unter dem Einfluss des Planeten, Charakteristik des Jahres und der Jahreszeiten unter dem Einfluss des Planeten mit Anbauempfehlungen für die Bauern und Hinweisen auf Unwetter, Ungeziefer, Fische und Krankheiten, und schließlich Partikularwitterung nach Monaten, beginnend Mitte März (Frühlingsanfang).

DOI 10.1515/9783110536447-010

Weitere Textbeigaben: Nach den Planetenartikeln folgt der Einschub eines Traktats (S. 65–69) – Andreas Goldmeyers ‚astrologische Meinung' – und ein Hinweis (S. 69) auf Hochwasser und Schafsterben im Jahr 1698. – Darauf folgt eine Abhandlung über die Tageslängen (S. 61–65) mit Hinweis darauf, dass der Kalender am 21. Dezember beginnt. – S. 70–73 folgen zwei Tafeln, eine der Jahre 1700 bis 1800 und durch welche Planeten sie regiert werden, eine der Planeten und welche Jahre sie regieren. – Den Abschluss bildet eine Notiz („Nota", S. 74) für den Nutzer: er solle den Sternenlauf beobachten, weil davon die Lebensdauer der Kälber abhänge. Außerdem wird über das Wachstum in Zeiten der Sonnenfinsternis unterrichtet.

Exemplar: *Wolfenbüttel, Herzog-August-Bibliothek Ne 206.

1701

Vermehrt- und nach dem hohen Evangel[ischen] Reichs-Collegiô zu Regenspurg veränder- und verbessertem Calender eingerichteter Curiöser Calender/ Welcher auf das jetzige Seculum, nach Christi Geburt/ nemlich von 1701. bis 1801. gestellet/ Darinnen zu finden/ Wie ein jeder Hauß-Vater [...] sein Haußwesen [...] einrichten/ und [...] nach der 7. Planeten Influenz, judiciren möge; Nebst angefügter kurtzen Anweisung zu den unter die Planeten gehörigen Metallen und Mineralien &c[etera] wie auch ihren kräfftigen Würckungen im Menschlichen Leibe. [...] von L[icentiato] Christoph[oro] Hellwig [...] Erfurt: Johann Georg Starck 1701.

Format und Umfang: 8°. 96 Seiten.

Bildbeigaben: Wie 1700.

Widmung: Das Buch ist Georg von Werthern[-Beichlingen] (1663–1721) gewidmet (Hellwig verwendet die Namensform „Werther"), kaiserlichem Reichskammerhüter, sächsischem Hofrat und Gesandten beim Regensburger Reichstag, in dessen Herrschaft Hellwigs Vater 47 Jahre als Pfarrer gelebt habe. Die Dedikation endet mit einem Gedicht:

Den werthen Werther-Stamm/ laß Gott* mit seinen Aesten/
Als Löwen mutig stahn/ zu den gemeinen Besten/
Es fliesse Wohlergehn auf Sie vom Sternen-Haus/
Und alles/ was Sie thun/ das schlage glücklich aus.
GOtt schütz den Werther-Stamm/ und laß ihn ruhig liegen;
Kein Kummer-reicher Dorn muß Dessen Pfad bekriegen/
GOTT gebe späte Zeit dem grossen Werther-Haus;
Es wehe lauter Glück/ und Unglück weich' hinaus[.]
* Ziehlet auf Dero Wapen / welches Aeste und Löwen in sich hält.

Vorrede: Wie 1700. Nach dem Reichstag von Regensburg, der die Einführung des gregorianischen Kalenders auch in den protestantischen Territorien beschloss, werden die Datumsangaben nur noch nach dem ‚neuen Stil' gemacht.

Inhalt: Wie 1700 (mit kleineren Abweichungen): Planetendarstellung (S. 9–62), Tageslängen (S. 62–65), Tafeln der Jahre 1700 bis 1800 (S. 67–72), „Nota" (S. 90–96). – Neu gegenüber 1700 ist ein Abschnitt über Metalle und Mineralien unter dem Einfluss der Planeten (S. 7 [recte: 73]–89).

Weitere Textbeigabe: Der Widmung vorangestellt ist ein Bittgedicht:

> LAß/ grosser Zebaoth/ in diesen neuen Zeiten/
> Uns Seegen/ Heyl und Glück an Seel und Leib begleiten/
> Wend ab von deinem Volck/ Krieg/ Pest/ und Hungers-Noth;
> Ja/ jeden Unglücks-Sturm; Ach! höre Zebaoth.

Exemplar: *Wolfenbüttel, Herzog-August-Bibliothek Ge 911(9).

1702

Auf Hundert Jahr gestellter Curiöser Calender/ Nemlichen von 1701. biß 1801. Darinnen zufinden/ Wie ein jeder Hauß-Vatter/ [...] sein Haußwesen mit Nutzen einrichten möge; [...] Von L[icentiato] Christoph Hellwigen [...] Erfurt: Johann Georg Starck 1702.

Format und Umfang: 8°. 8 Seiten / 88 Seiten.

Bildbeigaben: Die sieben Planeten sind in Kupferstichen (nicht Holzschnitten, wie 1700/1701, aber gleiches Bildprogramm) jeweils mit ihrem astrologischen Zeichen dargestellt.

Widmung/Vorrede/Inhalt/Textbeigabe: wie 1701.

Exemplar: *Erlangen, Universitätsbibliothek H 61/ Trew M* 134.

1702a

Astronomisches Prognosticon auf viele künfftige Jahre/ von Herrn Christoph Hellwigen/ aus Matthiae Treuw.

Format und Umfang: 8°. 7 Seiten (S. 169–175 in: Stanislaus Reinhard Acxtelmeier: Des Natur-Lichts Weit eroeffneter Pallast [...]. Theil 1. Schwobach [Schwabach]: Hagen 1706).

Inhalt: Prognostikon für die Jahre 1705 bis 1711, zusammengefasst aus der von Hellwig den einzelnen Planeten zugeschriebenen ‚Partikularwitterung'; Tabelle der Jahre und ihrer ‚Planetenregierung'; Witterung der vier Jahreszeiten unter den ‚Planetenregierungen'. Der Verfasser nennt den Druck von Hellwigs Kalender aus dem Jahr 1702 als seine Quelle (Hellwig wird hier als „Statt-Physicus zu Tänsicht", S. 169, bezeichnet).

Exemplar: *Göttingen, Niedersächsische Staats- und Universitätsbibliothek 8 PHYS I, 374:1/2.

[1703]

Curiöser Calender/ Welcher auf das jetzige Secuculum [!], nach Christi Gebuhrt/ nemlich von 1701. bis 1801. gestellet/ [...]. Eisleben: Andreas Clajus o.J.

Format und Umfang/ Bildbeigaben/Weitere Textbeigabe: wie 1701 (Angaben nach Hellmann, 1922; keine Autopsie. Hellmann ordnet die Ausgabe im Jahr 1703 ein, was wahrscheinlicher ist, als der Katalog der Berliner Staatsbibliothek, die den durch Kriegsverlust abgängigen Titel um 1720 datiert. Die bibliographischen Angaben bei Hellmann lassen einen engen Zusammenhang mit dem Druck von 1701 vermuten).

[1704]

Curiöser Calender/ Welcher auf das jetzige Seculum, nach Christi Gebuhrt/ nemlich von 1701. bis 1801. gestellet/ [...]. Gotha: Christoph Reyher o.J.

Format und Umfang/ Bildbeigaben/Weitere Textbeigabe: wie 1701 (Angaben nach Hellmann, 1922; keine Autopsie. Hellmann ordnet die Ausgabe im Jahr 1704 ein. Die bibliographischen Angaben bei Hellmann lassen einen engen Zusammenhang mit dem Druck von 1701 vermuten).

Exemplar: Rostock, Universitätsbibliothek LIIb-3183.

1705

CURIOSER CALENDER Welcher uf das 1700. SECULUM, nach Christi Geburt/ biß 1800. gestellet so wohl nach dem Alten als Neuem STYLO, Wie ein ieder Hauß-

Vater [...] sein Hauß-wesen [...] einrichten [...] möge/ [...] L[icentiati] CHRISTOPH HELLWIG, [...] Die Dritte Edition. [Frankfurt/Main: Henning Grosse] 1705.

Format und Umfang: 4°. 32 Seiten. Der Kalender ist der vierte und letzte Teil (S. 240–271) in dem Sammelband „Astronomische Curiositäten [...]", herausgegeben von Johann Georg Crigler von Iglerau mit Werken astronomisch-kalendarischen Inhalts, erschienen 1705 bei Henning Grosse in Frankfurt. Weitere Werke stammen von Johann Georg Crigler von Iglerau, Abdias Trew und Johannes Stilsovius.

Vorrede: Wie 1700.

Inhalt: Die Ausgabe beruht auf der ersten Hellwigschen Ausgabe von 1700 – die Zweitausgabe von 1701 hatte bereits auf die Angabe alten Stils verzichtet. Die Angabe „dritte Edition" ist irreführend, da zumindest 1700, 1701 und 1702 frühere Ausgaben erschienen. Inhaltlich identisch mit 1700, aber ohne Bildbeigaben.

Exemplar: *Dresden, Sächsische Landesbibliothek Astron. 314 m.

1707

Vermehrter/ Auff Hundert Jahr gestellter Curiöser Calender/ Nemlichen/ von 1701. biß 1801. Darinnen zu finden/ Wie ein jeder Hauß-Vater [...] sein Hauß-Wesen mit Nutzen einrichten möge; Nebst Beschreibung derer Metallen und Mineralien/ wie solche unter die Planeten gehören; auch der Kräuter/ was vor welche in jedem Monat vorkommen und blühen; [...] Von L[icentiato] CHRISTOPH[oro] HELLWIG, [...]. Frankfurt/Leipzig: Johann Christoph Stößel 1707.

Format und Umfang: 8°. [3] Blätter / 202 Seiten.

Bildbeigaben: Wie 1700.

Vorrede: Wie 1700. An die neue Ausgabe – notwendig, weil die früheren Ausgaben vergriffen sind – habe Hellwig „etwas" von Metallen, Mineralien und Kräutern angehängt. Er wendet sich damit sowohl an „Gelehrte als Ungelehrte", an Medizinstudenten und Nichtakademiker, die das Büchlein quasi als Nachschlagewerk beim Gang durch die Natur mittragen könnten. Aus diesem Grund schlägt er auch vor, das Exemplar durchschießen zu lassen, um Platz für eigene Notizen zu haben.

Inhalt: Wie 1701; angehängt (S. 79–202) ist eine Kräuterkunde, nach Monaten und Alphabet geordnet.

Weitere Textbeigabe: Wie 1701.

Exemplar: *Göttingen, Niedersächsische Staats- und Universitätsbibliothek 8 H SUBS 7915.

1709

Vermehrter/ Auff Hundert Jahr gestellter Curiöser Calender [...] Von L[icentiato] CHRISTOPH[oro] HELLWIG, [...]. Frankfurt/Leipzig: Johann Christoph Stößel 1709.

Format und Umfang: 8°. [3] Blätter / 184 Seiten.
Bildbeigaben/Vorrede/Inhalt/Weitere Textbeigabe: Wie 1707.
Exemplar: *Marburg, Universitätsbibliothek XI c C 320.

1714/1

Vermehrter/ Auff Hundert Jahr gestellter Curiöser Calender, [...] Zum Drittenmahl in Druck gegeben Von L[icentiato] CHRISTOPH[oro] HELLVVIG, [...]. Franckfurt/ Leipzig: Johann Christoph Stößels Erben 1714.

Format und Umfang/Bildbeigaben/Vorrede/Inhalt/Weitere Textbeigabe: Wie 1707; im Satz identisch mit 1709, aber keine Titelausgabe.
Exemplar: *München, Bayerische Staatsbibliothek Chrlg 320 l.

1714/2

Vermehrter/ Auff Hundert Jahr gestellter Curiöser Calender, [...] Von HELLWIG. [o.O.: o.D.] 1714.

Format und Umfang: 8°. [3] Blätter / 194 Seiten.
Bildbeigaben: Wie 1707, aber kleiner; technisch ausgereifter.
Vorrede/Inhalt/Weitere Textbeigabe: Wie 1707.
Exemplar: *München, Bayerische Staatsbibliothek Chrlg 320 h.

1715

Vermehrter/ Auf Hundert Jahr gestellter Curiöser Calender, [...] Zum fünfftenmahl in Druck gegeben Von L[icentiato] CHRISTOPH[oro] HELLVVIG, [...] Franckfurt/ Leipzig: Johann Christoph Stößels Erben 1715.

Format und Umfang/Bildbeigaben/Vorrede/Inhalt /Weitere Textbeigabe: Wie 1707/1709.

Exemplar: *Dresden, Sächsische Landesbibliothek 3 A 8458.

1716

Vermehrter Auff hundert Jahr gestellter Calender, [...] Von HELLWIG. [o.O.: o.D.] 1716.

Format und Umfang: 8°. [3] Blätter / 194 Seiten.

Bildbeigaben/Vorrede/Inhalt/Weitere Textbeigabe: Wie 1714/2 (Seitengleicher Neusatz mit Verbesserung von Satzfehlern).

Exemplar: *Regensburg, Staatliche Bibliothek 999/Philos. 1209.

1717

Vermehrter/ Auff Hundert Jahr gestellter Curieuser Calender, [...] Bey dieser Sechsten Edition Aufs neue durchgesehen und an vielen Orten verbessert Von L[icentiato] CHRISTOPH[oro] HELLWIG, [...]. Franckfurt/Leipzig: Johann Christoph Stößels Erben 1717.

Format und Umfang: Wie 1714/2.

Bildbeigaben/Vorrede/Inhalt/Weitere Textbeigabe: Wie 1707/1709 (Angaben nach Hellmann, 1922, S. 29 f.; keine Autopsie).

Exemplar: Görlitz, Oberlausitzische Bibliothek der Wissenschaften B II 8° 83c,2

1718

Vermehrter/ Auff hundert Jahr gestellter Calender, [...] Von HELLWG[!] , [...] [o.O.: o.D.] 1718.

Format und Umfang/Bildbeigaben/Vorrede/Inhalt/Weitere Textbeigabe: Wie 1707/1709 (Angaben nach Hellmann, 1922, S. 30).

1724

L[icentiati] Christoph Hellwigs, Med[icinae] Pract[ici] Erfurtensis, Vermehrter, auf hundert Jahr gestellter curiöser Hauß-Calender [...]. Achte EDITION. [...] Erfurt: Johann Jacob Spieß 1724.

Format und Umfang: 8°. 176 Seiten.

Titelkupfer: Die Ausgabe ist mit einem Titelkupfer ausgestattet: Die Planeten werden von links oben an einzeln in der Reihenfolge Saturnus, Jupiter, Mars, Sol, Venus, Mercurius und Luna mit den Jahren unter ihrem Einfluss dargestellt. In den Stich ist der Titel „Calendarium Oeconomicum Practicum Perpetuum" oben und „Beständiger HaußCalender dißmaln gerichtet auf Hundert Jahr. Von 1701 biß 1801 gestellt." unten gestochen.

Bildbeigaben/Vorrede/Inhalt/Weitere Textbeigabe: Wie 1707.

Exemplar: *Dresden, Sächsische Landesbibliothek 1 A 66.

1725

L[icentiati] Christoph von Hellwig, Weyl[and] Med[icinae] Pract[ici] Erfurtensis, Vermehrter/ auf hundert Jahr gestellter curiöser Hauß-Kalender [...]. Neundte EDITION. [...]. Erfurt: Johann Jacob Spieß 1725.

Format und Umfang: Wie 1724.

Titelkupfer/Bildbeigaben/Vorrede/Inhalt/Weitere Textbeigabe: Wie 1707.

Exemplare: *Heidelberg Universitätsbibliothek O 2927 [Textverlust nach S. 174]; *Regensburg, Staatliche Bibliothek 999/Philos. 1226.

1731

L[icentiati] Christoph von Hellwig [...] Vermehrter, auf hundert Jahr gestellter curiöser Hauß-Kalender [...]. Zehnde EDITION [...]. Erfurt: Johann Georg Zimmer 1731.

Format und Umfang: 8°. 184 Seiten.

Titelkupfer/Bildbeigaben/Vorrede/Inhalt/Weitere Textbeigabe: Wie 1707.

Exemplar: *Weimar, Herzogin Anna Amalia-Bibliothek A 117.

1740

D[octor] Martin [!] Knauers weyl[and] Abtes im Kloster Langheim, Vermehrter Auf hundert Jahr gestellter curiöser Hauß-Calender Darinnen nicht allein die güldene Zahl/ Epactae, Sonnen-Circul, Sonntags-Buchstabe, Oster-Fest und Römer Zinß-Zahl bis 1799. in einer Tabelle zu finden, Sondern auch angewiesen wird, Wie ein Hauß-Vater sein Hauß-Wesen nützlich einrichten, die Miß-Jahre beobachten, der bevorstehenden Noth weißlich vorkommen, und nach der sieben Planeten Influenz urtheilen könne; Ehedessen ans Licht gestellet von L[icentiato] Christoph von Hellwig, weyl[and] Med[icinae] Pract[ico] Erf[urtensis]. Deme beygefüget Ein nützliches Bienen- Roß- und Vieh-Artzney-Büchlein. Erfurt: Tobias Heinrich Schröder o.J.

Format und Umfang: 8°. [2] Blätter / 110 Seiten (Angabe nach Hellmann, 1922; der Text konnte nicht ermittelt werden, in Berlin Staatsbibliothek Kriegsverlust).

1743

L[icentiati] Christoph Hellwigs/ [...] Neu vermehrter, auf hundert Jahr gestellter curiöser Hauß-Kalender, [...] mit einem Anhang allerhand nützl[icher] Hauß- und Wirthschaffts-Regeln, sonderlich bey der Vieh-Zucht, versehen. [...]. Chemnitz: Johann Christoph und Johann David Stößel 1743.

Format und Umfang: 8°. [4] Blätter, 376 Seiten.

Titelkupfer: Wie 1724.

Vorrede: Nach „völligem Abgang derer vorräthigen Exemplarien bey dem ehemaligen Verleger“ werde der Kalender nun „verbessert und neu vermehrt“ aufgelegt. Datiert am 1. September 1743 in Chemnitz.

Inhalt: Wie 1707. Im Anhang folgen „Nützliche Haus- und Wirthschaffts-Regeln“, ein nach Monaten geordneter Ratgeber, was jeweils in Haushalt und Hof, Garten und Feld zu verrichten ist (S. 175–249). Den Abschluss macht ein Ratgeber über die in Haus und Hof vorhandenen Nutztiere (S. 250–376), wobei insbesondere die Beschreibung der Pferdekrankheiten und die Rezepte für diese Fälle einen breiten Raum einnehmen.

Exemplar: *Karlsruhe, Badische Landesbibliothek 43 A 5430.

[1744]

Der nach Art L[icentiati] Christoph von Hellwig, Med[icinae] Pract[ici] Erff[urtensis] Wohleingerichtete Hundertjährige Haus-Calender, Worinnen anzutreffen: I. Ein gründlicher Unterricht von dem Calender-Wesen, den Planeten, Aspecten, Gewittern und andern dahin gehörigen Sachen. II. Eine Beschreibung der zwölff himmlischen Zeichen, und deren 36. Bilder-Gestalt, samt ihrer Abconterfeyung, ingleichen derer Metallen und Mineralien, wie solche unter die Planeten gerechnet werden. III. Monats-Tabellen, welche anzeigen, was das gantze Jahr hindurch im Hauswesen in Acht zu nehmen, nach Anleitung der besten Anmerckungen, so wohl alter, als neuer Schrifftsteller. IV. Von der Blüthe und Sammlung der Kräuter bey jeden Monat. V. Ein Roß- und Vieh-Artzeney-Buch. Zweyte und vermehrte Auflage. Leipzig: Christian Friedrich Geßner o. J. [in Bibliothekskatalogen meist unter dem Jahr 1744 geführt].

Format und Umfang: 8°. [4] Blätter / 216 Seiten.

Titelkupfer: Das Buch ist mit einem in mehrere Bildsegmente aufgeteilten Titelkupfer ausgestattet. Oben zeigt er den Sternenhimmel mit den Tierkreiszeichen. Die folgende Bildebene ist zweigeteilt: links ist ein Haus mit Garten zu sehen mit der Unterschrift Frühling, rechts Menschen bei der Getreideernte (Sommer). Die dritte Bildebene zeigt die sieben Planeten in Gestalt griechischer Götter mit einem Himmelsglobus in der Mitte. Zu Füßen der Götter sind die Jahreszahlen von 1744 bis 1750 eingraviert. Die untere Bildebene ist wieder zweigeteilt: links sind Menschen im Weinberg zu sehen (Herbst), rechts wärmt sich ein Mann an einem Feuer (Winter).

Bildbeigaben: Holzschnitte im Text.

Vorrede: In der undatierten und namentlich nicht gekennzeichneten Vorrede wird der Leser informiert, der vorliegende Kalender habe sich „der Art Herrn L. Christoph von Hellwig ... bedienet", dessen Werk aber verbessert und vermehrt.

Inhalt: Der Text beginnt mit einer allgemeinen Betrachtung über Kalender und das Jahr (1 f.). Es folgen vier Tabellen der Jahre ab 1744 mit besonderen (Fest-) Tagen (S. 2–14), danach die Planetenbeschreibungen (S. 15–51). Nach kleineren Betrachtungen folgt ein Kapitel über die Metalle und Mineralien (S. 56–70), danach mehrere Kapitel über astronomische Fragen (S. 70–116) und schließlich eine umfangreiche Kräuterkunde, nach Monaten und darin alphabetisch geordnet (S. 118–195). Den Abschluss bilden „Haushaltungskünste", eine kleine Arzneimittelsammlung und ein Vieharzneibuch (S. 196–216).

Exemplar: *Erlangen, Universitätsbibliothek H 61/Trew R* 148.

1751

Der nach Art L[icentiati] Christoph von Hellwig, [...] wohleingerichtete Hundertjährige Haus-Calender, [...] bey dieser dritten Auflage noch beygefüget Ein Roß-Vieh- Bienen und Traum-Buch. [...] Leipzig: Christian Friedrich Geßner 1751.

Format und Umfang: 8°. [2] Blätter / 226 Seiten.

Titelkupfer: Wie [1744].

Inhalt: In den ersten vier Teilen inhaltlich identisch mit [1744]. Den Abschluss bilden ein Kapitel über die Bienenpflege und ein ‚Traumbuch', in dem die Bedeutung der Träume alphabetisch nach Sachbegriffen geordnet erklärt wird.

Exemplar: *Stuttgart, Württembergische Landesbibliothek Gew. oct. 2380.

1756

Der nach Art L[icentiati] Christoph von Hellwig, [...] Wohleingerichtete Hundertjährige Haus-Calender. [...] Vierte und verbesserte Auflage. [...] Leipzig: Christian Friedrich Geßner 1756.

Format und Umfang: 8°. [2] Blätter / 228 Seiten.

Titelkupfer/Inhalt: Wie 1751.

Exemplar: *Erlangen, Universitätsbibliothek L 61/Trew R* 279.

1757

L[icentiati] Christoph von Hellwigs/ [...] Vermehrter, auf hundert Jahr gestellter curiöser Hauß-Kalender, [...] Zwölfte Auflage [...]. Chemnitz: Johann Christoph und Johann David Stößel 1757.

Format und Umfang: 8°. 176 Seiten.

Titelkupfer: Wie 1743.

Inhalt: Der Text lehnt sich eng an die Ausgabe von 1707 an.

Exemplar: *Erlangen, Universitätsbibliothek H 61/Trew D* 749.

1764

Der nach Art L[icentiati] Christoph von Hellwig, [...] Wohleingerichtete Hundertjährige Haus-Calender. [...] VI. Ein Verzeichniß der vornehmsten Messen und

Jahrmärkte. [...] Fünfte und verbesserte Auflage. [...] Leipzig: Christian Friedrich Geßner 1764.

Format und Umfang: 8°. [2] Blätter / 236 Seiten (Angaben nach Allgemeine Deutsche Bibliothek, Band 6/Teil 2, Berlin/Stettin: Friedrich Nicolai 1768, S. 292; Katalog Durham, Duke University Library CE61.G4 H45 1764 c.1; keine Autopsie).

1770

L[icentiati] Christoph von Hellwig, [...] Neuvermehrter, auf hundert Jahr gestellter curiöser Hauß-Calender, [...]mit einem Anhang allerhand nützlicher Hauß- und Wirthschaffts-Regeln, sonderlich bey der Vieh-Zucht, versehen. [...] Chemnitz: Johann Christoph Stößel 1770.

Format und Umfang: 8°. 176 Seiten / 203 Seiten.
Titelkupfer: Wie 1724.
Exemplar: Wien, Universitätsbibliothek, Hw 768. (Angaben nach Katalog; keine Autopsie).

[1779]

Neuvermehrter, auf hundert Jahr gestellter curiöser Hauß-Kalender, [...] Chemnitz: Größel [wohl: Stößel] 1779.

Format und Umfang: 8°. 176 Seiten.
Titelkupfer: Wie 1743 (Angaben nach Antiquariatskatalog Rainer Köbelin; keine Autopsie, Verwechslung mit der Jahreszahl 1770 denkbar).]

1786

Christoph von Helwig's hundertjähriger Kalender worin I. Die Zeitrechnung oder der Kalender für die Jahre 1785 bis 1800 befindlich ist II. Die Kentnis der Gestirne und Einrichtung des Weltgebäudes gezeigt III. Von der Erde insbesondere gehandelt, und IV. Von der Bebauung der Erde nach richtigen ökonomischen Grundsäzen, das Wichtigste was dem Landmanne in jedem Monat des Jahres zu verrichten obliegt, beigebracht wird. Neue ganz veränderte Auflage. Mit 39 Kupfern. Leipzig: Johann Gottfried Müllersche Buchhandlung 1786.

Format und Umfang: 8°. [4] Blätter / 442 Seiten / 28 Seiten.

Bildbeigaben: 16 aufklappbare Kupfertafeln. Das Buch enthält Kupferstiche, Tafeln und Tabellen im Textteil.

Vorrede: Die „im Mai 1786" in Leipzig datierte Vorrede des Leipziger Astronomen Christian Friedrich Rüdiger unterrichtet darüber, dass der ursprüngliche Text der Hellwig-Ausgaben fast vollständig aufgegeben wurde. Rüdiger schreibt, er habe die Ordnung der älteren Ausgaben beibehalten, aber den Text völlig umgearbeitet. Er habe die Zeittafeln vermehrt und verbessert und sie durch Erläuterungen verständlich gemacht, die Sternbilder ausführlich beschrieben und statt der alten Holzschnitte „Abbildungen nach den neuesten Sternkarten" beigefügt, eine physikalische Beschreibung der Erde angefügt und Angaben zur richtigen Wetterbeobachtung gemacht. Während Rüdiger die ersten drei Hauptteile bearbeitete, habe ein – ungenannter – Experte für Landwirtschaft den Hellwigschen Text des vierten Teiles gänzlich umgearbeitet. Als potentielle Leser nennt der Bearbeiter das „bessere Publikum", das den Verlag entschädigen soll für den Schaden, den er „wahrscheinlich durch die rühmliche Absicht, schädliche Volksbücher auszurotten und statt deren bessere zu verbreiten, wohl noch einige Zeitlang leiden wird".

Inhalt: Der erste Abschnitt bringt einen Kalender für die Jahre 1785 bis 1800 (S. 1–98), wobei der Bearbeiter Daten zum Eintritt der kirchlichen Feste, Anfänge der Jahreszeiten, Sonnen- und Mondauf- und -untergänge, Mondstände, Sonnen- und Mondfinsternisse angibt. Der zweite Abschnitt umfasst eine astronomische Beschreibung des Sternenhimmels (wobei das Planetensystem bereits den 1781 entdeckten Uranus verzeichnet) und des Aufbaues des Weltgebäudes (S. 99–254). Der dritte Abschritt (S. 255–296) befasst sich mit der Erde, ihrer Größe und Gestalt, Gewässern, Lufterscheinungen und Witterung, jeweils mit Hinweisen auf neuere Literatur. Im Anhang gibt Rüdiger Hinweise, wie der Leser selbst einen Kalender erstellen kann. Im vierten Abschnitt (S. 297–442) werden Wetterbeobachtungen erklärt und Anweisungen für Bauern zur Bestellung ihres Hauswesens gegeben, geordnet nach Monaten mit zum Beispiel Angaben zur Viehzucht, zu Getreidesorten, Schafschur, Aussaatzeitpunkte, Vorarbeiten. Weggelassen wurde aus den vorhergehenden Ausgaben die Teile mit astrologischen Angaben und das Traumbuch. – Inhaltsverzeichnis, 16 aufklappbare Kupfertafeln hauptsächlich astronomischen Inhalts. – Als Ergänzung gab Rüdiger 1789 (neu herausgegeben 1799) eine Schrift heraus, die das Auffinden der Ostertermine und die Verteilung der Wochentage im Jahr im Verlauf von drei Jahrhunderten (1700 bis 2000) ermöglicht: Immerwährender Kalender nebst einer Ostertabelle für die Jahre nach Christi Geburt 1700 bis 2000 von M. Christian Friedrich Rüdiger, Leipzig: Schwickert 1789.

Literatur: Neue Leipziger Gelehrte Zeitungen, 11. Juli 1786, S. 1270–1272.
Exemplar: *Stuttgart, Württembergische Landesbibliothek Gew. Oct. 2454.

1801

Christoph von Hellwig's neu bearbeiteter hundertjähriger Haus-Kalender, worin I. eine Erklärung des Kalenderwesens überhaupt, und ein Kalender vom Jahre 1801 bis 1901; II. die Kenntniß der Gestirne und Einrichtung des Weltgebäudes; III. die Kenntniß der Erde insbesondere; IV. Landwirthschaftliche Bemerkungen; V. Abbildungen und Beschreibungen einiger besonders giftigen und gefährlichen Pflanzen; VI. ein Vieharzneybuch, und VII. Heilmittel gegen einige Krankheiten der Menschen enthalten sind. [...] Grätz: Johann Andreas Kienreich 1801.

Format und Umfang: 8°. [16] / 252 Seiten.

Titelkupfer: Der Titelkupfer zeigt eine Hand, die aus den Wolken eine Schlange hält, die sich in den Schwanz beißt und mit dem dadurch entstandenen Kreis den Sternenhimmel umschließt (Ouroboros). In einem aufgeschlagenen Buch steht das Wort „Allmacht". Auf der rechten Seite dieses Buches ist als Urheber vermerkt: „Karl: Riehm [?]". Das Bildprogramm des Titelkupfers wird auf einer folgenden Seite unter der Überschrift „Erklärung des Titelkupfers" erläutert.

Inhalt: Der Text der Ausgabe lehnt sich formal an die Ausgabe von Christian Friedrich Rüdiger (1786) an, geht aber inhaltlich eigene Wege. Er ist in die im Titelblatt erwähnten sieben Abschnitte aufgeteilt: Vom Kalenderwesen (S. 1–74), vom Himmel und dem „Weltgebäude" (S. 75–130), von der Erde (S. 130–162), landwirtschaftliche Bemerkungen (S. 163–185), giftige und gefährliche Pflanzen (S. 185–199), Vieharzneibuch (S. 199–247) und Arzneien gegen Krankheiten des Menschen (S. 248–252). Mit Hellwigs Text geht der Herausgeber streng ins Gericht: „So viel Worte, so viel Unsinn!" (S. 132).

Weitere Textbeigabe: Bittgedicht (wie 1701).

Exemplar: *Ulm, Stadtbibliothek U 4696.

1801a

Christoph von Hellwig's neu bearbeiteter hundertjähriger Haus-Kalender, [...]. 2. Auflage. Grätz: Johann Andreas Kienreich 1801

Format und Umfang/Titelkupfer/ Inhalt/Weitere Textbeigabe: Wie 1801 (Angaben nach Katalog der Staatsbibliothek Berlin; Kriegsverlust, keine Autopsie).

1802

Christoph von Hellwig's neu bearbeiteter hundertjähriger Haus-Kalender, [...]. 3. verbesserte und vermehrte Auflage. Grätz: Johann Andreas Kienreich 1802

Format und Umfang/Titelkupfer/ Inhalt/Weitere Textbeigabe: Wie 1801 (Angaben nach Katalog der Staatsbibliothek Berlin; Kriegsverlust, keine Autopsie).

1805

Christoph von Hellwig's neu bearbeiteter hundertjähriger Haus-Kalender [...]. Vierte verbesserte und vermehrte Auflage. Grätz: Johann Andreas Kienreich 1805.

Format und Umfang/Titelkupfer/ Inhalt/Weitere Textbeigabe: Wie 1801 (keine Titelausgabe).

Exemplar: *Freiburg, Universitätsbibliothek S 9956 ik.

1807

Christoph von Hellwig's neu bearbeiteter hundertjähriger Haus-Kalender, [...]. 5. verbesserte und vermehrte Auflage. Grätz: Johann Andreas Kienreich 1807.

Format und Umfang/Titelkupfer/ Inhalt/Weitere Textbeigabe: Wie 1801 (Angaben nach Katalog der Staatsbibliothek Berlin; Kriegsverlust, keine Autopsie).

1810

Christoph von Hellwig's neu bearbeiteter hundertjähriger Haus-Kalender, [...]. Sechste vermehrte und verbesserte Auflage. Grätz: Franz Xaver Miller o. J. [1810].

Format und Umfang/Titelkupfer/ Inhalt/Weitere Textbeigabe: Wie 1801.

Exemplar: *Leipzig, Universitätsbibliothek Hist. Hilfsw. 405 df.

1816

Christoph von Hellwig's neu bearbeiteter hundertjähriger Haus-Kalender, [...]. Sechste verbesserte und vermehrte Auflage. Grätz: Johann Andreas Kienreich 1816

Format und Umfang/Titelkupfer/ Inhalt/Weitere Textbeigabe: Wie 1801 (Angaben nach Katalog des Österreichischen Bibliothekenverbundes, keine Autopsie).

Kontroverse mit Posner

Behauptete Wetterlehre (1703)

Behauptete Wetter-Lehre des Curiösen Calenders/ wieder die Wetter-Gespräche Herrn JANI CASSII POSERNII, von L[icentiato] Christoph[oro] Hellwig/ i[etziger] z[eit] Stadt-Phys[ico] zu Tennstädt in Thüringen. O.O: o.D. 1703.

Format und Umfang: 4°. 32 Seiten.

Motto: Dem Text vorangestellt ist ein Zitat aus der Luther-Übersetzung des apokryphen Bibeltextes Jesus Sirach, Kapitel 6,2 und 6,5.: Laß dich nicht zu klug düncken / iederman zu tadeln. Wer alles zum besten ausleget / der macht ihm viel Freunde / wer das beste zur Sache redet / von dem redet man wiederüm das beste.

Inhalt: Mit dem Text antwortet Hellwig auf einen Angriff des Leipziger Professors Johannes Caspar Posner auf seinen Hundertjährigen Kalender. Posner hatte unter dem Titel „Iani Cassii Posernii Curieuse Gespräche / Bey Gelegenheit des sehr remarquablen Camburgischen Donnerwetters" 1701 bei Johann Bielcke in Jena im dritten Gespräch erhebliche Zweifel an der Zuordnung der Planeten zu bestimmten Jahren – wie sie Hellwig in seinem Hundertjährigen Kalender vornahm – angemeldet, ebenso an den Wettervorhersagen. Posner warf dem Kalender vor, er habe für das Jahr 1701 bei der Verkündigung des zukünftigen Wetters „mehrmahls falliret". Hellwig antwortete darauf in heftiger Form: er warf Posner vor, er habe mit seinen Gesprächen Zwingers Theatrum [vitae humanae] plagiiert. Hellwig machte sich über die medizinisch-chemischen Kenntnisse seines Kritikers lustig. Vehement verteidigte er seine Darstellung der Entstehung von Gewittern gegenüber der von Posner.

Exemplar: *Dresden, Sächsische Landesbibliothek H.160 misc. 4.

Siegende Wetterlehre (1703)

Siegende Wetter-Lehre/ Wider die seltzamen Grillen und Wespen Herrn Professor Poßners/ zu Jena/ Und des vermummten Victoris Nemesii, Durch Constantem Alithophilum Hertzbergern/ Med[icinae] Candidat[us]. Cöln: Peter Marteau 1703.

Format und Umfang: 4°. [10] Blätter.

Motto: Auff den Rücken des Narren gehöret eine Ruthen (Sprüche 10, 13).

DOI 10.1515/9783110536447-011

Inhalt: Antwort Hellwigs (unter dem Decknamen Constans Alithophilus Hertzberger) auf Posners Schrift „Victoris Nemesii Eilfertige Zerstörung Des wieder JANUM CASSIUM POSERNIUM Und Deßen Wetter-Gespräche erhobenen Schwarmes und der mit angehengten Hellwigischen Wetter-Lehre. Wahrenburg: o.D. 1703", in der jener mit derben Worten auf die „Behauptete Wetterlehre" Hellwigs geantwortet hatte. Als Antwort auf die „Siegende Wetterlehre" veröffentlichte Posner „Victoris Nemesii Abgenöthigte Schutz-Schrifft wieder die Nichts weniger als Siegende Hellwigische Wetter-Lehre Samt nochmahliger Abweisung Des Hellwigischen Läster-Geistes Unter der Verlarvten Person Constantis Alithophili Hertzbergers. Wahrenburg: o.D. 1703".

Literatur: Walther, Karl Klaus: Die deutschsprachige Verlagsproduktion von Pierre Marteau / Peter Hammer, Köln: zur Geschichte eines fingierten Impressums, Leipzig 1983 [zum fingierten Verleger].

Exemplar: Göttingen, Niedersächsische Staats- und Universitätsbibliothek DD2003 A 96.

Übersetzungen und Neuherausgaben von Schriften durch Hellwig/Kräutermann

Johann Otto von Hellwig: Curiosa Physica

1700

Joh[annis] Ott[onis] Lib[eris] Bar[onis] de Helwig, Magn[ae] Britann[iae] Eqvit[is] &c[etera] CURIOSA PHYSICA, Oder Lehre von Unterschiedlichen Natur-Geheimnissen/ [...] In etwas vermehret; und ausgefertiget von L[icentiato] Christoph Helwig, Cölledâ-Thur[ingensis] P[oetae] L[aureato] Caes[araeo] Phys[ico] in Tännstädt. Sondershausen: Michael Kayser (Verleger) / Ludwig Heinrich Schönermarck (Drucker) 1700.

Format und Umfang: 12°. [6] Blätter / 105 Seiten.

Vorrede des Herausgebers: Die von Christoph Hellwig herausgegebene Schrift seines Bruders Johann Otto von Hellwig habe dieser während seiner Heidelberger Zeit als Leibarzt Karls II. und „Professor Publicus" aufgeschrieben und das Manuskript seinem Bruder übergeben.

Vorrede des Autors: In der Vorrede schreibt der Verfasser Johann Otto von Hellwig, der Text sei während seiner Reisen entstanden. Er gibt eine kurzgefasste Einführung in die philosophischen Grundlagen seiner Alchemiekonzeption und in seine (von anderen Autoren abweichende) Terminologie.

Inhalt: Bei der Abhandlung handelt es sich um eine stringente Beschreibung der Vorstellung Johann Otto von Hellwigs von der Alchemie und der Bereitung des Steines der Weisen.

Literatur: Ferguson (1906).

Exemplar: *Göttingen, Niedersächsische Staats- und Universitätsbibliothek 8 CHEM I, 1596.

1701

Joh[annis] Ott[onis] [...] de Helwig, [...] CURIOSA PHYSICA [...]. Sondershausen: Michael Kayser (Verleger) / Ludwig Heinrich Schönermarck (Drucker) 1701.

Format und Umfang/Vorreden/Inhalt: wie 1700 (Titelausgabe).

Exemplar: *München, Bayerische Staatsbibliothek Alch. 122 m.

DOI 10.1515/9783110536447-012

1714

Joh[annis] Ott[onis] [...] de Hellwig, [...] CURIOSA PHYSICA, oder gründliche Lehre von unterschiedlichen Natur-Geheimnissen/ sonderlich das Philosophische Meisterstück oder so genandten Lapid[em] Philos[ophorum] betreffend/ gleichsam als sein letztes Testament/ zum Andernmal heraus gegeben und mit unterschiedlichen curiösen Stücken vermehret/ von L[icentiato] Christoph[oro] Hellwig/ i[etziger] z[eit] Pr[actico] Erffurt[ensis]. Frankfurt/Leipzig: Michael Kayser (Verleger) / Tobias David Brückner (Drucker) 1714.

Format und Umfang: 8°. [12] Blätter / 154 Seiten / [10] Seiten.

Titelkupfer: Porträt Johann Otto von Hellwigs, gestochen von Jakobus Petrus (auch bei den ARCANA MAIORA, 1712, verwendet).

Vorrede des Herausgebers/Vorrede des Verfassers: Wie 1701.

Inhalt: Bei der Schrift handelt es sich um eine Sammlung mehrerer Texte alchemisch-medizinischen Inhalts. Den Titel dazu gab eine in wenigen Teilen ergänzte Neuausgabe der Ausgabe von 1700 der *Curiosa Physica*, der unterschiedliche „curiose Schriften“ hinzugefügt wurden. Die Veränderungen im Text der *Curiosa physica* (S. 1–80) sind marginal, sie fallen inhaltlich nicht ins Gewicht. Formal wurden aus dem Kapitel 12 von 1701 – *Vom Mercurio oder Vitriolo* – zwei Kapitel gebildet: *Vom Salze* und *Vom Mercurio und Vitriolo*. – Sachregister.

Weitere Texbeigaben: MISSIV An die Hocherleuchtete Brüderschafft des Ordens des Göldenen und Rosen-Creutzes (Seite 81–103). Es handelt sich bei der ohne Verfasserangabe abgedruckten Schrift um Johann Otto von Hellwigs *Epistel ad Fratris roseae crucis*, beziehungsweise *Epistel an die Rosenkreuzer*, erstmals lateinisch 1680 in Heidelberg erschienen. Der Text ist bereits 1711 im vierten Teil der ANMERKUNGEN ZU MEDIZINISCHEN DINGEN enthalten, wo er ausdrücklich in Verbindung mit Johann Otto von Hellwig genannt wird.

Wie mit leichter Mühe und schlechten Kosten/ ohne Feuer / und Corrosiv, das Gold zu solviren/ und in eine herliche Medicin, durch Gottes Seegen/ zuverwandeln (S. 104–129). Der Text ist weitgehend identisch mit Hellwigs *Sendschreiben vom wahren Trinkgold* (1702 und öfter).

Kurtzer doch deutlicher Unterricht vom Elixir der Weisen/ worinnen dem Kunstbegierigen ohne alle Umschweiffe so wohl die materie als dessen praeparation gezeiget werden (S. 130–133). Der Traktat soll 1684 im türkischen Krieg von einem kaiserlichen Leutnant in einem Kloster gefunden worden sein, dessen Mönche im Besitz des Elixirs der Weisen waren.

Kurtzes Send-Schreiben/ wegen des so genandten Honig-Thaues/ welcher sich 1699. an dem Korn sehen lassen/ und die großen schwartzen Körner (insgemein Mutter-Korn genandt/) hervor bracht/ was davon zu halten/ wovon es entstanden/ und ob es nützlich/ oder schädlich sey (S. 134–142). Der Text ist weitgehend identisch mit Hellwigs *Sendschreiben vom Honigtau* (erstmals 1699).

Send-Schreiben vom LAPIDE PHILOSOPHORUM, oder vom Stein der Weisen (S. 143–154). Der Text ist weitgehend identisch mit Hellwigs *Sendschreiben vom Stein der Weisen* (1701 und öfter).

Exemplare: *Karlsruhe, Badische Landesbibliothek 87 B 76052,1 Bernus; *München, Bayerische Staatsbibliothek Res/Alch. 123.

Konrad Khunrath: Destillier- und Arzneikunst (Band 1)

1703

MEDULLAE DESTILLATORIAE & MEDICAE; Das ist: Der aus den Geheimnissen der Natur hervorgesuchten unschätzbaren und höchstbewährten Destillier- und Artzeney-Kunst Erster Theil/ Darinnen vorgestellet/ wie der SPIRITUS VINI durch Mittel seines hinter ihm verlassenen Saltzes/ auch die allerköstlichsten Olitäten/ Spiritus, Salia und dergleichen/ aus mancherley Animalibus, Mineralibus und Vegetabilibus, künstlich destillirt, und in quintam Essentiam zur höchsten Exaltation gebracht/ auch vermittelst solcher Extractionum das Aurum Potabile, ja die herrlichsten Medicamenta, Krafft- und Wund-Balsam/ Stich- und Bruch-Pflaster/ Güldene Wasser praepariret/ und in den gefährlichsten Kranckheiten/ Wunden und Leibes-Gebrechen/ allemal zur höchsten Vergnügligkeit/ heilsamlich könne gebraucht werden. [...] bey iedem Theile drey [...] Register angefüget/ darinnen alle Species, Kranckheiten/ Seuchen/ Wunden und Gebrechen/ und deren Curen ordentlich zu finden. Allen dieser Kunst Liebhabenden/ Hohen und Niedrigen/ Reichen und Armen/ Gesunden und Krancken/ Gelehrten und Ungelehrten/ sie seyn Medici, Apothecker/ Chirurgi, Oculisten/ oder anders Wesens/ [...] aus langwieriger eigener Erfahrung [...] zusammen colligiret/ und [...] in teutscher Sprache verfertiget/ und zum Druck hinterlassen Von dem hochberühmten CONRADO Khunrath/ Lipsiens[is]. Nebst einem Anhang von unterschiedlichen nutzbahren Physic[icis] Medic[icis] Chymic[icis] und Oeconomicis auch andern Curiosis, auffs neue [...] durchgesehen/ und in vielen Stücken vollkommen vermehret von L[icentiato] C[hristophoro] H[ellwigio] P[ractico] T[huringensis]. [...] Frankfurt/Leipzig: Johann Herbord Kloß 1703.

Format und Umfang: 4°. [8] Blätter / 608 Seiten / [56] Seiten.

Titelkupfer: Der Titelkupfer zeigt einen Blick in eine Apotheke in einem Gewölbe. Ein Helfer steigt an einer der drei mit Gefäßen vollgestellten Wände hoch. Im Mittelgrund ein langer Tisch mit Apothekergerätschaften, vorne links sitzt ein Apotheker mit Mörser und Stößel. Ein Helfer bringt ihm ein Tablett mit Kräutern. Rechts ein Ofen mit Apothekergeräten. Der ungenannte Kupferstecher hatte Schwierigkeiten mit der Darstellung der Perspektive.

Vorreden: Hellwig (er unterzeichnet mit L.C.H.) berichtet in seiner Vorrede (fol. 3r–4r), dass Khunraths MEDULLA „teuer und selten" geworden sei. Der Verleger wollte Khunraths Werk neu auflegen, aber auch durchsehen und so einrichten lassen, „darmit es nicht alleine die Artzney-Verständigen/ sonder auch andere zu ihrem Nutz und Behülff gebrauchen könten". Hellwig habe es an mehreren Stellen erweitert. – Der Verfasser (Khunrath) spricht sich in seiner Vorrede (fol. 4v–7r) für die chymisch bereitete Arznei aus, weil sie verträglicher und schneller wirksam sei. Sein Buch solle Kranken helfen, aber nicht den Besuch des Arztes ersetzen. – An die Vorreden schließt sich eine Erklärung der chymischen Zeichen und ein Inhaltsverzeichnis an.

Inhalt: In 22 Kapiteln Abhandlung über Stoffe der Natur und ihre Heilwirkung (Kapitel 1: Über den Lehm zum Auskleiden von Destillieröfen). – Zwei Register: Heilmittel und ihre Bereitung sowie Krankheiten.

Vorlage: Wahrscheinlich die letzte Ausgabe vor der Neuausgabe Hellwigs: Edelstes Kleinod Menschlicher Gesundheit; das ist: Die auß den Geheimnissen der Natur hervorgesuchte/ unschätzbare und höchstbewährte Destillier- und Artzeney-Kunst [...] Von [...] CONRADO Khunrath Lipsens[is]. Frankfurt/Leipzig: Johann Erasmus Hynitzsch 1680.

Exemplare: *Tübingen, Universitätsbibliothek J.i.I. 63; *Wolfenbüttel, Herzog-August-Bibliothek Mx 134.

Konrad Khunrath: Destillier- und Arzneikunst (Band 2)

MEDULLAE DESTILLATORIAE & MEDICAE; Das ist: Die [...] Destillir- und Artzeney-Kunst Ander Theil/ Allwo/ nebst vorhergehenden nützlichen Unterricht von der DESTILLIR- und Artzney-Kunst/ viele andere auserlesene/ und bewährte köstliche Sachen/ von Nutzbarkeit der destillirten Wasser/ Salien/ Olitäten/ aus den fürnehmsten Kräutern/ aus Lorbeeren/ Oelbaum/ Omeissen/ Krebsen/ Getreidig/ Edelgesteinen/ It[em] von Terra sigillata, Tinctura Corallorum, von den Vipern, Theriac, Mithridat, Waffen-Salbe/ &c[etera] und viele andere hochnützliche/ bißher verborgene/ Geheimnüsse begriffen: Wie solche alle zu praepariren/ und in den gefährlichsten Kranckheiten/ Seuchen/ Wunden/ und Leibes-Gebrechen fruchtbarlich/ und mit höchster Verwunderung heilsamlich zu gebrauchen. Allen dieser Kunst Liebhab- und Bedürffenden [...] zum Druck hinterlassen von Conrado Khunrath / Lipsiens[is]. Und nach seinem Tode durch einen hochgelahrten Mann/ [...] übersehen und [...] vermehret. Jetzo wieder aufs neue mit Fleiß durchsehen und in vielen Stücken wie auch mit einem Anhange unterschiedl[icher] in der Medicin nützlichen Dingen vermehret von L[icentiato] C[hristophoro] H[ellwig] P[ractico] T[huringensis]. Frankfurt/Leipzig: Johann Herbord Kloß 1703.

Format und Umfang: 4°. [4] Blätter / 522 Seiten / [52] Seiten.

Vorreden: Hellwig schreibt, er habe den zweiten Teil der MEDULLA erweitert, einen Anhang angefügt, die „Ordnung" aber beibehalten. – Vorrede über Khunrath: der zweite Teil sei kurz vor seinem Tod entstanden. – Inhaltsverzeichnis.

Inhalt: 31 Kapitel über die Zubereitung von Heilmitteln. Im Anhang ein lateinischer Traktat von Georg Christoph Petri (von Hartenfels) über „Cardubenedicten" und ein größerer Traktat „Vom Harn- oder Urin-Besehen". – Zweiteiliges Register: „Sachen" und Arzneimittelbereitung sowie Krankheiten.

Vorlage: Wahrscheinlich die letzte Ausgabe vor der Neuausgabe Hellwigs: Edelstes Kleinod Menschlicher Gesundheit; das ist: Die auß den Geheimnissen der Natur hervorgesuchte/ unschätzbare und höchstbewährte Destillier- und Artzeney-Kunst Ander Theil [...] hinterlassen von [...] CONRADO Khunrath Lips[ensis]. Frankfurt/Leipzig: Johann Erasmus Hynitzsch 1680.

Exemplare: *Tübingen, Universitätsbibliothek J.i.I. 63; *Wolfenbüttel, Herzog-August-Bibliothek Mx 134.

Sebastian Wirdig: Nova Medicina Spirituum (Band 1)

1706

SEBASTIANI Wirdig/ M[edicinae] D[octoris] et P[rofessoris] P[ublici] NOVA MEDICINA SPIRITUUM, CURIOSA Scientia et Doctrina unanimiter hucusque neglecta, et à nemine meritô exculta, Medicis tamen et Physicis utilissima: Worinnen Erstlich/ der Spirituum natürliche Constitution, Leben/ Gesundheit/ Temperamenta, Ingenia, Calidum innatum, die Kräfte der Phantasie, Ideae, der Gestirne Einflüsse/ [metempsychosis] derer Dinge Magnetismis, Sympathiae, und Antipathiae, Qvalitates hactenùs occultae, sensibus tamen manifestae, und andere verborgene und wunderbare Dinge mehr zufinden; Hiernechst wird auch deutlich und vernünftig der SPIRITUUM kränckliche und widernatürliche (praeternaturalis) Disposition, und Ursachen/ nicht weniger auch die Curen/ durch die oder von der Natur selbst/ durch guten Diaet, durch sonderbare Geheimnisse/ per Palingenesiam, Magnetismusm, seu Sympatheismum Transplantationes, Amuleta etc[etera] gewiesen und erkläret; verteutscht von L[icentiato] CHRISTOPH[oro] HELVVIG, Cölledâ-Thur[ingensis] P[oetae] L[aureato] Caes[araeo] ietziger Zeit Stadt-Physico zu Tännstädt in Thüringen. Frankfurt/Leipzig: Michael Kayser 1706.

Format und Umfang: 8°. [8] Blätter / 222 Seiten [Sprung in der Paginierung von 75 auf 78] / [10] Seiten. Der Text ist deutsch mit größeren lateinischen Einsprengseln.

Titelkupfer: Das Buch enthält einen doppelseitigen Kupferstich, eingebunden am Ende des Widmungsgedichts. Das Bild zeigt einen Blick in eine Allee, die auf ein schlossartiges Gebäude zuläuft. In den Wolken über der Szene sitzt eine geharnischte Frau (Minerva) mit einem Schild in der Linken, auf dem die Buchstaben S. W. stehen [Sebastian Wirdig]. Ein Speer ragt aus dem Hintergrund, an dem eine Standarde mit der Aufschrift „Medicina Spirituum" befestigt ist. In der Rechten hält die Frau eine Kette, an der ein schwebender Mann (Prometheus) angekettet ist. Dieser holt mit einem Stab in der Rechten von der Sonne eine Flamme, die er über einen Stab in der Linken an einen geflügelten Engel (Cupido) weitergibt, der wiederum eine Flamme auf dem schachbrettartigen Boden entzündet. Links und rechts des Engels stehen je vier Göttinnen und Götter. Aus dem Boden treten links und rechts je zwei nackte kleine Menschen hervor. Unter dem Bild stehen auf einer Tafel die Buchstaben C. H. [Christoph Hellwig]. Vorlage war der Kupferstich, der den lateinischen Ausgaben von 1673 und 1688 beigefügt war, entworfen („Invenit") von Sebastian Wirdig und ausgeführt („delineavit et sculpsit") von Cornelius Nicolas Schurtz aus Nürnberg. – Dieser und der Kupferstich des zweiten Bandes werden durch eine „Erläuterung derer Sinn-Bilder in teutschen Reimen" erklärt (siehe Anhang).

Widmung: In der am 2. März 1706 in Tännstädt datierten Dedikation bedankt sich Hellwig bei Johann Christophorus Ernesti, Inspektor und Pastor in Tennstedt, Christophorus Ständer, Superintendent und erster Pastor in Langensalza, und Johann Ernst Mag(en), Pfarrer in Alten-Gottern, für die Unterstützung und Ermutigung bei der Übersetzung des Wirdigschen Werkes. Initiator des Übersetzungswerkes war allerdings der verstorbene Inspektor von Tennstedt, Christian Andreas Sieber. Hellwig schreibt, er habe sich der Bitte Siebers gerne unterzogen, da er selbst „solcher Doctrin de Spiritibus mit allem Fleiß nachgehänget". Ständer dankt Hellwig, weil er ihn, als er in Jena studierte, „in philosophicis, privatissime informiret".

Inhalt: Übersetzung des Textes von Wirdig, der eine Medizin der Lebensgeister vertritt. – Nach dem ‚Eingang' schließt sich eine ‚Summaria' mit 16 kurzen Sätzen zur Lebensgeister-Medizin an. Es folgt ein ‚Catalogum' dessen, was das Buch umfasst. In den anschließenden ‚Prolegomena' wird in 18 Kurzkapiteln die Eigentümlichkeit der Geister erläutert. Die ersten zwölf Kapitel des ersten Bandes erklären in der Form von ‚Paradoxa' das Wesen und die Unterscheidung der Geister. In den weiteren Kapiteln – insgesamt sind es 30 – gibt der Verfasser eine (natur-)philosophische Erläuterung seiner Lebensgeister-Vorstellung. – Sachregister.

Weitere Beiträger: Mit einem Widmungsgedicht („Madrigal") gratuliert der Magister Johann Christian Otto, Pfarrer aus Klein-Ballhausen, dem „Autori der teutschen Version" „aus Verwandschafts-Pflicht": „Herr Wirdig ist der Mann/ Der dieser Blätter ersten Grund geleget: Die Frucht/ so drinnen wird geheget/ Muß billig ihrem Vater ähnlich sehn / und Würdig so bey Wirdig stehn. Er Gönner/ achtet dieses Kleinod werth/ Durch teutschen Schlüssel Würdig zu entdecken: Dir/ Teutschland/ wird es Lust erwecken; Der liebet Kunst/ so es begehrt. Wird dieses Buch stets Würd'ge Leser haben/ So wird es selbige nach Würden laben."

Weitere Textbeigaben: Gereimte „Erläuterung derer Sinn-Bilder in teutschen Reimen". Im Anhang wird ein Zwiegespräch in Latein wiedergegeben, die Beschreibung eines Arcanums: „Arcanum Liqvoris Immortalis. Ignis-Aquea, seu Alkahest ab Anonymo Philaletha Amico suo Filio artis jam Philosopho; Per Interrogationes et Responsiones communicatum."

Vorlage: Sebastian Wirdig: Nova medicina spirituum: curiosa scientia et doctrina unanimiter huisque neglecta ..., Hamburg: Gottfried Schulz, 1673 (ohne „Arcanum"); wahrscheinlicher: Neuausgabe Hamburg: Gottfried Schulzens Witwe 1688 (mit „Arcanum").

Literatur: Putscher (1973).

Exemplar: *Göttingen, Niedersächsische Staats- und Universitätsbibliothek 8 MED INST 66/33:1.

Konrad Khunrath: Nova Medicina Spirituum (Band 2)

1706

SEBASTIANI Wirdig/ M[edicinae] D[octoris] et P[rofessoris] P[ublicis] NOVA MEDICINA SPIRITUUM, CURIOSA Scientia et Doctrina, unanimiter hucusque neglecta, et à nemine meritô exculta, Medicis tamen et Physicis utilissima: Worinnen deutlich und vernünftig der SPIRITUUM kränckliche und widernatürliche (praenaturalis) Disposition, und Ursachen/ nicht weniger auch die Curen/ durch die/ oder von der Natur selbst/ durch guten Diaet, durch sonderbare Geheimnisse/ per Palingenesiam, Magnetismum, seu Sympatheismum Transplantationes, Amuleta etc[etera] gewiesen und erkläret; verteutscht von L[icentiato] CHRISTOPH[oro] HELVVIG, Cölledâ-Thur[ingensis] P[oetae] L[aureato] Caes[araeo] ietziger Zeit Stadt-Physico zu Tännstädt in Thüringen. Frankfurt/Leipzig: Michael Kayser [1706].

Format und Umfang: 8°. [2] Blätter / 255 Seiten / [8] Seiten. Der Text ist deutsch mit lateinischen Einsprengseln.

Titelkupfer: Beigebunden ist ein Kupferstich. Das Bild zeigt eine Allee mit entlaubten Bäumen, die sich auf eine kahle Landschaft hin öffnet. In den Wolken über der Szene sitzt eine geharnischte Frau (Minerva) mit einem Schild in der Linken, auf dem die Buchstaben S. W. stehen. Ein Speer ragt aus dem Hintergrund, an dem eine Standarte mit der Aufschrift „Medicina Spirituum Liber Secundum“ befestigt ist. In der Rechten hält die Frau eine Kette, an der ein schwebender Mann (Prometheus) angebunden ist. Dieser holt mit einem Stab in der Rechten vom Mond eine Flamme, die er über einen Stab in der Linken an Mercurius weitergibt, der wiederum eine Flamme auf dem schachbrettartigen Boden entzündet. Links und rechts sitzen und stehen Götter und allegorische Gestalten (Winter, Tod). Die Erklärung für die Szene wurde bereits in dem Lehrgedicht im ersten Teil gegeben. Vorlage war, wie im ersten Band, der Kupferstich der Ausgaben 1673/1688.

Vorrede: In der am 8. September 1706 in Tennstedt datierten Vorrede zum zweiten Buch schreibt Hellwig, er habe diesen Teil auf Wunsch D. Siebers verdeutscht und mit Zusätzen „nach eigener medicinischen und philosophischen Wissenschafft“ versehen.

Inhalt: Der zweite Teil der NOVA MEDICINA SPIRITUUM handelt von den Krankheiten bzw. kränklichen Dispositionen und beschreibt Ursachen und Kuren. – Sachregister.

Vorlage/Exemplar: Wie Band 1.

1707

Band 1:

Sebastiani Wirdig [...] Nova Medicina Spirituum, [...] verteutscht von [...] Christoph[orus] Helvvig[...] Frankfurt/Leipzig: Michael Keyser 1707. [Das Titelblatt des ersten Bandes ist – mit Ausnahme der Jahreszahl – identisch mit dem Titelblatt des zweiten Bandes von 1706]

Format und Umfang: 8°. [8] Blätter / 212 Seiten / [8] Seiten.

Titelkupfer/Widmung/Inhalt/Weiterer Beiträger: Wie 1706 (Titelausgabe).

Weitere Textbeigaben: Gereimte Erläuterung (wie 1706); das lateinische Zwiegespräch fehlt.

Exemplar: *München, Bayerische Staatsbibliothek M. med. 1100.

Band 2:

[Ohne Titelblatt]

Format und Umfang: 8°. [4] Blätter / 255 Seiten / [8] Seiten.

Titelkupfer/Vorrede/Inhalt/Vorlage: Wie 1706.

Exemplar: *Karlsruhe, Badische Landesbibliothek 87 N 76425 Bernus.

Johann Otto von Hellwig: Arcana Maiora

1710–1712

JOHANNIS OTTONIS LIBER[is] BARONIS DE HELLVVIG, Magn[ae] Britann[iae] Eqvitis S[erenissimi] Reg[is] Maj[estatis] Danic[orum] Consiliarii &c[etera] piae Memoriae, ARCANA MAIORA, oder Curiöse und nützliche Beschreibung vieler wahrhaften Physicalischen/ Medicinischen/ Chymischen/ Alchymischen/ Chirurgischen/ und Oeconomischen Geheimnisse. Aus Weltberühmter Leute/ so wohl Indianischen Braminen oder Weltweisen/ als auch Teutschen/ Spanier/ Italiäner/ Engelländer/ Holländer/ Dänen/ Frantzosen/ und anderer vortreflichen Männer Manuscriptis, und Correspondentzen/ auch eigener Erfahrung/ auf seinen zwantzig jährigen weitläuftigen Reisen/ mit sonderbaren Fleiß collegiret. Mit unterschiedlichen schönen raren Experimenten/ Observationen/ und Animadversionen vermehret. [...] von L[icentato] CHRISTOPH[oro] HELLVVIG, Phys[ico] zu Tännstädt. Erste Eröfnung. Franckfurt/Leipzig: Michael Kayser (Verleger) / Tobias David Brückner (Drucker) 1712.

Format und Umfang: 8°. Neun Lieferungen (‚Eröffnungen') mit unterschiedlichem Umfang. Erste Lieferung: [8] Blätter / 78 Seiten / [9] Seiten; Zweite Lieferung: 93 Seiten / [9] Seiten; Dritte Lieferung: 73 Seiten / [5] Seiten; Vierte Lieferung: 103 Seiten / [9] Seiten; Fünfte Lieferung: [1] Blatt / 70 Seiten / [8] Seiten; Sechste Lieferung: [1] Blatt / 80 Seiten / [6] Seiten; Siebente Lieferung: [1] Blatt / 71 Seiten / [7] Seiten; Achte Lieferung: [1] Blatt / 54 Seiten / [6] Seiten; Neunte Lieferung: [1] Blatt / 48 Seiten / [6] Seiten.

Titelkupfer: Die erste Lieferung enthält einen Titelkupfer des Kupferstechers Jakob Petrus aus Erfurt, ein (idealisiertes) Porträt Johann Otto von Hellwigs mit Perücke und Harnisch. Das ovale Porträt ist mit einem Schmuckrahmen umgeben, auf dem steht: „IOHANNES OTTO LIBER BARO DE HELLWIG ET EQUES &c.." Der Sockel des Porträts enthält folgende Inschrift eines „O.S.V.": „Baro de Hellwig, animo, qvis acumine mentis Socraticae fuerit? frons generosa docet Invisus multis, qvi artes odisse parati; Attamen à Claris gloria clara manet."

Textbeigabe: Lebenslauf von Johann Otto von Hellwig („Meines sel. Bruders kurtzes Curricul. Vitae.").

Weitere Bildbeigaben: Die ‚Eröffnungen' enthalten gelegentlich Holzschnitte zur Illustration des Textes.

Vorrede: Der Herausgeber Christoph Hellwig greift sein Versprechen bei der Herausgabe der „Beschreibung seltener und schöner Dinge" (1704) auf, die ganzen „Arcana Maiora" – vor allem Notate seines Bruders Johann Otto aus Manuskripten und Korrespondenzen – herauszugeben. Nach dem Vorbild der DELICIAE MEDICAE CHIRURGICAE des Alitophilus Chrysander (Leipzig: Hülße 1703–1705) habe er auf Aufforderung des Verlegers und guter Freunde die Form der ‚Eröffnung' gewählt, da sie leicht anzuschaffen und schnell durchzulesen sei. Neben Aufzeichnungen, Beobachtungen und Experimenten des Bruders, die ihm „noch bey seinem Leben/ abzuschreiben vergönnet/ und übergeben worden", habe Christoph Hellwig Experimente, die ihm von Korrespondenten mitgeteilt wurden, sowie eigene Experimente und Obersvationen angefügt. – Die Vorrede scheint samt Titelblatt und Titelkupfer erst nach Abschluss der Lieferungen eingefügt worden zu sein, deshalb auch die Datierung 1712. Tatsächlich begann Christoph Hellwig 1710 mit der Herausgabe der Schriften. 1712 erschien dann die letzte Lieferung.

Inhalt: Die neun Lieferungen werden jeweils durch ein Titelblatt eröffnet. Das Titelblatt der ersten Eröffnung fehlt, an seine Stelle ist das Haupttitelblatt getreten. Die Titelblätter der folgenden Lieferungen sind identisch – gekürzte Versionen des Haupttitelblattes – mit Ausnahme der Nummer der Lieferung und des Erscheinungsjahres ([1 und] 2: 1710; 3 – 7: 1711; 8 und 9: 1712). – Die erste ‚Eröffnung' widmet sich noch stringent einem Thema (Beschreibung der Metalle „nach Art der sieben Planeten"); die folgenden ‚Eröffnungen' werden immer mehr zu Ansammlungen von kleinen Texten, die ohne inneren Zusammenhang aneinandergefügt wurden.

Exemplare: *Donaueschingen, Fürstlich-Fürstenbergische Hofbibliothek I Kd 5; *Göttingen, Niedersächsische Staats- und Universitätsbibliothek DD 94 A 265.

Christian Franz Paullini: Bauernphysik

1711

C[hristian] F[ranz] Paullini Kleine Doch curieuse und vermehrte Bauren-PHYSIC, Von Neuen mit unterschiedlichen Stücken vermehret und verbessert. Frankfurt/ Leipzig: Johann Christoph Stößels Erben 1711.

Format und Umfang: 8°. 166 Seiten.

Inhalt: Es handelt sich um die dritte Ausgabe der 1705 erstmals erschienenen „Bauernphysik" Paullinis, eines „populärwissenschaftlichen Sammelsurium[s] von Bauernweisheiten" (Dünnhaupt, S. 3098), gegenüber den ersten beiden Ausgaben wesentlich erweitert. – Die Zuschreibung dieser Ausgabe zu Hellwig kann sich nur auf eine Erwähnung Motschmanns stützen. Motschmann hatte in seinem Artikel über Hellwig geschrieben: „An. 1711. hat er auch Paulini Bauren-Physic ediret, wiewohl er seinen Namen nicht darunter gesetzet." (S. 158). Tatsächlich ist Hellwigs Name im ganzen Werk nicht erwähnt. Neben der Zuschreibung durch Motschmann gibt es einige weitere Indikatoren dafür, dass Hellwig an der Neuausgabe beteiligt gewesen sein könnte. So wird sein Bruder Johann Otto von Hellwig erwähnt, der das Paradies auf der Insel Ceylon vermutet habe (S. 8). An anderer Stelle wird Wirdigs „Medicina Spirituum" erwähnt (S. 58 f.), die Hellwig 1706/07 verdeutscht herausgab. Auffallend häufig werden auch Bezüge zu Thüringen (zum Beispiel S. 42, 78) und Erfurt (zum Beispiel S. 163) hergestellt. – Ob Hellwig die Neuausgabe der Paullinischen Bauernphysik betreute oder redigierte, lässt sich nicht mit Sicherheit sagen. Gewichtige Indizien sprechen allerdings dafür.

Vorlage: C.F. Paullini kleine/ Doch Curieuse Bauren-PHYSIC, Frankfurt/ Leipzig: Johann Christoph Stößel 1705; beziehungsweise [...] Curieuse und vermehrte Bauren-PHYSIC [...] 1706.

Literatur: Böning/Siegert (1990), S. 20 f.; Dünnhaupt (1991).

Exemplar: *Tübingen Universitätsbibliothek Be 630.

1719

Kleine [...] Bauren PHYSIC [...]. Dritte Aufflage. Frankfurt/Leipzig: Johann Christoph Stößels Erben 1719.

Format und Umfang/Inhalt: Identisch mit 1711; Titelausgabe (laut Dünnhaupt; keine Autopsie).

Georg Franck von Franckenau: Flora Francica

1713

FLORA FRANCICA REDIVIVA, oder Kräuter- LEXICON Worinnen der Vornehmsten Kräuter Unterschiedliche Namen, Temperamenta, Kräffte, Nutzen, Würckungen und Praeparata gründlich beschrieben werden, Vormahls von H[errn] G[eorg] FRANKEN de FRANKENAV, Equite et Archiatro Regio etc[etera] lateinisch ediret, und nun wegen seiner sonderlichen Güte ins teutsche übersetzet, und um Zwey Theile Vermehret von Lic[ientiato] Christoph Hellwig, Med[icinae] Pract[ico] in Erffurth. Leipzig: Johann Christian Martini 1713.

Format und Umfang: 8°. [8] Blätter / 404 Seiten.

Titelkupfer: Porträt Francks mit Perücke; in der Form eines Medaillons und mit Wappenschild des Abgebildeten.

Vorrede: Die Vorrede des Verlegers ist datiert am 24. April 1713 in Leipzig. Darin werden „die Herren Studiosi Medicinae“ als Adressaten angesprochen, die sich am besten zwei Bücher zulegten: eines zum Studium, das andere zum Botanisieren. Für Letzteres empfehle es sich, das Buch durchschießen zu lassen und dann quasi ein „Herbarium vivum“ anzulegen. Die Ausgabe erschien in 1500 (!) Exemplaren (vgl. Erwähnung im Vorwort der Ausgabe von 1716).

Inhalt: Das Pflanzenlexikon ist alphabetisch nach deutschen und lateinischen Begriffen geordnet, wobei die Artikel unter den lateinischen Bezeichnungen zu finden sind; bei den deutschen wird auf den lateinischen Namen verwiesen.

Vorlage: Die Ausgabe basiert vermutlich auf der 1705 bei Josias Städel in Straßburg erschienenen Ausgabe von Georg Franck von Franckenaus „Flora Francica, sive Lexicon Plantarum hactenus usualium“, die zuerst 1683 in Heidelberg erschien (laut Vorrede). Nachzuweisen ist die „Flora francica“ erstmals in der Ausgabe 1685 in Straßburg, es folgen die dritte Ausgabe 1698 in Leipzig und die vierte Ausgabe 1705, ebenfalls in Leipzig.

Literatur: Bauer (1986).

Exemplar: *Erlangen Universitätsbibliothek H 61/ RAR. A 86.

1716

FLORA FRANCICA REDIVIVA [...] bey dieser andern Aufflage um Drey Theile vermehret von D[octore] Johann Gottfried Thilo, Pract[ico] Lips[ensis]. Leipzig: Johann Christian Martini 1716

Format und Umfang: 8°. [8] Blätter / 640 Seiten.

Titelkupfer: Wie 1713.

Vorrede: In der Vorrede der Zweitausgabe der Übersetzung – datiert am 10. April 1716 in Leipzig – schreibt der Verleger, die erste Ausgabe der Übersetzung, 1714 [recte: 1713] in 1500 Exemplaren herausgekommen, sei schnell vergriffen gewesen. Deshalb folge nun die zweite Ausgabe. Martini stellt Hellwig, dem Übersetzer der Erstausgabe, kein allzugutes Zeugnis aus. Es seien „einige Tittul ausen gelassen und viele herrliche Effectus vergessen worden“, „ingleichen eines und das andere nicht so ordentlich, wie es wohl hätte seyn können, angebracht worden, welches im Schreiben nicht so leichte, als wenns gedruckt ist, in die Augen fället.“ Deshalb habe der Leipziger Arzt Johann Gottfried Thilo die Neuausgabe nicht nur revidiert, „sondern auch gar bey nahe eine gantz andere Übersetzung“ auf sich genommen, „Unordnungen“ der Hellwigschen Übersetzung verbessert und die Ausgabe um gelehrte Anmerkungen vermehrt.

Inhalt: Im Aufbau wie 1713.

Exemplar: *Wolfenbüttel, Herzog August Bibliothek Ng 116.

1728

Flora Francica Rediviva, [...] Dritte Auflage. Leipzig: Johann Christian Martini 1728.

Format und Umfang: 8°. [8] Blätter / 640 Seiten.

Titelkupfer/Vorrede: Wie 1713.

Inhalt: Im Aufbau wie 1713.

Exemplar: *Heidelberg, Universitätsbibliothek O 2927.

1736

Flora Francica Rediviva, [...] Vierte Auflage. Leipzig: Johann Christian Martini 1736.

Format und Umfang: 8°. [8] Blätter / 640 Seiten.

Titelkupfer/Vorrede: Wie 1713.

Inhalt: Im Aufbau wie 1713.

Exemplar: *Heidelberg, Universitätsbibliothek O 2927.

1753

Flora Francica Rediviva, [...] bey dieser fünften Auflage um die Helfte und mit mehr als zehen tausend Worten vermehrt, auch sonsten verbessert. Leipzig: Großische Handlung 1753.

Format und Umfang: 8°. 712 Seiten / 136 Seiten.

Titelkupfer: Wie 1713, aber neu gestochen von Johann Christoph Sysang.

Vorrede: In der undatierten Vorrede wird darauf hingewiesen, dass neue Kenntnisse und Erkenntnisse, vor allem exotischer Pflanzen, hinzugefügt worden seien, „damit dem Publico rechtschaffen gedienet, und dieses Werk als ein vollständiges Lexicon Botanicum gebraucht werden könne". Durch die Einarbeitung dieser zusätzlichen Informationen sei der Umfang von 9700 Worten in der vierten Ausgabe auf 20000 in der fünften angewachsen. Auch die Ordnung der bisherigen Ausgaben sei geändert worden: das deutsche wurde vom lateinischen Wörterbuch gesondert.

Inhalt: Im Aufbau wie 1713.

Anhang: Mit einem Zwischentitel und eigener Paginierung (S. 1–136) ist ein „Deutsches Wörterbuch aller bekannten Kräuter, Bäume, Stauden, Blumen, Wurzeln etc." angefügt.

Exemplar: *Berlin, Staatsbibliothek Preußischer Kulturbesitz Lw 9053.

1766

Flora Francica Aucta, [...] Sechste Auflage. [...] Leipzig/Züllichau: Waysenhaus- und Frommannische Buchhandlung 1766.

Format und Umfang/Vorrede/Inhalt/Anhang: Wie 1753. Der Anhang hat am Ende als Druckervermerk: „Weißenfels, gedruckt bey Caspar Simon Ise."

Exemplar: *Heidelberg, Universitätsbibliothek O 2927, 1.

Zwei Traktate von Pinäus und Gassendi

1717

SEVERI PINAEI Carnut[ensis] NOTAE VIRGINITATIS Oder wahre Kenn-Zeichen von denen Geheimnissen der Jungferschafft, Wie und auf was Art und Weise solche eigentlich zu erkennen, ob sie nemlich corrumpiret, oder nicht. Desgleichen Umständliche Nachricht von der Schwängerung selbsten und Neun-Monatlichen Geburth; wie auch von dem Ursprung und Anfang derer Theile oder Glieder/ wie solche im Mutter-Leibe formiret und gebildet werden. Samt PETRI GASSENDI Tractat, Von der Scheidewand des Hertzens, welche die beiden Hertz-Kammern unterscheidet, und wie solche ihre Durchgänge habe. [...] Aus dem Lateinischen ins Teutsche übersetzt Von L[icentiato] CHRISTOPH[oro] HELLWIG,

Thuringo Anjetzo Med[icinae] Pract[ico] in Erffurt. Frankfurt/Leipzig: Johann Christoph Stößel 1717.

Format und Umfang: 8°. [4] Blätter / 360 Seiten / [16] Seiten.

Titelkupfer: Das Buch ist mit einem Titelkupfer ausgestattet: Eine Frau in Harnisch und Helm (Athene) mit einer überdimensionalen Schreibfeder anstelle einer Lanze, sitzt schreibend an einem Tisch. Auf diesem steht ein Korb mit Früchten und ein Miniaturpferd. Die Frau hat ihren Fuß auf einen nackten, mit dem Oberkörper unter dem Tisch hervorragenden liegenden Mann gesetzt. Der Mann mit einem schmerzverzerrten Gesicht hat die Hände über dem Kopf ausgebreitet. Am linken Bildrand im Vordergrund steht ein Mörser mit Stößel. Der gleiche Kupferstich wurde bereits 1709 im „Apotheker-Lexikon“ und danach bei dessen Neuausgaben verwendet. – Der Text enthält außerdem Stiche einfachster Art von der weiblichen Scham (S. 59–62) und von einem missgestalteten Kind und einem Fötus (S. 95, 99)

Vorrede: Die undatierte und ohne Autorangabe auskommende Vorrede nennt als Ursache der Übersetzung, der Inhalt handle von „Sachen, welche nicht nur erfahrnen Medicis, sondern hauptsächlich auch geschickten Chirurgis, ja auch wohl einer klugen Hebamme zu wissen sehr nöthig sind“. Letztere – Chirurgen und Hebammen – würden nämlich bei Klagen wegen „verletzter Jungferschafft“ herangezogen und könnten sich dabei nicht auf lateinisch geschriebene Bücher stützen. Bei der Übersetzung sei nicht eng am Text der Vorlage gearbeitet worden: „[...] so hat man nicht allezeit Praecise an die Worte oder lateinische Konstruktion gebunden, sondern mehr auff den Verstand der Sprache, als auff die Worte gesehen“.

Inhalt: Der Text widerspricht in eklatanter Weise seinem Titelblatt – denn mitnichten handelt es sich um die Übersetzung von zwei, sondern um die von fünf Traktaten, wobei derjenige von Gassendi den geringsten Teil einnimmt, nämlich drei Seiten. Folgende Teile werden mit eigenen Titelblättern (Nr. 4 nur mit Überschrift) vorgestellt:

1. „Von denen Geburts-Teilen der Weiber wie auch von der Jungfferschafft, etc.“ (S. 1–144). Teil dieses Traktats ist ein lateinisches Poem (Autorangabe: „jener Poete“) über das Jungfernhäutchen. Der Text selbst ist thematisch zweigeteilt: Beschreibung der weiblichen Scham und Erörterung von möglichen gesundheitlichen Problemen (S. 1–78); und Anmerkungen über die Schwangerschaft (S. 78–144).
2. „Lud. Bonaciolus Ferrarensis de Foetus formatione. Ad Lucretiam Ferrariae Dusissam.“ (S. 145–306).
3. „Felix Platerus de Origine partium earumque in utero conformatione.“ (S. 307–327).

4. „Petri Gassendi elegans de Septo cordis pervio observatio“ (S. 328–330).
5. „Melchior Sebizius medicinae doctor et professor in academia Argentoratensi, de Notis virginitatis. Von den Kenn-Zeichen der Jungferschafft.“ (S. 331–360). – Sachregister.

Vorlage: De integritatis et corruptionis virginum notis, graviditate item et partu naturali mulierum [...]. Frankfurt/Leipzig: Johann Christoph Wohlfart 1690 (frühere Ausgaben 1639, 1641, 1650 und 1663).

Exemplar: *Jena, Thüringer Universitäts- und Landesbibliothek 8 Med. XXVII, 41.

1718

SEVERI PINAEI Carnut[ensi] NOTAE VIRGINITATIS [...]. Frankfurt/Leipzig: Johann Christoph Stößels Erben 1718.

Format und Umfang/Titelkupfer/Vorrede/Inhalt: Wie 1717.

Exemplar: *Göttingen, Niedersächsische Staats- und Universitätsbibliothek 8 Med. Pract. 200/63 (2).

1724

L[icentiati] Christoph von Hellwig, THUR[ingensis] weyland Med[icinae] Pract[ici] in Erffurt. Zwey ins teutsche übersetzte Tractate Als SEVERI PINAEI Von denen wahren Kennzeichen und Geheimnissen Der Jungferschafft [...]; Und PETRI GASSENDI Von der Scheidewand des Hertzens [...]. Dritte Auflage. [...] Erfurt: Johann Jacob Spieß 1724.

Format und Umfang/Titelkupfer/Vorrede/Inhalt: Wie 1717.

Exemplar: *Dresden, Sächsische Landesbibliothek Physiol. 504.

1759

SEVERI PINAEI Carnut[ensis] et MELCHIORI SEBIZII Wahre Kennzeichen von denen Geheimnissen der Jungferschaft [...]. Samt PETRI GASSENDI Tractat, Von der Scheidewand des Herzens [...] von L[icentiato] Christoph Hellwig, Thuringo, Med[icinae] Pract[ico] in Erfurt. Erfurt/Leipzig: Johann Friedrich Weber 1759.

Format und Umfang: [2] Blätter / 352 Seiten / [12] Seiten.

Vorrede/Inhalt: Wie 1717.

Exemplar: *Frankfurt, Universitätsbibliothek 8° R 376.4698.

Johann Heinrich Cohausen: Medizinische Teetafel

1728

Joh[ann] Heinr[ich] Cohausens, M[edicinae] D[octoris] Neu-angerichtete Medicinische Thee-Tafel, auf welcher fürtrefliche, so einfältig- als künstlich zusammen gesetzte, theils aus einheimisch, theils ausländischen Kräutern und Gewächsen bestehende Kräuter-Thee Denen Liebhabern der Gesundheit und langen Lebens aufgetragen und präsentiret werden. Andere Auflage um die Helffte vermehret und mit einer besondern Vorrede versehen von Valentino Kräutermann, Med[icinae] Pract[ico]. Lemgo: Meyerische Buchhandlung 1728.

Format und Umfang: 8°. [8] Blätter / 670 Seiten / [34] Seiten.

Vorrede: In seiner Vorrede weist Kräutermann darauf hin, dass die erste Ausgabe von Cohausens Teetafel vor zwölf Jahren erschienen und mittlerweile vergriffen sei. Er habe den Text des Verstorbenen um „etwas weniges vom sinesischen Thée, Coffée, Chocolate, Bier, Wein, Brandewein und Toback“ erweitert. – Danach folgt die Vorrede von Cohausen. Er habe die Schrift nicht für „Kunsterfahrne“, sondern die „in der Artzney-Wissenschaft Unkündigen“ verfasst, weshalb er die deutsche Sprache gewählt habe. Die Rezepte seien in deutsch (für die Selbstbereitung) und Latein (für Apotheken) erläutert. Kräutertees ließen häufig die „hochberüchtigste Chymische Arcana“ in ihrer Wirkung hinter sich, wobei Cohausen versichert, er sei selbst ein praktizierender Liebhaber der Chymie.

Inhalt: Der Text ist zweigeteilt. Im ersten Teil wird über Art, Nutzen und Gebrauch der beschriebenen Stoffe unterrichtet, im zweiten Teil werden die Krankheiten angeführt, die durch Kräutertees geheilt werden können. – Register: Inhaltsverzeichnis und Sachregister.

Vorlage: Neothea oder Neu-angerichtete Medicinische THEE-Tafel, [...] von Joan Henrich Cohausen [...]. Osnabrück: Michael Andreas Fuhrmann 1716.

Exemplare: *Heidelberg, Universitätsbibliothek P 2760//28 (unvollständig); *Erlangen, Universitätsbibliothek H 61 Trew I* 839.

1750

Joh. Heinr. Cohausens [...] Thee-Tafel, [...] Dritte Auflage [...] von Valentino Kräutermann, [...] Lemgo: Johann Heinrich Meyer 1750.

Format und Umfang: 8°. [8] Blätter / 599 Seiten / [17] Seiten.

Titelkupfer: Das Buch ist mit einem Titelkupfer ausgestattet. Er zeigt einen Blick in einen Salon, wo an einem runden Tisch drei Frauen und zwei Männer sitzen. Eine der Frauen schenkt aus einer Kanne ein. Rechts unten steht als Urhebervermerk: „Brühl s[culpsit] Lips[ensis]" (nicht identisch mit dem Titelkupfer der Erstausgabe von 1716).

Vorreden/Inhalt: Identisch mit 1728, Fehler dieser Ausgabe wurden verbessert.

Exemplar: *Erlangen, Universitätsbibliothek H 61/Trew R*159.

Dubium

Johann Hiskia Cardilucius: Evangelische Kunst-, Artzney- und Natur-forschende Welt- Feld- Land- Stadt- Haußhaltung- und Nahrungs-Postille, Vier Theile. [Leipzig: Groschuff] 1715.

Erwähnt bei Motschmann (1729), S. 158 f.; Zedler, Bd. 12 (1735), Sp. 1293. Eine Ausgabe konnte nicht nachgewiesen werden (vgl. auch Marxer, S. 221). Die Genauigkeit der Angaben bei Motschmann – „An. 1715. hat er auch lassen wieder auflegen [...] Postille, in welcher die Evangelia schrifftmäßig erkläret, hernach allerhand Mechanische, Politische, Physicalische und Medicinalische Dinge untersuchet werden etc[etera]. Er hat nur eine Vorrede vorgemacht und besteht das Werck aus 4. Theilen in 8. ieder ohngefehr 3. Alph." – lassen es wahrscheinlich erscheinen, dass das umfangreiche Werk (drei Alphabete in Oktav entsprechen jeweils um 1150 Seiten) tatsächlich erschienen ist. Wahrscheinlich sind die vier nach den Jahreszeiten benannten Bände der „Evangelische[n] Kunst- und Wissenschafft-Schule der Natur" von Cardilucius (1685, 1688, 1697 und 1702 bei Endter in Nürnberg erschienen) die Vorlage gewesen, bzw. handelt es sich um eine Titelauflage, wie der Eintrag in Theophil Georgis Allgemeinem Europäischen Bücher-Lexicon (Leipzig 1742) nahelegt. Dort steht unter dem Eintrag „Evangel. Kunst- und Wissenschaffts-Schule der Natur 4. Theile" als Ergänzung: „id. Leipz. Groschuff, iedoch nur der Tittel." (S. 254).

Werke der Söhne

Theodor Andreas von Hellwig

Nosce te ipsum (1716 u.ö.)

NOSCE TE IPSUM VEL ANATOMICUM VIVUM [...]. O.O. [Frankfurt/Leipzig]: Hieronymus Philipp Ritschel/Georg Andreas Müller o.J. [1716].

Siehe unter Christoph Hellwig (*Nosce te ipsum*, 1716).

Beschreibung der drei beseelten Naturreiche (1718)

Curieuse Physicalische Beschreibung, Der dreyen Beseelten Natur-Reiche, Als: Regni Animalis, Regni Vegetabilis, Regni Mineralis, Woraus solche bestehen, und von welcher Seele jedes sein Leben, Fortpflantzung und Wachsthum habe, Nebst unterschiedenen Anmerckungen und Erörterung der Frage: Welches müglicher sey, aus Bley Gold, oder aus Gold Bley zu machen? Woraus jener Principia, Mügligkeit und wodurch es geschehen könne, dieser aber ihre Unmügligkeit gezeiget wird/ [...] durch Theodorus Andreas von Hellwig, Erffurtens[is] Saluberr[imum] Med[icinae] Dedit[um]. Frankfurt/Leipzig: Hieronymus Philipp Ritschel 1718.

Format und Umfang: 8°. [6] Blätter / 80 Seiten / [4] Seiten.

Widmung: Theodor Andreas von Hellwig („Medicinae Studiosus") widmet den Text Maximilian Joseph von Mintzenried für seine Verdienste, insbesondere als „Feld- und Pest-Medicus" in Ungarn. Datiert ist die Dedikation am 1. September 1717 in Erfurt.

Vorrede: Christoph von Hellwig nennt den Text das erste Werk seines ältesten Sohnes; inhaltlich folge es den ‚Principia' von Johann Otto Baron von Hellwig und „des hochgelehrten Würdichs" (i.e. Wirdig). Das Werk handle von der dreifachen Seele und vom dreifachen Naturreich und den gegenseitigen Beeinflussungen. Datiert ist die Vorrede wie die Dedikation am 1. September 1717 in Erfurt.

Weitere Textbeiträger: An die Vorrede schließen sich Widmungsgedichte an von „Kell." (möglicherweise Georg Christoph Kellner, Jurist und Ratsherr in Erfurt), Friedrich Heinrich Schramm, Medizinstudent aus Buttstädt, und Theodor Zeuner, Medizinstudent aus holländisch Preußen.

Text: Im Text geht Theodor Andreas von Hellwig in jeweils eigenen Kapiteln auf die drei Erscheinungsformen der Seele ein (anima rationali, anima sensitiva

DOI 10.1515/9783110536447-013

und anima vegetativa), anschließend berichtet er vom dreifachen Naturreich. – Sachregister.

Exemplare: *Erlangen, Universitätsbibliothek H.61 Trew H* 698; *München, Bayerische Staatsbibliothek H. Nat 208.

Kluger und Lustiger Medicus (1721)

Kluger und lustiger MEDICUS, Welcher durch anmuthige Historien/ Gespräche und Fragen, nicht allein den jetzigen Zustand der edlen Medicin vor Augen leget, die groben Spähne von selbiger, als Medicastros, Empiricos und Pfuscher abhobelt; Sondern auch Den rechten Grund, zum wahrhafften Studio Medico zu kommen, anzeiget, auch ein ziemliches von guten und sicheren Medicamenten und Recepten mittheilet; Aufgesetzt Von T. A. v. Hiatrophilo. Zittau: Johann Jacob Schöps 1721.

Format und Umfang: 8°. [4] Blätter / 354 Seiten / [6] Seiten.

Titelkupfer: Der Titelkupfer zeigt einen weinenden und einen lachenden Mann, dazwischen einen Narren, der eine Maske in der linken Hand hält. Darunter der Vers: „Einer weint der andre lacht, Der dritte weiß nicht was er macht." Ohne Urheberangabe.

Vorrede: Der Autor „D. A. von Hiadrophilos" [!] schreibt, der lustige Medicus solle Gefallen an der Medizin erwecken mittels „artigen Historien, lächerlichen Curen, curiösen Begebenheiten".

Text: Der Text ist in ‚Collegia' eingeteilt: Institutionale, Physiologicum, Pharmacevticum, Chymicum, Chirurgicum und Practicum. In jedem Collegium wird ein angehender Medizinstudent – Philander – von einem Professor „discurirend" in das Thema eingeführt.

Exemplar: *Erlangen, Universitätsbibliothek H. 51 Trew S* 301.

Kluger und Lustiger Medicus (1728)

Kluger und lustiger MEDICUS, [...] Aufgesetzt und verbessert Von T. A. v. Hiatrophilo. Zittau: Johann Jacob Schöps 1728.

Format und Umfang: 8°. [3] Blätter / 330 Seiten / [6] Seiten.

Vorrede/Text/Inhalt: Wie 1721.

Exemplar: *Göttingen, Niedersächsische Staats- und Universitätsbibliothek DD 90 A 33173

Erratum

Der curiöse Patiente (1702)

Eine Zuschreibung von „Der curiöse Patiente [...]. Leipzig: Friedrich Groschuff 1702“ an Theodor Andreas Hellwig ist nicht möglich – er war bei Erscheinen des Buches acht Jahre alt. Die Verwechslung beruht wohl darauf, dass als Autor des „curiösen Patienten“ ein Hiatrophilus genannt wird, ein Pseudonym, das sich auch Theodor Andreas von Hellwig in seinem *Klugen und Lustigen Medicus* (1721) gab.

Johann Gottlob von Hellwig

Haus-, Reise- und Armenapotheke (1730)

Christoph von Hellwigs Neu-eingerichtetes Curieuses Hauß- und Reise- wie auch Armen-Apotheckgen [...] vermehrt und durchgängig mit guten und bewährten Recepten versehen durch Johann Gottlob von Hellwig. Frankfurt/Leipzig: Hieronymus Philipp Ritschel 1730.

Siehe unter Christoph Hellwig (*Haus-, Reise- und Armenapotheke*, 1730).

Nosce te ipsum (1744)

Lic[entiati] Christoph von Hellwig NOSCE TE IPSUM VEL ANATOMICUM VIVUM [...] verbessert durch Johann Gottlob von Hellwig / [...]. Frankfurt/Leipzig: Augustinus Crusius o.J. [1744].

Siehe unter Christoph Hellwig (*Nosce te ipsum*, 1744).

Teil 3

Literarische Arbeitsweise und die fachgeschichtliche Stellung Hellwigs im Spiegel ausgewählter Texte

ERLÄUTERUNG DERER SINN-BILDER IN TEUTSCHEN REIMEN

Die beiden Teile der deutschen Übersetzung der Nova Medicina Spirituum (1706) enthalten von einem anonym bleibenden Kupferstecher neu gestochene Titelkupfer nach der Vorlage der beiden Kupferstiche, die den lateinischen Ausgaben von 1673 und 1688 beigefügt und dort nach dem Entwurf von Sebastian Wirdig durch Cornelius Nicolas Schurtz aus Nürnberg ausgeführt worden waren. Die lateinischen Ausgaben enthalten nach einem Widmungsgedicht von Wirdigs ‚Collega' Georg Daniel Morhof (1639–1691) eine dreiseitige „Emblematum analysis" in Prosa. Für die Übersetzung setzte Christoph Hellwig diese Erläuterung in eine gereimte Erläuterung um, die im Band 1 im Anschluss an die Vorrede Hellwigs eingefügt wurde (fol. 1r–2v), sich auf beide Kupferstiche, also auch den in Band 2, beziehend.

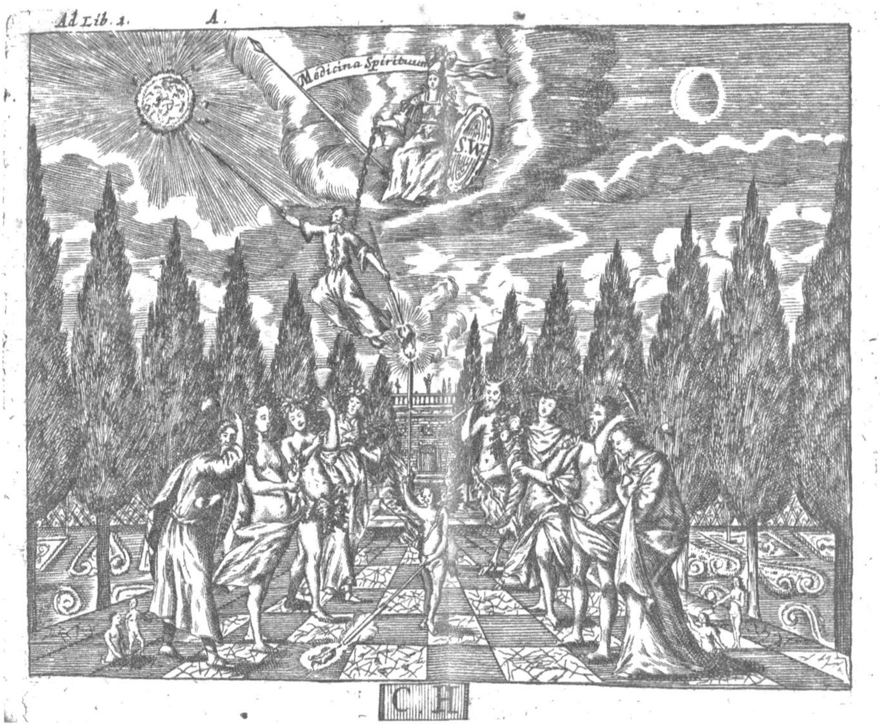

DOI 10.1515/9783110536447-014

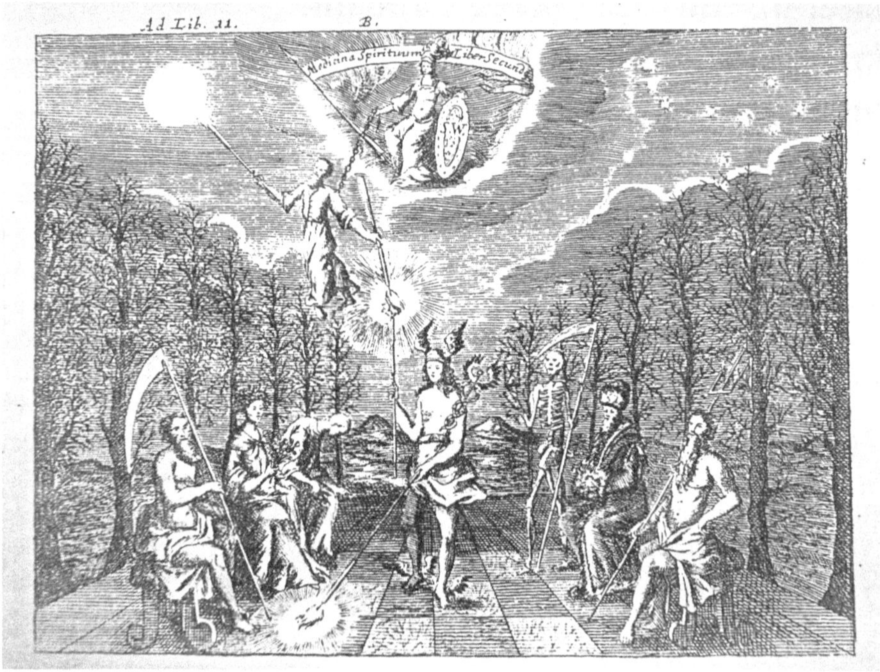

Erläuterung derer Sinn-Bilder in teutschen Reimen

Es sind kluger Tichter Schriften/ traun/ kein Schatten ohne Wesen/
Ob wohl manches Buches Müntze manchen nur für Fabeln gilt;
Wer die Decke weg genommen/ und sie mit Bedacht gelesen/
Kan den Kern mit Nutzen kosten/ der in Schalen ist verhüllt.
Solcher Gattung ward vorzeiten in ein Lehr-Gedicht verfasset:
Jupiter ein GOtt der heyden/ lebe nicht von Mißgunst frey/
Das Geschlecht der Menschen-Kinder werde von Ihm sehr gehasset/
So/ daß auch durch niemands Bitten Feuer zu erhalten sey/
Wer aus hingeworfnen Steinen/ unbeseelte Menschen machte/
Heist Deucalion mit Nahmen/ nach gelehrter Männer Wahn:
Kupfer-Bild/ du kanst uns melden/ wornach hier PROMETHEUS trachte/
Feur raubt er vom Himmels-Lichte/ als Minerva zeigt die Bahn.
Dieser kühne Feuer-Räuber (wenn man nach dem Grundriß schauet)
Hat in ersten hundert Jahren seinem Ruhm nach schön geblüht:
Er hat für viel andre Menschen Weißheits-Stuffen aufgebauet/
Himmelwerts steigt noch auf selben ein von Tugendreich Gemüth.
Seht! so kostet Kunst zu lernen nur erhabne Sinn-Geschäfte/

Der gesamten Sternen-Wirckung wird durch Klugheit ausgespürt.
Schickt die Ober-Welt der Untern ihren Einfluß/ Geist und Kräfte/
Denn zeigt sich bald neues Leben/ welches Creaturen ziert.
Diesemnach läst sichs verstehen/ was das Sonnenstück uns lehret/
Wenn PROMETHEUS seine Fackel/ freundlich neigt der Erden zu/
Wenn Er/ was sonst Himmel-eigen/ dem was irrdisch ist verehret/
Hierdurch stellt er auch die Götter in Zufriedenheit und Ruh.
Greif Cupido zum Geschenke/ und erwärm der Menschen Geister/
Wend an was Deucalionis und der Pyrrha Frucht erqvickt/
Venus spielt in diesen Fällen/ selbst die Oberhand als Meister/
Pan, von dir wird Mehrungs-Seegen auch den'n Thieren zugeschickt:
Ohne jene Himmels-Wärme wird zum Moder Baum und Saamen/
Flora sinckt in Ohnmacht nieder/ Ceres, Bacchus sind voll Pein:
Komm Vulcane! schaff bey Zeiten/ was erhält den Lebens Nahmen/
Ordnung kan der beste würcken/! und uns Menschen nützlich seyn.
Lencket euch/ ihr muntern Augen/ etwas mehrers zu besehen/
Ihr müß't auch dem Monden-Theile nunmehr gönnen eure Gunst.
Wunder! Des PROMETHEUS Cörper schaut man hier/ für andern stehen/
Doch mit keinem Licht umgeben/ eingesenckt in Nebel-Dunst:
Indes ist sein Unterfangen mit dem erstern gleich in allen/
Durch Minervens listigs Führen sucht er an Diana theil.
Diese kalte Monden-Beute/ läst Mercur sich wohlgefallen/
Bley und dessen grosser König/ nennt sie seyn Erqvickungs-Heyl.
Was auch von Metall-Geburten in der Erden Schooß zufinden/
Rühmen dieses Nacht-Monarchen Zeugungs-Macht und Vater-Huld;
Ja/ Neptun, mit seinen Kindern/ wollen sich zum Danck verbinden;
Flora schreibt in kühlen Häynen/ ein Geständnis ihrer Schuld;
Wintermann/ die Monden-Leuchte will auch dir zur Stärckung werden/
Sie beharnischt deine Glieder/ setzet Feldern Pantzer auf/
Jaget Alten ab die Wärme/ stöst Naturam selbst zur Erden/
Mittelst kalter Mondes-Strahlen/ wirdt vermehrt der Todten-Hauf.

Die „Erläuterung" Hellwigs bleibt in vielen Teilen unklar, was eventuell auf sprachliche, möglicherweise aber auch auf Verständnisdefizite zurückzuführen ist. Das „Sonnenstück" (in der lateinischen ‚Analysis' „Emblema solaris" genannt) greift den griechischen Mythos von Deukalion auf, dem Sohn des Prometheus, der mit seiner Frau Pyrrha eine verheerende Sintflut überstand und anschließend aus Steinen die neuen Menschen schuf. Das Bild zeigt, wie Prometheus, beraten von Minerva, das himmlische Feuer („coelorum et astrorum virtutes et influentias") an Cupides, dieser es wiederum an Deukalion und Pyrrha weiterleitet – Feuer hier als Lebensgeister („Spiritus geniales, vivificantes, multiplicabiles“) verstanden. Aus Feuer und Stein werden die neuen Kinder/Menschen geboren. Die im Sinnbild versammelten Götter – auf der Deukalion-Seite Venus, Flora und Bacchus, auf der Pyrrha-Seite Vulkanus, Ceres und Pan – verteilen die Lebensgeister in die von ihnen repräsentierten Lebensbereiche: „[...] in priori emblemate Solari [...] Prometheus [...] ignem coelestem [...] Veneri pro prolificandis hominum seminibus; Pani pro foecundandis animalibus brutis; Florae, pro vegetandis vegetabilibus calidis; Cereri et Baccho pro maturandis frugibus et vino: Vulcano, pro reliquis usibus humanibus reddit et suppedibat.“

Im „Monden-Theil“ (dem „Emblema Lunari, hybernio et nocturno“) werden die kalten Strahlen/die kalten Geister („spiritus Lunarem frigidum“) über Merkur („qui juxta Chymicos principium rerum naturaliem“) an die Vertreter der Kälte weitergeleitet: links Saturn, Flora und Senex, rechts Neptun, Hyems und Mors: „in posteriori Emblematum Lunari [...] Prometheus [...] ignem ex Luna [...] Saturno frigido, seu plumbo, metallorum primo, auro leproso, reliquisque metallis; Neptuno, pro mari, aquis et aquatilibus; Florae, pro vegetabilibus frigidis, opiatis, papavernis, cichoraceis; Hyemi, pro conglaciandis rebus; Seni, mortem desiderandi, pro fugandis Spiritibus calidis; ipsi Morti, pro vita et Spirituum igneorum radiation extinguenda, offert, insinuat.“

Leservorrede zu den GRUND- UND LEHRSÄTZEN DER MEDIZIN

Die „Grund- und Lehrsätze der Medizin“ (1715), am Ende der produktivsten Phase seiner literarischen Tätigkeit entstanden, waren von Christoph Hellwig als ‚Summa‘ seiner Medizinkonzepte gedacht, eine Manifestation seines Eklektizismus. In der Vorrede benennt er überdies die Adressaten seiner Schriften und die Gründe für die Wahl der Volkssprache.

[...] Nu ist wohl wahr/ daß unsre Medicin, insgemein/ eine solche Wissenschafft/ welche gar weitläufftig und schwer ist/ sonderlich nach dem Ausspruch des alten Hippocratis; Alleine/ mir deucht doch/ wie ichs auch richtig befinde/ man habe einen nähern Weg jetzo zu dieser edlen Kunst/ solche zu erlernen/ um sich selbst/ als auch dem Nächsten zudienen/ (alles aber zu GOttes Ehre/) als vor diesen/ da man so viele Jahre zubringen müssen/ die Medicin zubegreiffen/ und hat mancher seine Zeit und Jahre in dergleichen verwirreten Zustande zugebracht/ gleichwohl sich bißweilen kaum oder gar nicht helffen und rathen können. Ich gebe in diesem Buch Grund- und Lehr-Sätze der Medicin/ indem von dieser edlen Kunst also handele/ daß die Secten, it[em] Vornehmere und geringere Theil der Medicin, etc[etera] nach aller Möglichkeit fleißig und richtig abgehandelt werden/ und so viel es sein wollen/ in der kürtze/ um die Grentzen des Titels nicht zu überschreiten.

Genug/ diese meine Grund- und Lehr-Sätze der edlen Medicin/ legen einen guten und festen Grund zu unserer hohen Kunst; Indem ja nichts vortreflichers bey leiblichen Gütern/ als Gesundheit zuerhalten/ und Kranckheiten zuvertreiben/ jedoch durch den Seegen des Höchsten.

Nicht aber habe dieses Werckgen zusammen getragen/ aus alten und neuen Autoribus, und meinen eigenen Gedancken und Reguln/ um bloß vor die Herren Studiosos Medicinae; Sondern auch vor andere vernünfftige Leute/ damit sich solche/ in vielen Stücken/ selbst rathen und helffen können.

Teutsch habe nicht allein dieses/ sondern auch andere Schrifften in Druck gegeben/ ohne den eintzigen Tractat de Formulis Medicamentorum conscribendis, welcher lateinisch; Denn/ wer die Majestät und Reichthum unserer teutschen Helden-Sprache recht versteht/ weiß ohne dem wohl/ daß wir zu Erlernung aller Facultäten keiner andern bedürffen/ wie unterschiedliche stattliche gelehrte Leute/ sonderlich Herr Grav/ in einem absonderlichen Buch/ zur Genüge/ erwiesen hat/ [Christian Gottlieb Grau: Hoch-Teutsche Grund- und Hoche Landes-Unterrichtung, Herborn 1695] wovon der vortrefliche Paulini zulesen im Hoch- und Wohlgelahrten Frauenzimmer/ in G bey der Gütterin. [Christian Franz Paullini: Hoch- und Wohl-gelahrtes teutsches Frauenzimmer, Frankfurt/Leipzig 1712, S. 74 f., s.v. Gytterin (Ursula Maria)]

Uber dieses/ da die Herren Holländer/ Engelländer/ Frantzosen/ etc[etera] in ihrer Sprache/ so viel hübsche und gelehrte Schrifften raus geben/ warum nicht auch wir? Denn wahrhafftig/ die teutsche Sprache eine vortrefliche und durchdringende Sprache/ die an Worten und Wercken/ wie man pflegt zureden/ nicht allein genug/ sondern überflüßig hat.

Ich will schlüßlich des sehr berühmten Herrn Cardilucii Worte von dieser Materie aus seiner Evangelischen Kunst-Schule/ im Herbst-Theil/ anführen/ da er am Tage St. Michaelis/ von p. 275. bis 290. von der Kinder-Zucht/ und von Unterrichtung in Schulen/ unter andern/ p. 285. & 286. also schreibet: „Nechst der Theologie aber ist die Artzney-Kunst die nothwendigste/ wie man nemlich die Leibs-Gesundheit lang erhalten/ und die Kranckheiten wieder vertreiben könne; Solte aber solche Kunst nicht besser in unserer teutschen Sprache können gelernet werden/ weder in der Griechischen und Lateinischen Sprache? denn wie viel Jahre muß einer zubringen/ biß er solche Sprache wohl erlernet/ und wie viel Autores muß er zusammen kauffen."

Und ist derowegen gantz vergeblich und unnütz/ daß man solte wollen aus der Lateinischen und Griechischen Sprache ein fürtreflicher Artzt werden/ es kan weit näher und besser in der Teutschen Sprache geschehen/ da denn unter andern aus den teutschen Artzney-Büchern mit fleißigen lesen die Artzney-Kunst auch kan ziemlich begriffen werden. Die Sprachen sind ein Vehiculum, damit ein Volck das andere verstehen möge/ so wohl im Reden als Schreiben.

Es bestehet die rechtschaffene Gelehrtheit in der fürnehmsten nothwendigen Lehre derer jenigen Künste und Wissenschaften/ welche wir am meisten bedörffen. Nur von Heyden zugedenken (denn von Patriarchen/ Propheten/ etc[etera] meldet H[er]r D. Cardilucius auch in gedachtem Tractat) so hat ja Hippocrates, Galenus, Cicero, Demosthenes, Terentius, und derer unzehlich viel/ in ihrer Mutter-Sprache geschrieben/ dociret und ihre Sache vorgetragen. Man verachtet die Sprachen nicht/ nur/ daß man eine fremde Sprache nicht vor seine Mutter-Sprache erheben/ und nicht allzuviel Zeit drauf spendiren soll/ etc[etera].

Und so weit der Herr Cardilucius, wiewohl er noch viel von dieser Materie in angezogenem Buche und Blättern gedencket. Wormit uns alle der Gnade GOttes überlasse.

L[icentiat] C[hristoph] Hellvvig.

Teil 4

Anhang

A Literaturverzeichnis

Adelung, Johann Christoph/Heinrich Wilhelm Rotermund: Fortsetzungen und Ergänzungen zu Christian Gottlieb Jöchers allgemeinem Gelehrten-Lexico, Dritter Band, Delmenhorst 1810, Sp.312 f.

Albrecht, Michael: Eklektik. Eine Begriffsgeschichte mit Hinweisen auf die Philosophie- und Wissenschaftsgeschichte, Stuttgart-Bad Cannstatt 1994 (Quaestiones, Bd. 5).

Assion, Peter: Altdeutsche Fachliteratur, Berlin 1973 (Grundlagen der Germanistik, Bd. 13).

Assmann, Jan: Moses der Ägypter. Entzifferung einer Gedächtnisspur, München/Wien 1998.

Bauer, Axel: Georg Ernst Stahl (1659–1734), in: Klassiker der Medizin. Erster Band: Von Hippokrates bis Christoph Wilhelm Hufeland, hrsg. von Dietrich von Engelhardt und Fritz Hartmann, München 1991, S. 190–201.

Bauer, Axel: Georg Franck von Franckenau. Repräsentant einer empirischen Heilkunde im Zeitalter des Barock, in: Semper apertus. Sechshundert Jahre Ruprecht-Karls-Universität Heidelberg 1386–1986, hrsg. von Wilhelm Doerr, Bd. I: Mittelalter und frühe Neuzeit 1386 – 1803, Heidelberg/New York/Tokyo 1986, S. 440–462.

Baufeld, Christa: Artesliteratur, in: Literaturlexikon. Bd. 13: Begriffe, Realien, Materialien, hrsg. von Volker Meid, Gütersloh/München 1992, S. 44–49.

Baufeld, Christa: Artesliteratur, in: Reallexikon der deutschen Literaturwissenschaft, hrsg. von Klaus Weimar, Band I: A-G, Berlin/New York 2007, S. 151–153.

Becker, Andrea: Populärmedizinische Vermittlungstexte. Studien zur Geschichte und Gegenwart fachexterner Vermittlungsvarietäten, Tübingen 2001 (Reihe Germanistische Linguistik, Bd. 225).

Behrs, Jan, Benjamin Gittel und Ralf Klausnitzer: Wissenstransfer. Konditionen, Praktiken, Verlaufsformen der Weitergabe von Erkenntnis. Analyse und Erprobung von Konzepten wissenschaftsgeschichtlicher Rekonstruktion (II), Frankfurt/Main 2013 (Berliner Beiträge zur Wissens- und Wissenschaftsgeschichte, Bd. 14).

Beiträge zur Geschichte der Universität Erfurt (1392–1816), hrsg. vom Rektor der Medizinischen Akademie Erfurt, Heft 9 (1962), S. 116.

von Bernus, Alexander: Das Geheimnis der Adepten. Aufschlüsse über das Magisterium der Alchymie, die Bereitung der großen Arkana und den Weg zum Lapis Philosophorum, Sersheim 1956.

Berthold, Heinrich Julius: Bibliographische Beiträge zur Frage über die Entwickelung des hundertjährigen Kalenders, in: Centralblatt für Bibliothekswesen 8 (1891), S. 89–122.

Böhme, Hartmut: Kulturwissenschaft, in: Reallexikon der deutschen Literaturwissenschaft, hrsg. von Klaus Weimar, Band II: H-O, Berlin/New York 2007, S. 356–359.

Böning, Holger und Reinhart Siegert: Volksaufklärung. Biobibliographisches Handbuch zur Popularisierung aufklärerischen Denkens im deutschen Sprachraum von den Anfängen bis 1850, Band 1: Holger Böning: Die Genese der Volksaufklärung und ihre Entwicklung, Stuttgart-Bad Cannstatt 1990.

Böning, Holger: Medizinische Volksaufklärung und Öffentlichkeit. Ein Beitrag zur Popularisierung aufklärerischen Gedankengutes und zur Entstehung einer Öffentlichkeit

DOI 10.1515/9783110536447-015

über Gesundheitsfragen. Mit einer Bibliographie medizinischer Volksschriften. In: Internationales Archiv für Sozialgeschichte der deutschen Literatur 15 (1990), S. 1–92.
Böning, Holger: Volksaufklärung und Kalender: Zu den Anfängen der Diskussion über die Nutzung traditioneller Volkslesestoffe zur Aufklärung und zu ersten praktischen Versuchen bis 1780, in: Der Kalender als Fibel des Alltagswissens, hrsg. von York-Gotthart Mix (Hallesche Beiträge zur Europäischen Aufklärung, Bd, 27), S. 137–173.
[Bogner] Deutsche Literatur auf einen Blick. 400 Werke aus 1200 Jahren. Ein Kanon, hrsg. von Ralf Georg Bogner, Darmstadt 2009.
Brachmann, Wilhelm: Der Mensch als Arzneimittel in L. Christoph Hellwigs Lexicon pharmaceuticum von 1714, in: Die Vorträge der Hauptversammlung der Internationalen Gesellschaft für Geschichte der Pharmazie während des Internationalen Pharmaziegeschichtlichen Kongresses vom 6. – 10. September 1954 (Veröffentlichungen der Internationalen Gesellschaft für Geschichte der Pharmazie, N. F., Bd. 8), S. 21–30.
Burger, Doris: Computergestützter organisationaler Wissenstransfer und Wissensgenerierung. Ein Experteninterview basierter Forschungsansatz, Wiesbaden 2011.
De Ceglia, Francesco Paolo: I fari di Halle. Georg Ernst Stahl, Friedrich Hoffmann e la medicina europea del primo Settecento, Bologna 2009 (Annali dell'Istituto storico italo-germanico in Trento, Monografie, Bd. 54).
Cislo, Amy Eisen: Paracelsus's Theory of Embodiment: Conception and Gestation in Early Modern Europe, London 2010 (The Body, Gender and Culture, Bd. 2).
[Corpus Paracelsisticum] Der Frühparacelsismus. Dritter Teil/2, hrsg und erläutert von Wilhelm Kühlmann und Joachim Telle, Berlin/Boston 2013 (Corpus Paracelsisticum. Dokumente frühneuzeitlicher Naturphilosophie in Deutschland, Band 3), S. 967–983.
Daum, Andreas: Wissenschaftspopularisierung im 19. Jahrhundert. Bürgerliche Kultur, naturwissenschaftliche Bildung und die deutsche Öffentlichkeit, 1848–1914, München 1998.
[DBE] Hellwig, in: Deutsche Biographische Enzyklopädie, hrsg. von Walter Killy und Rudolf Vierhaus, Bd. 4: Gies – Hes, S. 570.
[Dictionnaire Historique de la Médecine] Hellwig (Christophe de), in: Dictionnaire Historique de la Médecine ancienne et moderne, Bd. III, Paris 1836, S. 94–97.
Dobras, Werner: Nachwort, in: Christoph Hellwig: Rezeptbuch für Männerkrankheiten, Lindau o.J. [1981] (Faksimile der Ausgabe Frankfurt/Leipzig: Ernst Ludwig Niedt 1715), unpaginiert.
Dobras, Werner: Nachwort, in: Valentin Kräutermann: Der Zauberarzt, Lindau 1979 (Faksimile der Ausgabe Frankfurt/Leipzig: Ernst Ludwig Niedt 1725), unpaginiert.
Dominicus, Jakob: Erfurt und das Erfurtische Gebiet Nach geographischen, physischen, statistischen, politischen und geschichtlichen Verhältnissen, Gotha 1793, S. 480–483.
Dünnhaupt, Gerhard: Personalbibliographie zu den Drucken des Barock. Vierter Teil: Klaj –Postel, Stuttgart 2/1991 (Hiersemanns Bibliographische Handbücher, Bd. 9/IV), S. 3080–3103 (Christian Franz Paullini).
Eco, Umberto: Lector in fabula. Die Mitarbeit der Interpretation in erzählenden Texten, München 1987 (u.ö.).
[Einladungsschreiben] FACULTATIS MEDICAE p.t. DECANUS & SENIOR GEORGIUS CHRISTOPHORUS PETRI abHartenfelß [...], Erfurt: Johann Heinrich Groschuff [1693].
Eis, Gerhard: Mittelalterliche Fachliteratur, Stuttgart 2/1967 (Sammlung Metzler).
Eis, Gerhard: Valentin Kräutermanns „Kunst- und Wunderarzt bey Menschen und Viehe“ und das „Neu-vermehrte Vieh-Büchlein“, in: Beiträge zur Geschichte der Veterinärmedizin 3 (1940), S. 375–380.

[Eloy] Helwig (Christophe), in: Nicolas François Joseph Eloy: Dictionnaire historique de la médecine ancienne et moderne, Bd. 2, Mons 1778, S. 489.

Erler, Georg: Die jüngere Matrikel der Universität Leipzig. 1. Band: 1559 – 1809, Leipzig 1909.

[Ersch-Gruber] Huschke, K.: Hellwig, Christoph III., in: Allgemeine Encyklopädie der Wissenschaften und Künste, hrsg. von Johann Samuel Ersch und Johann Gottfried Gruber, Sect. 2, Th. 5, Leipzig 1829, S. 253 f.

[Ferchl-Mittenwald] Hellwig, in: Chemisch-Pharmazeutisches Bio- und Bibliographicon, hrsg. von Fritz Ferchl-Mittenwald, Mittenwald 1937, S. 223.

Ferguson, John: Bibliotheca chemica. A catalogue of the alchemical, chemical and pharmaceutical books in the collection of the late James Young of Kelly and Durris, Bd. 1, Glasgow 1906, S. 374–377.

Flood, John L.: Poets Laureate in the Holy Roman Empire. A Bio-bibliographical Handbook, Band 2: D–K, Berlin/New York 2006, S. 835–837.

Friedrich, Udo: Fachprosa, in: Reallexikon der deutschen Literaturwissenschaft, hrsg. von Klaus Weimar, Band I: A-G, Berlin/New York 2007, S. 559–562.

[Froese] Das große Buch der Geheimwissenschaften. Oder: Enthüllte Geheimnisse der größten Zauber- und Wunderdoktoren, bearb. und hrsg. von Waldemar Froese, Berlin o.J. [wohl 1902].

Fromm, Hans: Die mittelalterliche Handschrift und die Wissenschaft vom Mittelalter, in: Ders.: Arbeiten zur deutschen Literatur des Mittelalters, Tübingen 1989, S. 349–366.

Frühsorge, Gotthard: Der politische Körper. Zum Begriff des Politischen im 17. Jahrhundert und in den Romanen Christian Weises, Stuttgart 1974, insbesondere S. 193–205 (Exkurs: Curieus und curieuse Methode).

Frühsorge, Gotthard: Die Begründung der ‚väterlichen Gesellschaft' in der europäischen oeconomia christiana. Zur Rolle des Vaters in der ‚Hausväterliteratur' des 16. bis 18. Jahrhunderts, in: Das Vaterbild im Abendland I. Rom – Frühes Christentum – Mittelalter – Neuzeit – Gegenwart, hrsg. von Hubertus Tellenbach, Stuttgart 1978, S. 110–123.

Geyer-Kordesch, Johanna: Pietismus, Medizin und Aufklärung in Preußen im 18. Jahrhundert. Das Leben und Werk Georg Ernst Stahls, Tübingen 2000 (Hallesche Beiträge zur Europäischen Aufklärung, Bd. 13).

Gilly; Carlos: 500 Years of Gnosis in Europe. Exhibition of Printed Books and Manuscripts from the Gnostic Tradition, Moscow & St. Petersburg/Amsterdam 1993.

[Grapius] Das evangelische Rostock oder Kurtzer Bericht Von der Stadt Rostock Reformation [...] ausgefertiget von Zacharia Grapio [...] Rostock/Leipzig; Johann Heinrich Rußworm 1707, S. 517–521.

Gregorius, Johann Gottfried: Historische Nachricht von Tännstadt, Erfurt 1711.

[Greiffenhagen] Das evangelische Pfarrhaus. Eine Kultur- und Sozialgeschichte, hrsg. von Martin Greiffenhagen, Stuttgart 1984.

Günther, Siegmund: Rüdiger, Christian Friedrich, in: Allgemeine Deutsche Biographie 29 (1889), S. 466–467.

Haas, Alois M.: ET DESCENDIT DE CAELO γνωδι σεαυτον (Juvenal, Satir. XI, 27). Dauer und Wandel eines mystologischen Motivs, in: Zeitschrift für deutsches Altertum 108 (1979), S. 71–95.

Habermann, Mechthild: Deutsche Fachtexte der frühen Neuzeit. Naturkundlich-medizinische Wissensvermittlung im Spannungsfeld von Latein und Volkssprache, Berlin/New York 2001 (Studia Linguistica Germanica, Bd. 61).

Habrich, Christa: Pathographische und ätiologische Versuche medizinischer Laien im 18. Jahrhundert, in: Heilberufe und Kranke im 17. und 18. Jahrhundert. Die Quellen- und Forschungssituation, hrsg. von Wolfgang Eckart und Johanna Geyer-Kordesch, Münster 1982 (Münstersche Beiträge zur Geschichte der Medizin, Bd. 18), S. 99–123.
Haferkorn, Hans Jürgen: Der freie Schriftsteller. Eine literatur-soziologische Studie über seine Entstehung und Lage in Deutschland zwischen 1750 und 1800, in: Archiv für Geschichte des Buchwesens 5 (1962), Sp. 523–712.
Haug, Christine: Populäre Lesestoffe, in: Reallexikon der deutschen Literaturwissenschaft, hrsg. von Jan-Dirk Müller, 3 Bände, Berlin 2003, Bd. 3, S. 124–127.
Heimeran, Ernst: Echter Hundertjähriger Kalender, München 1952.
[Heißenbüttel] Offene Literatur, hrsg. von Helmut Heißenbüttel, München 1977 (text + kritik, Jahrbuch '77).
Hellmann, Gustav: Meteorologische Volksbücher. Ein Beitrag zur Geschichte der Meteorologie und zur Kulturgeschichte, Berlin 1891 (Sammlung populärer Schriften, No. 8).
Hellmann, Gustav: Beiträge zur Geschichte der Meteorologie. Dritter Band (Nr. 11–15), Berlin 1922 (Veröffentlichungen des Preußischen Meteorologischen Instituts, Bd. 315), hier: Nr. 12: Geschichte des Hundertjährigen Kalenders, S. 15–46.
Hickel, Erika: Der Spiritus-Begriff in der Pharmazie des 17. Jahrhunderts und die Neuorientierung der Hirnforschung, in: Cerebrum 1 (1977), S. 2–18.
[Hirsch 1931] Walter Pagel: Hellwig, in: Biographisches Lexikon der hervorragenden Ärzte aller Zeiten und Völker, hrsg. von August Hirsch, Bd. 3: Haaff-Lysons, Wien ²/1931.
[Hirsch 1934] Biographisches Lexikon der hervorragenden Ärzte aller Zeiten und Völker, hrsg. von August Hirsch, Bd. 5: Sambucus-Zypern, Wien ²/1934.
Hirschberg, Julius: Geschichte der Augenheilkunde. Drittes Buch: Die Augenheilkunde in der Neuzeit, Leipzig 1911 (Graeffe-Saemisch: Handbuch der gesamten Augenheilkunde, Bd. 14).
[Humberg, Oliver:] Der Alchemist Conrad Khunrath. Texte und Dokumente aus Leipzig, Schleswig und Hamburg mit Studien zu Leben, Werk und Familiengeschichte, hrsg. von Hans Gerhard Lenz, Elberfeld 2006 (Quellen und Forschungen zur Alchemie, Bd. II).
Jaumann, Herbert: Emanzipation als Positionsverlust. Ein sozialgeschichtlicher Versuch über die Situation des Autors im 18. Jahrhundert, in: Zeitschrift für Literatur und Linguistik 11 (1981), S. 46–72.
[Jöcher 1750] Mol. Ke.: Khunrath (Conrad), in: Allgemeines Gelehrten-Lexicon, hrsg. von Christian Gottlieb Jöcher, Zweyter Theil: D-L, Leipzig 1750, Sp. 2081.
[Jöcher 1750] Mot.: de Helwig, in: Allgemeines Gelehrten-Lexicon, hrsg. von Christian Gottlieb Jöcher, Zweyter Theil: D-L, Leipzig 1750, Sp. 1478 f.
[Jöcher 1751] Wirdig (Sebastian), in: Allgemeines Gelehrten-Lexicon, hrsg. von Christian Gottlieb Jöcher, Vierter Theil: S-Z, Leipzig 1751, Sp. 2019 f.
Jourant, Danielle: Rudolfs ‚Weltchronik' als offene Form. Überlieferungsstruktur und Wirkungsgeschichte, Tübingen/Basel 1995 (Bibliotheca Germanica, Bd. 34).
Kayser, Wolfgang: Das sprachliche Kunstwerk. Eine Einführung in die Literaturwissenschaft, Bern/München 1973.
Kangro, Hans: Joachim Jungius' Experimente und Gedanken zur Begründung der Chemie als Wissenschaft. Ein Beitrag zur Geistesgeschichte des 17. Jahrhunderts, Wiesbaden 1968 (Boethius, Bd. 7).
Keller, Vera: The Centre of Nature: Baron Johann Otto von Hellwig between a Global Network and a Universal Republic, in: Early Science and Medicine 17 (2012), S. 570–588.

Kenny, Neil: Curiosity in Early Modern Europe Word Histories, Wiesbaden 1998 (Wolfenbütteler Forschungen, Bd. 81).

[Kestner] de Hellwig, in: Christian Wilhelm Kestner: Medicinisches Gelehrten-Lexicon, Jena 1740, S. 386 f.

Kiesel, Helmuth / Paul Münch: Gesellschaft und Literatur im 18. Jahrhundert, Voraussetzungen und Entstehung des literarischen Markts in Deutschland, München 1977.

Klein, Wolf Peter: Das naturwissenschaftliche Fachlexikon in Deutschland zwischen Renaissance und 19. Jahrhundert, in: Lexicographica 11 (1995), S. 15–49.

Kleineidam, Erich: Universitas Studii Erffordensis: Überblick über die Geschichte der Universität Erfurt, Teil 4: Die Universität Erfurt und ihre theologische Fakultät von 1633 bis zum Untergang 1816, Leipzig 1981 (Erfurter theologische Studien, Bd. 47).

Kleinschmidt, Erich: Autor, in: Reallexikon der deutschen Literaturwissenschaft, hrsg. von Klaus Weimar, Band I: A-G, hrsg. von Harald Fricke, Berlin/New York 2007, S. 176–180.

Klotz, Volker: Geschlossene und offene Form im Drama. Studien zum neueren deutschen Drama, München 1969 (u.ö.) (Literatur als Kunst, Bd. 1).

Kluckhohn, Paul: Dichterberuf und bürgerliche Existenz, Tübingen/Stuttgart 1949.

Kohl, Katrin: Friedrich Gottlieb Klopstock, Stuttgart/Weimar 2000 (Sammlung Metzler, Bd. 325).

Kretschmann, Carsten: Einleitung, in: Wissenspopularisierung. Konzepte der Wissensverbreitung im Wandel, hrsg. von Carsten Kretschmann, Berlin 2003 (Wissenskultur und gesellschaftlicher Wandel, Bd. 4), S. 7–21.

Krey, Johann Bernhard: Andenken an die Rostockischen Gelehrten aus den drei letzten Jahrhunderten, Bd. 8, Rostock 1816, S. 30–32.

Kühlmann, Wilhelm: Der „Hermetismus“ als literarische Formation. Grundzüge seiner Rezeption in Deutschland, in: Scientia Poetica 3 (1999), S. 145–157.

Kühlmann, Wilhelm: Grimmelshausen. An- und Absichten eines vormodernen Modernen, Heidelberg 2008.

Kühlmann, Wilhelm: Polyhistorie jenseits der Systeme. Zur funktionellen Pragmatik und publizistischen Typologie frühneuzeitlicher ‚Buntschriftstellerei‘, in: Polyhistorismus und Buntschriftstellerei. Populäre Wissensformen und Wissenskultur in der Frühen Neuzeit, hrsg. von Flemming Schock, Berlin/Boston 2012 (Frühe Neuzeit, Bd. 169), S. 21–42.

Kühlmann, Wilhelm: Happel, Eberhard Werner, in: Killy Literaturlexikon. Autoren und Werke des deutschsprachigen Kulturraums, hrsg. von Wilhelm Kühlmann, 2. vollständig überarbeitete Aufl., Bd. 4: Fri – Hap, Berlin/New York 2011, S. 653–655.

Kühlmann, Wilhelm: Zeiller, Martin, in: Killy Literaturlexikon. Autoren und Werke des deutschsprachigen Kulturraums, hrsg. von Wilhelm Kühlmann, 2. vollständig überarbeitete Aufl., Bd. 12: Vo – Z, Berlin/New York 2011, S. 634 f.

Kühnel, Jürgen: Der „offene Text“. Beitrag zur Überlieferungsgeschichte volkssprachiger Texte des Mittelalters (Kurzfassung), in: Akten des V. Internationalen Germanisten-Kongresses Cambridge 1975. Heft 2, hrsg. von Leonard Forster und Hans-Gert Roloff, Bern/Frankfurt 1976 (Jahrbuch für Internationale Germanistik. Reihe A: Kongreßberichte, Bd. 2), S. 311–321.

Lämmert, Eberhard: Repekt vor Poeten. Studien zum Status des freien Schriftstellers, Göttingen 2009 (Manhattan Manuscripts, Bd. 1).

Mann, Gunter: Medizin der Aufklärung: Begriff und Abgrenzung, in: Medizinhistorisches Journal 1 (1966), S. 63–74.

Manzke, Walter Martin: Remedia pro infantibus: Arzneiliche Kindertherapie im 15. und 16. Jahrhundert, dargestellt anhand ausgewählter Krankheiten, Diss. rer. nat. Marburg 2008.
Marigold, Gordon W.: Deutsche Gelehrte und die Royal Society im 17. Jahrhundert, in: Morgen-Glantz 9 (1999), S. 243–265.
Martens, Wolfgang: Leserezepte für Frauenzimmer. Die Frauenzimmerbibliotheken der deutschen moralischen Wochenschriften, in: Archiv für Geschichte des Buchwesens 15 (1975), Sp. 1143–1199.
Marxer, Norbert: Praxis statt Theorie! Leben und Werk des Nürnberger Arztes, Alchemikers und Fachschriftstellers Johann Hiskia Cardilucius (1630–1697), Heidelberg 2000 (Studien und Quellen zur Kulturgeschichte der Frühen Neuzeit, Bd. 1).
Motschmann, Just Christoph: Erfordia literata oder Gelehrtes Erfurth, Band 1, Erfurt 1729, S. 135–161.
Motschmann, Just Christoph: Erfordia literata oder Gelehrtes Erfurth, Band 2, Erfurt 1730, S. 309–312.
Motschmann, Just Christoph: Erfordia literata oder Gelehrtes Erfurth, Band 4, Erfurt 1731, S. 592–594.
Müller, Götz: Neugierde, in: Historisches Wörterbuch der Philosophie, hrsg. von Joachim Ritter und Karlfried Gründer, Bd 6: M-O, Darmstadt 1984 , Sp. 732–736.
Münch, Paul: Hausväterliteratur, in: Reallexikon der deutschen Literaturwissenschaft, hrsg. von Klaus Weimar, Band II: H-O, hrsg. von Harald Fricke, Berlin/New York 2007, S. 14–17.
Nell, Michael: Johann Schröder (1600–1664) und Johannes Zwelfer (1618–1668). Leben und Werk, ein Vergleich, Diss rer. nat. Heidelberg 2004.
Nisbet, Hugh Barr: Lessing. Eine Biographie, München 2008.
[Nouvelle biographie générale] Helwig (Christophe de), in: Nouvelle biographie générale, Bd. 23: Haag–Hennequin, Paris 1858, S. 893.
Pagel, Julius Leopold: Schröder, Johann, in: Allgemeine Deutsche Biographie, Band 32, Berlin 1891, S. 518.
Pagel, Walter: Paracelsus. An Introduction to Philosophical Medicine in the Era of Renaissance, Basel/New York ²/1982.
Peuckert, Will-Erich: Die egyptischen Geheimnisse, in: Arv, Tidskrift för Nordisk Folkminnesforskning 10 (1954), S. 40–96.
Peuckert, Will-Erich: Gabalia. Ein Versuch zur Geschichte der magia naturalis im 16. bis 18. Jahrhundert, Berlin 1967, hier: S. 367–385.
Pörksen, Uwe: Der Übergang vom Gelehrtenlatein zur deutschen Wissenschaftssprache. Zur frühen deutschen Fachliteratur und Fachsprache in den naturwissenschaftlichen und mathematischen Fächern (ca. 1500–1800), in: Zeitschrift für Literaturwissenschaft und Linguistik 13 (1983), S. 227–258.
Pörksen, Uwe: Aspekte einer Geschichte der deutschen Naturwissenschaftssprache und ihrer Wechselwirkung zur Gemeinsprache, in: Ders.: Deutsche Naturwissenschaftssprachen, Tübingen 1986, S. 10–39.
Polenz, Peter von: Deutsche Sprachgeschichte vom Spätmittelalter bis zur Gegenwart, Bd. II: 17. und 18. Jahrhundert, Berlin/New York 1994.
Pott, Martin: Aufklärung und Aberglaube. Die deutsche Frühaufklärung im Spiegel der Aberglaubenskritik, Tübingen 1992 (Studien zur deutschen Literatur, Bd. 119).
Putscher, Marielene: Pneuma, Spiritus, Geist. Vorstellungen vom Lebensantrieb in ihren geschichtlichen Wandlungen, Wiesbaden 1973.

Rassmann, Friedrich: Kurzgefaßtes Lexicon deutscher pseudonymer Schriftsteller, Leipzig 1830, S. 100 f., 211.

[Recke/Napiersky] Allgemeines Schriftsteller- und Gelehrten-Lexikon der Provinzen Livland, Esthland und Kurland, bearb. von Johann Friedrich von Recke und Karl Eduard Napiersky, Band 4: S-Z, Mitau 1832.

Rein, Kaarina: Professors of Medicine and Medical Works at Gymnasium Dorpatense and Academia Gustaviana, in: Ajalooline Ajakiri. Nr. 3/4 (2010), S. 297–321.

Roth-Scholz, Friedrich: Bibliotheca Chemica oder Catalogus von Chymischen Büchern, Hildesheim/New York 1971 (Faksimile der Ausgabe Nürnberg/Altdorf 1727), S. 215–229.

Sander, Sabine: Von den sonderbahren Geheimnüssen des Frauen-Zimmers zur Schwachheit des schönen Geschlechts. Frauen in der Populärmedizin des 18. Jahrhunderts, in: Die Grenzen des Anderen. Medizingeschichte aus postmoderner Perspektive, hrsg. von Thomas Schnalke und Claudia Wiesemann, Köln/Weimar/Wien 1998 (Sozialwissenschaftliches Forum, Bd. 28), S. 75–120. [Sander (1998a)]

Sander, Sabine: Ein Polygraph aus Kölleda. Christoph von Hellwig (1663–1721) – Arzt und Publizist der Barockzeit (Teil I). In: Sömmerdaer Heimatheft 10 (1998), S. 18 – 36. [Sander (1998b)]

Sander, Sabine: Aufklärung vor der Aufklärung? Zum populärmedizinischen Werk des Arztes und Bestsellerautors Christoph von Hellwig (1663–1721). In: Medizinhistorisches Journal 34 (1999), S. 245–308.

Sander, Sabine: Ein Polygraph aus Kölleda. Christoph von Hellwig (1663–1721) – Arzt und Publizist der Barockzeit (Teil II). In: Sömmerdaer Heimatheft 12 (2000), S. 53 – 74.

Sander, Sabine: Ein Kalender für Wetterlehre, Traumdeutung und ‚Vieh-Artzeney'. Astrologie für den aufgeklärten Landmann bietet ein dreihundert Jahre alter Bestseller, in: Frankfurter Allgemeine Zeitung, 4. August 2000, S. 11.

Sander, Sabine: Über die Strafe Gottes. Kommentar eines Geistlichen „zu Cölleda" zu den Mißbildungen eines Kindes, in: Thüringische Landeszeitung, 31. März 2001, S. 3.

Sander, Sabine: Hellwig, Christoph von, in: Lebenswege in Thüringen. Zweite Sammlung, hrsg. von Felicitas Marwinski, Weimar 2002 (Zeitschrift des Vereins für Thüringische Geschichte, Beiheft 33), S. 76–78. [Sander (2002a)]

Sander, Sabine: Hellwig, Johann Otto von, in: Lebenswege in Thüringen. Zweite Sammlung, hrsg. von Felicitas Marwinski, Weimar 2002 (Zeitschrift des Vereins für Thüringische Geschichte, Beiheft 33), S. 79–81. [Sander (2002b)]

Sander, Sabine: Stein oder Nichtstein. 300 Jahre vor Harry Potter erschien ein populäres Büchlein über den Stein der Weisen, mit dem sich angeblich Gold herstellen lässt, in: Süddeutsche Zeitung 8. Januar 2002, Seite V2/8.

Sander, Sabine: Arzt, Arzneihändler und Autor von Bestsellern: Christoph von Hellwig, Erfurt 1712–1721, in: Stadt und Geschichte. Zeitschrift für Erfurt 18 (2003), S. 5. [Sander (2003a)]

Sander, Sabine: Gesundheit statt Galanterie. Der Paradigmenwechsel in ärztlichen Schönheitsratgebern im Jahrhundert der Aufklärung, in: Gesnerus 60 (2003), S. 25–61. [Sander (2003b)]

Schilling, Michael: Francisci, Erasmus, in: Killy Literaturlexikon. Autoren und Werke des deutschsprachigen Kulturraums, 2., vollständig überarbeitet Auflage, hrsg. von Wilhelm Kühlmann, Band 3: Dep – Fre, Berlin/New York 2008, S. 518–520.

Schilling, Michael: Praetorius, Johannes, in: Killy Literaturlexikon. Autoren und Werke des deutschsprachigen Kulturraums, 2., vollständig überarbeitet Auflage, hrsg. von Wilhelm Kühlmann, Band 9: Os – Roq, Berlin/New York 2010, S. 312–314.

Schmalfuß, Dietlinde: Zur Geschichte des Buchdrucks in Arnstadt im 17. und 18. Jahrhundert, in: Beiträge zur Geschichte des Buchdrucks und des Buchgewerbes in Thüringen. 3. Arbeitstreffen zur Geschichte der Literatur in Thüringen vom 3. und 4. November 1995 in Jena, hrsg. von Detlef Ignasiak und Günther Schmidt, Jena 1997, S. 73–76.

[Schneider] Kulturen des Wissens im 18. Jahrhundert, hrsg. von Ulrich Johannes Schneider, Berlin 2008.

Schneider, Ulrich Johannes: Der Aufbau der Wissenswelt. Eine phänotypische Beschreibung enzyklopädischer Literatur, in: Kulturen des Wissens im 18. Jahrhundert, hrsg. von dems., Berlin 2008, S. 81–100.

Schock, Flemming: Die Text-Kunstkammer. Populäre Wissenssammlungen des Barock am Beispiel der „Relationes Curiosae" von E. W. Happel, Köln/Weimar/Wien 2011 (Beihefte zum Archiv zur Kulturgeschichte, H. 68).

Schock, Flemming: Wissensliteratur und ‚Buntschriftstellerei' in der Frühen Neuzeit: Unordnung, Zeitkürzung, Konversation. Einführung, in: Polyhistorismus und Buntschriftstellerei. Populäre Wissensformen und Wissenskultur in der Frühen Neuzeit, hrsg. von Flemming Schock, Berlin/Boston 2012 (Frühe Neuzeit, Bd. 169), S. 1–20.

Schottenloher, Karl: Kaiserliche Dichterkrönungen im Heiligen Römischen Reich Deutscher Nation, in: Papsttum und Kaisertum. Forschungen zur politischen Geschichte und Geisteskultur des Mittelalters (FS Paul Kehr), hrsg. von Albert Brackmann, München 1926, S. 648–673.

Schyra, Horst: Johann Hieronymus Kniphof (1704–1763), der Inhaber des Lehrstuhls für Anatomie, Chirurgie und Botanik an der medizinischen Fakultät der Universität Erfurt während der Jahre 1745 – 1756. Mit einer Einleitung von Horst Rudolf Abe, in: Beiträge zur Geschichte der Universität Erfurt (1392–1816), Heft 8 (1961), S. 59–82.

Seibert, Peter: Der „tichter" und „poeta" am Beginn der Neuzeit. Einige Bemerkungen zum frühreformatorischen Autorentypus, in: Zeitschrift für Literatur und Linguistik 11 (1981), S. 13–28.

Simon, Gabriele: Kosmetische Präparate vom 16. bis 19. Jahrhundert, Braunschweig 1983 (Braunschweiger Veröffentlichungen zur Geschichte der Pharmazie und der Naturwissenschaften, Bd. 27).

Spengler, Ludwig: Bruchstücke zu einer Geschichte der Medicin in Mecklenburg, in: Janus 3 (1848), S. 737–739.

Steckner, Cornelius: Phantastische Belege oder phantastische Lebensräume. Fabelwesen in frühneuzeitlichen Naturalienkabinetten und Museen, in: Phantastische Lebensräume, Phantome und Phantasmen. Aufsätze des Zürcher Symposions der Schweizerischen Gesellschaft für Geschichte der Medizin und der Naturwissenschaften vom 10. und 11. Oktober 1996, hrsg. von Hans-Konrad Schmutz, Marburg 1997, S. 33–76.

[Stepf] v. Helwig, Christoph oder Kräutermann, in: Johann Heinrich Stepf: Gallerie aller juridischen Autoren, Bd. 4, Leipzig 1825, S. 116 f.

Strein, Jürgen: Der Arzt als Apotheker. Christoph von Hellwig (1663–1721) und sein Versandhandel mit Medikamenten, in: Geschichte der Pharmazie 55 (2003), S. 25–35.

Strein, Jürgen: Alchemie und Hofkultur oder: Eine Million bar in Händen. Zu den Briefen des Arztalchemikers Johann Otto von Hellwig (1654–1698) an Herzog Friedrich I. von Sachsen-Gotha, in: Pharmazie in Geschichte und Gegenwart. Festgabe für Wolf-Dieter Müller-Jahncke zum 65. Geburtstag, hrsg. von Christoph Friedrich und Joachim Telle, Stuttgart 2009, S. 433–456.

Szász, Ildikó: Chemie für die Dame. Fachbücher für das „Schöne Geschlecht" vom 16. bis 19. Jahrhundert, Königstein/Taunus 1997 (Aktuelle Frauenforschung).

Telle, Joachim: Petrus Hispanus in der altdeutschen Medizinliteratur. Untersuchungen und Texte unter besonderer Berücksichtigung des „Thesaurus pauperum", Heidelberg (Diss. Phil.) 1972.

Telle, Joachim: Pharmazie und der gemeine Mann. Hausarznei und Apotheke in der frühen Neuzeit, hrsg. von Joachim Telle, Weinheim 2/1988 (Ausstellungskataloge der Herzog-August-Bibliothek, Bd. 36).

Telle, Joachim: Hellwig, in: Literaturlexikon. Autoren und Werke deutscher Sprache, hrsg. von Walter Killy, Band 5, Gütersloh/München 1990. S. 204 f.

Telle, Joachim: Khunrath, in: Literaturlexikon. Autoren und Werke deutscher Sprache, hrsg. von Walter Killy, Band 6, Gütersloh/München 1990. S. 317 f.

Telle, Joachim: Hellwig, Helwig, Helbig(ius), Christoph von, in: Killy Literaturlexikon. Autoren und Werke des deutschsprachigen Kulturraums, hrsg. von Wilhelm Kühlmann, 2. vollständig überarbeitete Aufl., Bd. 5: Har – Hug, Berlin/New York 2009, S. 248 f. [Telle (2009a)].

Telle, Joachim: Hellwig, Helbigius, Helbig, Helbigk, Johann Otto von, in: Killy Literaturlexikon. Autoren und Werke des deutschsprachigen Kulturraums, hrsg. von Wilhelm Kühlmann, 2. vollständig überarbeitete Aufl. Bd. 5: Har – Hug, Berlin/New York 2009, S. 249 f. [Telle (2009b)]

Telle, Joachim: Ryff, in: Killy Literaturlexikon. Autoren und Werke des deutschsprachigen Kulturraums, hrsg. von Wilhelm Kühlmann, 2. vollständig überarbeitete Aufl., Bd. 10: Ros – Se, Berlin/New York 2011, S. 124–126.

Uhl, Wilhelm: Unser Kalender in seiner Entwicklung von den ältesten Anfängen bis heute. Ein Kapitel der deutschen Hausaltertümer, Paderborn 1893.

Verweyen, Theodor: Dichterkrönung. Rechts- und Sozialgeschichtliche Aspekte literarischen Lebens in Deutschland, in: Literatur und Gesellschaft im deutschen Barock, hrsg. von Conrad Wiedemann, Heidelberg 1979 (Germanisch-Romanische Monatsschrift, Beiheft 1), S. 7–29.

Völker, Paul-Gerhard: Schwierigkeiten bei der Edition geistlicher Spiele des Mittelalters, in: Kolloquium über Probleme altgermanistischer Editionen, Marbach am Neckar, 26. und 27. April 1966, hrsg. von Hugo Kuhn, Karl Stackmann und Dieter Wuttke, Wiesbaden 1968, S. 160–168.

Vollhardt, Friedrich: Kulturwissenschaft. Wiederholte Orientierungsversuche, in: Kulturwissenschaftliche Frühneuzeitforschung. Beiträge zur Identität der Germanistik, hrsg. von Kathrin Stegbauer, Herfried Vögel und Michael Waltenberger, Berlin 2004, S. 29–48.

[Walch] Curiosität, in: Johann Georg Walchs philosophisches Lexicon, Leipzig 1775, S. 666 f.

Wallmann, Johannes: Der Pietismus, Göttingen 1990 (Die Kirche in ihrer Geschichte, Bd. 4), Lieferung O 1.

Wanderer, Karl-Peter: Gedruckter Aberglaube. Studien zur volkstümlichen Beschwörungsliteratur, Frankfurt/Main (Diss. Phil.) 1976.

Wiedemann, Inga: „Der hinkende Bote" und seine Vettern. Familien-, Haus- und Volkskalender von 1757 bis 1929. Katalog der Kalendersammlung des Museums für Deutsche Volkskunde, Berlin 1984 (Schriften des Museums für Deutsche Volkskunde Berlin, Bd. 10).

Winckler, Lutz: Autor – Markt – Publikum. Zur Geschichte der Literaturproduktion in Deutschland, Berlin 1986 (Literatur im historischen Prozeß, N. F. Bd. 15).

Wittmann, Reinhard: Geschichte des deutschen Buchhandels im Überblick, München 2/1999.
[Zedler] Kunrath, in: Johann Heinrich Zedler: Großes vollständiges Universal-Lexikon, Bd. 15, Halle und Leipzig 1737 (Reprint Graz 1982), Sp. 2136.
[Zedler] Hellwig (Christoph von), in: Johann Heinrich Zedler: Großes vollständiges Universal-Lexikon, Bd. 12, Leipzig/Halle 1735 (Reprint Graz 1982), Sp. 1290–1293.
[Zedler] Posner, in: Johann Heinrich Zedler: Großes vollständiges Universal-Lexikon, Bd. 28, Leipzig/Halle 1741 (Reprint Graz 1982), Sp. 1739 f.

B Namenregister

(ohne Drucker und Kupferstecher)

FSC
www.fsc.org
MIX
Papier | Fördert
gute Waldnutzung
FSC® C083411

Kolibri 360 GmbH
Ferdinand-Jühlke-Straße 7
99095 Erfurt, Deutschland
produktsicherheit@kolibri360.de